Giorgia Cozza

Me lo leggi?

Racconti, fiabe e filastrocche
per un dialogo d'amore con il nostro bambino

Prefazione di Alessandro Volta

Il leone verde

Si ringraziano le famiglie che hanno condiviso le immagini di lettura che trovate in questo volume.
In particolare grazie a Francesca, Chiara, Elisa e Jorma, Daria, Mariacristina, Claudia, Alessandra, Anna P., Loretta e Nino, Anna C. e Luca, Sonia, Simona e ai loro bellissimi bimbi.
Grazie ai nonni Rossella, Lorenzo e Giorgio, agli zii Marco, Enrico, Dianora e Silvia e a tutti i cugini.
Purtroppo, per motivi di spazio, non è stato possibile inserire tutte le fotografie ricevute, ci spiace!
A quanti hanno partecipato a questo progetto con le loro preziose testimonianze, il loro entusiasmo (vero, Loretta?), i loro suggerimenti… grazie di cuore.

In copertina: ©Getty Images/Andersen Ross, "*Mother with daughter and baby son reading book, sitting on sofa*".
Le illustrazioni delle Storie di Alice sono di Maria Francesca Agnelli.

ISBN: 978-88-6580-035-5

Edizioni Il leone verde
Via della Consolata 7, Torino
Tel/fax 011 52.11.790
leoneverde@leoneverde.it
www.leoneverde.it
www.bambinonaturale.it

Prefazione

di Alessandro Volta

Quando Giorgia Cozza mi ha proposto di scrivere la prefazione al suo ultimo libro ho accettato ancora prima di leggerlo. È stato sufficiente conoscerne l'argomento, e poi sono stato subito catturato dal titolo: *Me lo leggi?*. Anche se sono passati molti anni, ricordo di aver pronunciato questa frase molte volte, e qualche anno più tardi me la sono sentita rivolgere come genitore dai miei figli.

Il tema della lettura ad alta voce e del raccontare ai bambini l'ho approfondito come pediatra soprattutto a seguito del progetto "Nati per Leggere", attivo in Italia da oltre dieci anni, ma anche stimolato dalle numerose ricerche scientifiche che negli ultimi anni hanno fortemente arricchito le nostre conoscenze (penso in particolare agli studi di neuroscienze).

La lettura di questo libro, anziché sollecitare quanto conoscevo sull'argomento, ha fatto emergere in me antichi ricordi e profonde emozioni; così mi sono ritrovato seduto su un divano degli anni '60 intento ad ascoltare mio padre che leggeva Topolino. Per un certo periodo questo è stato il nostro rito al suo ritorno dal lavoro, e poiché eravamo tre fratelli, due gli si collocavamo di lato, mentre il terzo stava in piedi dietro la sua schiena per poter vedere le figure dall'alto.

La prosa scorrevole ed entusiasta di Giorgia ha fatto riaffiorare anche le immagini colorate, viste e riviste mille volte, dei libri di Richard Scarry, quelli in grande formato che per un bambino piccolo sono ancora più grandi (e se non fai attenzione rischi di caderci dentro e di mescolarti agli orsetti pompieri).

Riuscire a tornare un po' bambini e rivivere la magia di certe letture è senz'altro merito della prosa di Giorgia, che oltre a *fare* la giornalista, *è* mamma di tre bambini, ed evidentemente conserva negli anfratti della mente e del cuore le letture e i racconti vissuti nell'infanzia.

Questo libro è giustamente diviso per argomenti e capitoli, ma le motivazioni per una lettura condivisa, anziché essere relegate in un singolo capitolo, sono sempre presenti e sapientemente mescolate ai suggerimenti e agli strumenti di volta in volta proposti.

Nel corso della lettura, senza sforzo, quasi senza accorgercene, mettiamo a fuoco importanti concetti che riguardano la nostra relazione con il bambino, il suo sviluppo emotivo e cognitivo, la costruzione della sua personalità e di conseguenza del suo futuro. È di questo alla fine che tratta il libro.

Già nella seconda pagina l'Autrice scrive che "la voce della mamma e del papà culla, accarezza, diverte, insegna, consola, emoziona, guarisce e, soprattutto, rende felici"; ci spiegherà più avanti che la lettura e il racconto sono spazi condivisi (un vero e proprio contenimento emotivo), capaci di "fermare il tempo", anzi di "dilatarlo", come precisa Pennac.

Nel secondo e nel terzo capitolo è protagonista la *voce* della mamma, capace di produrre effetti significativi già durante la gravidanza; non tutti i genitori sono consapevoli che il bambino nella pancia si sviluppa immerso nel liquido ma anche nei suoni, e che dopo la nascita quei suoni e quella voce mancano e sono fortemente ricercati (e credo sia utile ricordare che fino al momento della nascita il bambino non ha mai ancora sperimentato il silenzio). In questi primi capitoli l'Autrice dà conto di importanti progetti come "Nati per la Musica" ed "Essere Voce", ancora poco noti al grande pubblico.

Il quarto capitolo è a mio avviso il più importante: riguarda la lettura tra 0 e 6 anni. Vengono qui riprese le basi del progetto "Nati per Leggere" e le modalità per la lettura ad alta voce fin nel corso del primo anno. Giorgia Cozza è chiara nel sottolineare che questi momenti di lettura e di racconto non devono avere alcuno scopo didattico; non stiamo cercando di costruire piccoli geni precoci, stiamo cercando di vivere momenti felici insieme, di tessere legami forti che ci accompagneranno per tutta la vita. Emerge con chiarezza, capitolo dopo capitolo, che la lettura condivisa è parte integrante di uno stile di accudimento basato sul contatto e sulla prossimità, in grado di favorire serenità e sicurezza nei complessi e delicati primi anni di vita.

Dal quinto capitolo in poi entriamo nel periodo in cui la lettura diventa più autonoma e la comunicazione tra noi e il bambino si arricchisce di contenuti e riflessioni; a questa età libri, racconti e fiabe possono aiutare i genitori a conoscere meglio i pensieri del figlio e il figlio potrà comprendere meglio la realtà e il mondo, dare un nome a dubbi e paure, viaggiare con l'immaginazione per costruire il proprio futuro.

Come marito di una bibliotecaria non posso non osservare che esistono spazi pubblici dove la lettura è socializzata ed è a disposizione di tutti. Molte ricerche hanno dimostrato che la *literacy* (cioè l'insieme delle competenze e delle capacità intellettuali di letto-scrittura) è un vero e proprio determinante di salute, in grado di limitare le diseguaglianze sociali; per questo motivo le biblioteche andrebbero considerate luoghi di promozione sociale e di salute pubblica, e come tale essere oggetto di investimenti e adeguati finanziamenti.

Il progetto "Nati per Leggere" è attualmente considerato una delle migliori e più efficaci forme di promozione della genitorialità. Gli studi di neuroscienze degli ultimi dieci anni ci spiegano che la lettura precoce (tecnicamente la *'early literacy'*) è in grado di favorire lo sviluppo neurologico (nelle sue componenti cognitive ed emotive); oggi sappiamo che nei primi anni di vita il cervello matura le sue componenti essenziali, acquisendo competenze che dureranno per il resto dell'esistenza. I primi anni rappresentano una finestra di opportunità che utilizza la grande plasticità cerebrale di questo periodo; non dovremmo sprecare nulla di questa preziosa risorsa che invece risulta ancora molto sottovalutata. Ogni cucciolo d'uomo ha bisogno di nutrire la propria mente con le *parole*, prima ascoltate e pensate, poi parlate, quindi lette e scritte; la parola che si fa voce (di mamma e papà) è la base della comunicazione e della relazione umana, e per il bambino rappresenta un'esperienza che dà ordine e senso alla realtà.

Leggere è anche il migliore antidoto alla televisione, la principale forma di 'comunicazione' passiva e unidirezionale della nostra epoca. Uno studio del 2010 ha dimostrato che nei primi anni di vita anche la visione di video didattici non porta miglioramenti nel linguaggio e nelle competenze intellettive, perché per apprendere e conoscere occorre l'interazione sociale, occorre il dialogo.

Quello che ci propone Giorgia è 'un dialogo d'amore' (come recita il sottotitolo di questo libro), un dialogo che utilizza racconti, fiabe, filastrocche e ninne-nanne, attraverso l'aiuto di un bel librino o della semplice fantasia.

Facciamo tesoro di questi preziosi suggerimenti e non vergogniamoci di tornare anche da adulti a sognare un po'… *'occhio bello, suo fratello; orecchia bella, sua sorella...'*

Alessandro Volta
Pediatra-neonatologo

Introduzione

Il tempo per leggere come il tempo per amare dilata il tempo per vivere.
Daniel Pennac

'Etciù!' faceva il piccolo Tarzan, nascosto nel suo cespuglio. L'elefantino Tantor lo trovava e il gioco di nascondino finiva. La storia invece, pochissime pagine di cartone spesso, ricominciava, ancora e ancora. E con quell'etciù il mio Mattia rideva, rideva…

Sono passati quasi dieci anni da allora. Dieci anni d'amore e di storie, tante, tantissime storie. Oggi condividiamo la passione per il *fantasy*, Mattia e io, e nove volte su dieci, quando in casa entra un romanzo nuovo, non riesco a leggerlo per prima, perché finisce subito sul suo comodino.

La lettura condivisa ci ha accompagnato giorno dopo giorno, è cresciuta insieme a Mattia e poi a Nicola e poi a Maddalena. Il ricordo dei loro primi anni di vita, è un ricordo di latte e di storie. Tenerezza e vicinanza.

In questo libro c'è un'eco delle mille e mille storie che ci hanno regalato tanti momenti felici, un'eco di quel tempo conquistato con un bimbo stretto al petto e un libro tra le dita. E c'è la speranza che anche voi possiate sperimentare la bellezza di una consuetudine tanto semplice quanto preziosa: quella di raccontare e leggere storie insieme ai vostri bambini, da quando sono piccini fino a quando loro avranno piacere di condividere la magia di un libro, una fiaba, un racconto con voi.

Me lo leggi? parla proprio di fiabe, racconti e filastrocche. Parla di storie, lette e rilette decine e decine di volte o inventate lì per lì. Cantate, raccontate, sognate. Con la voce e con il cuore, per raccontare al nostro bambino la storia più importante, la storia del nostro amore per lui.

Se è già vostra abitudine, allora conoscete l'emozione che si prova di fronte allo sguardo incantato di un bambino mentre ascolta la sua mamma o il suo papà che gli narrano una storia. È felicità quella che risplende nei suoi occhi, merce preziosa, che non ha prezzo…

Se il vostro bimbo non è ancora nato o se ancora non avete iniziato a leggere, cantare, raccontare, be'… sarà bellissimo, credo, scoprire che la vostra voce ha un potere senza uguali: la voce della mamma e del papà culla, accarezza, diverte, insegna, consola, emoziona, guarisce e soprattutto, rende felici. Quale dono più grande di questo? Una storia letta o raccontata è molto più di una storia. È tempo, attenzione in esclusiva, ascolto. Con una storia possiamo dire al nostro bambino quanto lo amiamo.

In queste pagine troverete informazioni scientifiche, suggerimenti pratici, riferimenti bibliografici e spunti per approfondire i vari argomenti trattati: la comunicazione prima della nascita, la lettura condivisa sin dai primi mesi di vita, le ninnenanne e le filastrocche, le fiabe, i racconti inventati. Filo conduttore è la voce, la voce della mamma e del papà, ma anche la voce dei figli, dei nonni, dei fratelli… Perché le storie uniscono, creano legami, rituali e tradizioni.

Le storie lette e raccontate, giorno dopo giorno, diventano 'la storia', la nostra storia, nostra e dei nostri bambini.

E in queste pagine troverete le voci di tanti genitori, nonni e bambini che hanno condiviso la loro esperienza, regalandoci un 'pezzetto' della loro storia. Le loro voci sono il cuore pulsante di questo libro.

La voce autorevole degli esperti conclude il volume, con numerosi approfondimenti a proposito dei benefici a livello cognitivo, linguistico, relazionale, emotivo, che la consuetudine di leggere e raccontare garantisce ai nostri bambini.

Io vi auguro buona lettura, ma soprattutto vi auguro mille e mille storie, da condividere con i vostri bambini, per fermare il tempo, per essere felici, per creare ricordi da custodire nella memoria e nel cuore.

Buone storie a tutti!

I

Voce che ama:
leggere, cantare, raccontare

Tocco e parola: ecco la chiave magica per aprire il cuore di ogni bambino.
Elena Balsamo

I libri sono l'alimento della giovinezza e la gioia della vecchiaia.
Marco Tullio Cicerone

Sin dai primissimi istanti di vita, il neonato mostra la sua predilezione per la voce materna. Una predilezione che viene da lontano, che affonda le sue radici nei mesi dell'attesa, quando quella voce gli ha tenuto compagnia, lo ha cullato, accarezzato, fatto sentire amato.

Nei primi mesi di vita, il bimbo è affamato di parole, di contatto, di amore. La voce dei suoi genitori, l'affetto che risuona nelle loro parole, è per ogni piccino una fonte di profondo benessere, un nutrimento per la mente e per il cuore. Le madri lo sanno, l'hanno sempre saputo. E da che mondo è mondo, accompagnano i loro bambini nel sonno con una ninnananna, lo intrattengono durante il giorno con le rime di una filastrocca. Rime antiche e sempre nuove, che fanno parte della tradizione orale di tutte le culture. I bimbi le amano, non si stancherebbero mai di ascoltarle. Merito della musicalità delle parole e del ripetersi delle strofe e, sopra ogni cosa, merito della voce dei genitori, che è uno strumento potente: tranquillizza, rassicura, è una promessa di vicinanza e di costante affetto.

Nel suo libro *Sono qui con te*, la pediatra Elena Balsamo spiega: "Il contatto non avviene solo attraverso la pelle. Si può toccare anche attraverso la parola. Non per nulla esistono nella nostra lingua espressioni come «parole toccanti, parole che toccano il cuore». La voce, al pari del gesto, può compiere un vero e proprio massaggio al bambino che ne percepisce la vibrazione. La parola detta o ancor meglio cantata è una sorta di carezza per il cucciolo d'uomo, per il quale la comunicazione è uno dei bisogni primari"[1].

Negli anni dell'infanzia il bambino continua ad aver bisogno di quella voce: i momenti trascorsi con mamma e papà sono momenti preziosi, tutti, ma in modo particolare quelli dedicati alle fiabe, alle favole, alle storie lette, raccontate, inventate lì per lì.

Tra le braccia dei genitori o seduti accanto a loro, con un libro tra le mani o sulle ginocchia, i bambini assaporano la gioia di un'attenzione esclusiva, vivono una situazione di intensa condivisione, un profondo scambio affettivo.

Parlare ai nostri bimbi, cantare per loro, raccontare, leggere significa creare e coltivare quel dialogo d'amore che può avere inizio ben prima della nascita e che è destinato a crescere ed evolversi con il trascorrere dei mesi e degli anni, espressione e rinforzo del legame che unisce genitori e figli.

Una tradizione da custodire

Fin dalle epoche primordiali, la trasmissione orale del sapere e delle tradizioni è stata una costante che ha accompagnato l'uomo nel lento svolgersi dei secoli.

Lo spiega bene Roberto Denti[2], libraio per ragazzi e scrittore[3]: "Di generazione in generazione, le conoscenze e le esperienze si tramandavano attraverso il racconto di storie e situazioni tipiche. Fatti e vicende che risalivano a epoche remote e che esprimevano insegnamenti e indicazioni valide non solo come regole di vita, ma anche come segno di speranza in una vita migliore.

Di bocca in bocca, di padre in figlio, le storie si ripetevano e si arricchivano di particolari ricavati da esperienze sempre nuove, di regioni e popoli anche molto diversi".

1 Balsamo E., *Sono qui con te*, Il leone verde, 2007, p. 87.
2 Roberto Denti, nel 1972, ha aperto a Milano, insieme a Gianna Vitali, la prima libreria per ragazzi del nostro Paese.
3 Denti R., *Come far leggere i bambini*, Editori Riuniti, 1982.

Raccontando si istruivano i piccoli, si tramandavano conoscenze, si insegnava ciò che era giusto e ciò che era sbagliato. Di generazione in generazione, gli anziani custodivano la memoria di ciò che era stato e lo consegnavano ai membri più giovani della famiglia grazie al racconto. In molte culture questa tradizione è tuttora la norma, ma nella società occidentale ci sono ancora tempi e spazi per raccontare?

Non è nostra intenzione e non avrebbe senso rimpiangere i tempi che furono, però può essere utile fermarsi a riflettere sui tempi che sono. I bambini del duemila hanno ancora bisogno di ninnenanne, filastrocche, racconti e fiabe, esattamente come tutti i bimbi che li hanno preceduti. I moderni intrattenimenti, dalla televisione al computer ai giochi tecnologici, possono affiancarsi, se la famiglia lo desidera, alla consuetudine di narrare, cantare, leggere per i nostri bambini, ma non possono in alcun modo rimpiazzarla.

Perché è di parole, di relazione, di condivisione emotiva che i bambini hanno bisogno. Quando sono piccolissimi, per costruire una personalità equilibrata e sicura; negli anni dell'infanzia, perché il tempo trascorso con mamma e papà resta per loro il tempo più prezioso; nel periodo delicato dell'adolescenza, perché la trasformazione da bambino a giovane adulto necessita della presenza discreta ma incoraggiante dei genitori.

In una società che va di corsa come la nostra, in cui le madri devono destreggiarsi tra impegni famigliari, sociali e professionali e il tempo da dedicare ai propri bambini spesso non è quello che si vorrebbe, la consuetudine di raccontare e/o leggere diventa ancora più preziosa. Rappresenta infatti l'opportunità per stare insieme in un modo speciale e, grazie alle pagine di un libro, condividere emozioni, trasmettere valori, spiegare situazioni e punti di vista (quanti spunti di riflessione e confronto in ogni libro!) e soprattutto ricordarsi a vicenda quanto ci si vuole bene.

Storie da leggere, inventare, raccontare

È meglio leggere, raccontare o inventare le storie per i nostri bambini? La risposta a questa domanda naturalmente non c'è. Ogni genitore è diverso, ogni bimbo è diverso e quando si parla di relazione genitori-figli (poiché come abbiamo visto, prima ancora che di fiabe e filastrocche, stiamo parlando di legami affettivi) non ci sono regole prestabilite!

Tra l'altro, la lettura ad alta voce, il racconto, il canto, sono tutte consuetudini molto gradite al bambino: non si possono fare classifiche, sarebbe come dire se valgono più i baci, gli abbracci o le carezze.

"La lettura ad alta voce – scrivono Rita Valentino Merletti, nota esperta di letteratura per l'infanzia, e lo scrittore Bruno Tognolini – conduce più direttamente a un interesse per la lettura, abitua al contatto con il libro, rende famigliari le modalità della lingua scritta"[4]. Raccontare storie è un'attività meno direttamente legata allo sviluppo di capacità mentali che favoriscono il rapporto con la lettura, ma aiuta "l'instaurarsi di un clima di amicizia e di condivisione, molto utile per stimolare nei bambini stessi il desiderio di raccontare e/o raccontarsi"[5].

Ogni mamma, ogni papà coltiverà la consuetudine più vicina al suo sentire. C'è chi conosce molte fiabe e/o le ricorda dall'infanzia e non vede l'ora di condividere con il suo bambino le storie e i personaggi che ha amato. C'è chi ha tanta fantasia e, a seconda dell'occasione e del momento, improvvisa storielle e racconti. C'è chi ama i libri e attende con gioia l'appuntamento quotidiano con la lettura ad alta voce per sfogliare dei bei testi illustrati e scoprire nuove storie. E, naturalmente, nulla vieta di sperimentare tutte queste opportunità...

4 Valentino Merletti R. e Tognolini B., *Leggimi forte*, Salani, 2006, pp. 108-109.
5 Valentino Merletti R., *Libri e letture da 0 a 6 anni*, Mondadori, 2001, p. 24.

PERCHÉ LEGGERE AI BAMBINI?

Parla a tuo figlio.
Hai un potere di umana magia nella gola, unico eppure comune:
perché ne sei avaro?
Parla con lui, con lei.
E se non sai cosa dire, ci sono sorgenti di parole giuste che son fatte per questo:
leggi un libro.
Bruno Tognolini, Rita Valentino Merletti

Numerosi studi dimostrano che la consuetudine di leggere ad alta voce ai bambini in età prescolare ha una profonda influenza sia dal punto di vista della relazione con i genitori, sia dal punto di vista emotivo e cognitivo.

"GenitoriPiù", un progetto nazionale del Ministero della Salute, ha inserito la lettura tra le "semplici azioni di dimostrata efficacia" per prendersi cura del proprio bambino e della sua salute, insieme all'allattamento al seno, all'abbandono del fumo, alla promozione della sicurezza a casa e in auto[6]. Insomma, leggere fa bene.

Ma leggere ai nostri bambini è prima di tutto… un gesto d'amore!

Leggo perché ti voglio bene

L'amore che proviamo per i nostri bambini è tanto grande che non ci sono parole per descriverlo. Loro lo respirano, lo vedono, lo sentono, e grazie a questo amore crescono sereni e fiduciosi. Tra i mille modi con cui i genitori possono esprimere il loro affetto, la lettura condivisa è forse uno dei più 'potenti'. Quando la mamma e il papà prendono il loro bambino tra le braccia o, se è più grandicello, si siedono accanto a lui, con un libro tra le mani, si crea una vicinanza affettiva molto forte.

I libri creano e smuovono emozioni, emozioni che così vengono scoperte, affrontate, vissute insieme. A questo proposito Rita Valentino Merletti scrive: "L'incontro sul terreno dell'immaginario, la relazione intensamente

6 Per saperne di più e conoscere le sette azioni, visitare il sito www.genitoripiu.it

affettiva che si viene a creare nel momento in cui l'adulto acconsente di entrare in uno spazio di creatività, rimane, nell'esperienza del bambino, un momento di incancellabile pregnanza"[7].

Accompagnarlo nei suoi primi passi nel magico mondo dei libri è un dono per il bimbo, ma anche per i suoi genitori. A loro è infatti offerta l'opportunità tanto preziosa quanto rara di ritrovare, nello sguardo incantato del proprio piccino, le emozioni genuine, lo stupore, la gioia dell'infanzia.

Il genitore narra piccole storie di ogni giorno e avventure incredibili, gesta leggendarie di coraggiosi eroi e pasticci divertenti di cuccioli un po' buffi, ma quando legge per il suo bambino racconta prima di tutto un'altra storia, la più importante: quella del suo amore per lui.

Momenti speciali, ricordi preziosi

Guardiamo i nostri figli e ci domandiamo quale giorno, quale frase, quale avventura, rimarrà registrata nella loro memoria per sempre, quali dolori rimarranno inchiodati alla loro anima e quale allegria conserveranno come un tesoro. I giorni più felici di tuo figlio stanno per arrivare. Dipende da te.

Carlos González

Quando mamma o papà leggono, la situazione che si viene a creare è molto piacevole sia per loro, sia per il bambino. Per i genitori quello della lettura rappresenta un momento rilassante: i bimbi sono tranquilli e silenziosi, c'è una situazione di quiete. E i bambini apprezzano moltissimo la vicinanza fisica, il fatto di stare in braccio al genitore o seduti accanto a lui e l'attenzione esclusiva di cui godono in questi momenti. Infatti, mentre legge, l'adulto non si può distrarre e non si può dedicare ad altre attività (come può invece accadere nei momenti di gioco) e il bambino sente di averlo tutto per sé.

"E se guardate gli occhi scintillanti di vostro figlio – scrive la psicologa Anna Oliverio Ferraris – vi renderete conto, senza ombra di dubbio, che anche voi in quei momenti siete al centro del suo mondo"[8].

Gianni Rodari parla di "promozione del libro da mero oggetto di carta

7 Valentino Merletti R., *Leggere ad alta voce e raccontar storie: ben più di un passatempo*, "Quaderni ACP" 1999; 6:6-7.
8 Oliverio Ferraris A., *Prova con una storia*, Fabbri editore, 2005, p. 121.

stampata a intermediario affettuoso, a momento della vita"[9].

Durante la lettura, inoltre, adulto e bambino condividono le stesse emozioni e gli stessi pensieri, si può ridere insieme di fronte a un'immagine o a una parola particolarmente buffa o provare tristezza e paura. Anche le emozioni negative che un racconto può suscitare rappresentano un'opportunità importante: il bimbo, infatti, riesce ad affrontarle con più serenità grazie alla presenza rassicurante e protettiva del genitore. Questi momenti sono preziosi per rinforzare il legame affettivo che unisce genitori e figli e per consolidare nel bambino la sensazione di essere amato e quindi la fiducia in sé stesso e in quanti lo circondano. Momenti talmente preziosi da restare nella memoria e nel cuore per sempre. Se provate a chiedere a persone adulte di rievocare qualche ricordo felice dei tempi dell'infanzia, molto probabilmente vi racconteranno di quando un genitore o un nonno narravano o leggevano fiabe e favole per loro.

Tanti benefici per lo sviluppo cognitivo

Abbiamo visto che quelli dedicati alla lettura ad alta voce possono essere momenti molto piacevoli. Momenti che contribuiscono alla costruzione di una personalità serena e sicura di sé. Ma numerosi studi hanno evidenziato che la lettura ad alta voce in tenerissima età (a partire dai sei mesi circa) comporta anche tanti benefici a livello cognitivo. Vediamoli insieme.

Se quella della lettura rappresenta una consuetudine, si crea nel bimbo l'abitudine all'ascolto, si sollecitano la sua immaginazione e la sua curiosità e pian piano i suoi tempi di attenzione si allungano.

Ascoltando i racconti dell'adulto il linguaggio del bambino e la sua comprensione verbale si ampliano, grazie ai nuovi termini che vanno ad arricchire il suo vocabolario[10] e la struttura sintattica delle frasi[11].

9 Rodari G., *Nove modi per insegnare ai bambini a odiare la lettura*, in *Come far leggere i bambini* di Roberto Denti, Editori Riuniti, 1982.

10 Paola Mastrocola sottolinea che "la povertà lessicale è causata dalla dismissione della lettura: non si possiedono parole se non si legge. Le parole si attingono dai libri. I libri sono il luogo delle parole per eccellenza", *Togliamo il disturbo*, Guanda, 2011, p. 56.

11 De Baryshe B.D., *Joint picture book reading correlates of early language skill.* "J Child Language" 1993; 20: 455-461.

Viceversa, si è visto che quando in famiglia mancano stimoli adeguati alla lettura e allo scambio verbale che si crea leggendo, i bambini entrano alla scuola dell'infanzia con un linguaggio meno sviluppato (usano frasi più corte, possiedono un vocabolario più limitato e sanno mantenere l'attenzione per un tempo più breve)[12].

Grazie alla lettura ad alta voce si consolida anche l'intelligenza narrativa, ovvero la capacità di organizzare il pensiero in termini narrativi secondo sequenze logico-temporali.

Recenti studi hanno inoltre dimostrato un collegamento tra questa consuetudine e, raggiunta l'età scolare, un apprendimento più rapido e meno difficoltoso della lettura[13]. La lettura ad alta voce favorisce, difatti, lo sviluppo di una serie di prerequisiti necessari per l'apprendimento della lettura e della scrittura, quali la consapevolezza fonologica, ovvero la capacità di percepire e riconoscere i suoni che compongono le parole, e la conoscenza delle convenzioni della scrittura (da sinistra a destra e dall'alto in basso, ecc.).

La confidenza con il linguaggio letterario, più preciso rispetto al linguaggio parlato, e la dimestichezza con i ritmi narrativi che caratterizzano le storie lette dai genitori, in età scolare possono favorire anche la produzione scritta, aiutando il bambino a esprimere pensieri, descrivere e raccontare eventi, sviluppando dei testi ricchi e ben strutturati.

Inoltre, sottolinea la psicoterapeuta Isabelle Fox, il bambino che "impara a gradire l'ascolto della lettura da parte del genitore avrà minori difficoltà di concentrazione più avanti, quando a scuola dovrà imparare a prestare ascolto agli insegnanti"[14].

Per tutti questi motivi, la consuetudine di leggere ai più piccini può essere considerata anche una forma di prevenzione nei confronti dell'insuccesso e quindi dell'abbandono scolastico.

E dopo... "La lettura condivisa quotidianamente rappresenta lo strumento più ricco di promesse per formare individui che, terminato l'obbligo scolastico, continueranno ad essere 'studenti' – scrive Valentino Merletti –. Conti-

12 Valentino Merletti R., *Libri e letture da 0 a 6 anni*, p. 19.
13 Molti studi hanno dimostrato l'importanza del contatto precoce dei bambini con la lettura ad alta voce per favorirne il successo scolastico, segnaliamo: Scarborough H., Dobrich W, Hager M., *Preschool literacy experience and later reading achievement.* "J Learning Disabil" 1991; 24:508-511.
14 Fox I., *Sempre con lui*, Il leone verde, 2009.

nueranno a cercare, tra le pagine di un libro, la possibilità di ampliare i propri orizzonti, di uscire dal quel provincialismo, da quella gabbia ristretta entro cui sta prigioniero chi pone (o accetta passivamente) limiti al proprio divenire"[15].

Insieme nel magico mondo della lettura

...eravamo il suo romanziere, il narratore unico grazie al quale ogni sera lui si infilava nel pigiama del sogno prima di scomparire sotto le lenzuola della notte.
O meglio, eravamo il Libro.
Daniel Pennac

E, infine, ricordiamo uno degli aspetti forse più importanti: un bambino che muove i primi passi nel magico mondo dei libri accompagnato dai genitori, associa all'esperienza della lettura le sensazioni positive che ha vissuto con mamma e papà.

Sedersi vicini e sfogliare un libro illustrato, osservare le immagini, indicare un particolare al proprio piccino e spiegargli il significato di un disegno. E poi, man mano che il bimbo cresce, leggere per lui dei brevi racconti, adatti alla sua età e alla sua capacità di comprendere. Quale modo migliore per far scoprire al proprio bambino la bellezza della lettura?

A questo proposito Anna Oliverio Ferraris scrive: "Questo clima che voi avete creato ha anche il potere di generare un legame tra il bambino e il libro. La parola libro diventa fonte di piacere. La vista, l'odore e le sensazioni generate dai libri saranno per sempre legate a quelle sensazioni di calore, sicurezza e piacere che voi siete riusciti a suscitare in una fase della vita di forte recettività e di grande fiducia negli adulti"[16].

Il rapporto quotidiano con il libro, la familiarità con il tempo lento e quieto della lettura, costituiscono la premessa ideale per sviluppare nel bambino l'interesse e la gioia di leggere. Un dono prezioso da trasmettere ai nostri figli!

E per i genitori, c'è la consapevolezza di esserci stati, di aver vissuto insieme al proprio bambino i primi viaggi lungo i sentieri della fantasia, c'è

15 Valentino Merletti R., *Libri e letture da 0 a 6 anni*, p. 8.
16 Oliverio Ferraris A., *op. cit.*, p. 121.

la gioia di averlo accompagnato, portato per mano alla scoperta degli infiniti mondi nascosti tra le pagine di un libro. Ogni bambino una volta cresciuto, continuerà il suo viaggio da solo: il sentiero che gli è stato mostrato si sviluppa davanti a lui, libro dopo libro, ed è lungo una vita intera.

Sarà bello ricordare di aver fatto un pezzetto di strada insieme, per loro e per noi.

La lettura condivisa sin dal primo anno di vita

- Crea l'abitudine all'ascolto
- Aumenta i tempi di attenzione
- Accresce il desiderio di imparare a leggere
- È un'esperienza molto piacevole per l'adulto e il bambino
- Calma, rassicura e consola
- Rafforza il legame affettivo tra chi legge e chi ascolta

(Dal sito dell'AIB, Associazione Italiana Biblioteche)[17]

NATI PER LEGGERE

Nel 1999, per iniziativa dell'Associazione Culturale Pediatri (ACP), dell'Associazione Italiana Biblioteche (AIB) e del Centro per la Salute del Bambino (Onlus per la formazione, ricerca e servizi per la maternità, infanzia e adolescenza) in Italia ha preso il via il progetto nazionale "Nati per Leggere" che, grazie alla collaborazione di pediatri e bibliotecari, si pone l'obiettivo di promuovere la lettura ad alta voce ai bambini, sin dai primi mesi di vita.

Negli ultimi anni, le iniziative collegate a questo progetto, che hanno coinvolto famiglie, scuole ed enti locali, si sono moltiplicate su tutto il territorio nazionale e molti bimbi hanno imparato ad amare la lettura grazie a un gesto d'amore: un adulto che legge per un bambino.

17 Consigli di lettura alla pagina http://www.aib.it/aib/npl/sugg.htm3

Un progetto condiviso da pediatri e bibliotecari

I bambini che crescono in una famiglia dove quella della lettura ad alta voce è una consolidata abitudine, hanno maggiori probabilità di sviluppare in futuro un forte interesse per i libri; sono agevolati, una volta iniziata la scuola, nell'imparare a leggere e hanno ricevuto un surplus di sicurezza, amore e attenzione da parte di mamma e papà.

Il progetto "Nati per Leggere" si ispira a iniziative simili avviate all'inizio degli anni novanta negli Stati Uniti (*Born to read* e *Reach out and read*) e nel Regno Unito (*Bookstart*). L'intento dell'esperienza americana, pioniera nel settore, era quello di aiutare i bambini appartenenti a famiglie svantaggiate dal punto di vista socio-culturale: si è visto infatti che la consuetudine di leggere ai più piccini rappresenta una forma di prevenzione nei confronti dell'insuccesso e quindi dell'abbandono scolastico[18].

L'assunto di base di "Nati per Leggere" è il diritto del bambino a ricevere occasioni di sviluppo cognitivo e affettivo, e il segreto della sua buona riuscita è la collaborazione tra pediatri e bibliotecari. Ai pediatri di famiglia è infatti affidato il compito fondamentale di spiegare ai genitori l'importanza della lettura come buona pratica per la crescita del bambino, mentre i bibliotecari partecipano all'iniziativa mettendo a disposizione spazi e raccolte di libri con caratteristiche adeguate alle diverse tappe evolutive e realizzando iniziative volte a promuovere il progetto.

I lettori volontari

Anche i genitori possono contribuire al progetto "Nati per Leggere". L'iniziativa prevede infatti la figura del 'lettore volontario' che, dopo un'adeguata formazione, mette a disposizione un po' del suo tempo libero per leggere ad alta voce ai bambini. Dove? Nelle sale d'attesa degli ambulatori e degli ospedali, dove ci sono bimbi che aspettano e genitori che,

18 Alessandra Sila, educatrice del Centro per la Salute del Bambino Onlus, scrive: "È rilevante sottolineare come l'educazione giochi un ruolo importante nel ridurre la differenza tra ricchi e poveri se tutti i bambini hanno una equa opportunità di avvantaggiarsene". (*Educazione precoce e sviluppo umano*, "Quaderni ACP" 2004; 11(4):153-156).

pertanto, hanno modo di constatare con quanto piacere i bambini anche piccolissimi ascoltano un adulto che legge loro una storia. "I lettori volontari – si legge nel sito di "Nati per Leggere" – possono provenire da ambiti, professionalità e situazioni diversissime ed essere guidati dall'amore per i libri e dalla voglia di stare con i bambini"[19].

Riportiamo di seguito la testimonianza di Carla, mamma e lettrice volontaria a Finale Emilia e Carpi: "Prima di essere una lettrice volontaria sono stata e sono una mamma che, in occasione di un incontro per genitori sull'importanza della lettura ad alta voce, si è divertita, rilassata, commossa, rispecchiata, leggendo i libri per bambini che venivano proposti e che, nel tempo, si è stupita constatando quanto tutto questo venisse amplificato e arricchito leggendo gli stessi libri insieme ai propri bambini.

Potrei fermarmi qui perché il desiderio di condividere e trasferire ad altri genitori questa esperienza quotidiana in modo che possano farla propria è senz'altro il motore che mi spinge a essere una lettrice volontaria.

Poi però devo dire che, anche in questo caso, come avviene per tutte le cose importanti, dopo che è scoccata la scintilla, se è vero amore, si comincia a costruire.

Si desidera approfondire e conoscere. Ci si ritrova curiosi ed esigenti. Diventa indispensabile il confronto con altri che hanno la stessa passione e si cercano persone che più conoscono il mondo che si ama. Insomma ci si 'forma'. E non si smette più.

Da anni, con il gruppo dei lettori volontari di cui faccio parte – composto da una ventina di lettori più tre bibliotecarie che guidano (e sostengono!) il gruppo – ci si confronta, ci si aggiorna, si condividono difficoltà e passione.

Si può leggere a un gruppo di bambini in biblioteca, in un nido o in un ambulatorio pediatrico, ma l'importante è che, in quel momento, accanto al bambino ci sia sempre un genitore (o un adulto di riferimento) perché a lui, spesso inconsapevole destinatario, è rivolto il messaggio più importante: le storie sono belle e i bambini le amano. Ma nessuna storia sarà mai così affascinante, coinvolgente e ricca di significati per il tuo bambino come

19 Per informazioni a proposito del percorso formativo e del ruolo del lettore volontario, consultare il sito di "Nati per Leggere" alla pagina http://www.natiperleggere.it/index.php?id=123

quella cantata, raccontata o letta dalla tua voce mentre lo tieni tra le braccia. Perché solo tu col tuo essere mamma, papà, nonno di quel bambino hai le chiavi per rendere quella storia, per voi, unica.

Una volta lo scrittore Bruno Tognolini, in occasione di uno degli incontri di formazione a cui ho accennato, ci ha detto a proposito della lettura di un testo: 'La voce di un attore dice-bene, quella di una mamma bene-dice'. Non c'è altro da dire".

"Nati per Leggere" conquista l'Italia

Il progetto "Nati per Leggere" ha avuto in questi anni un'incredibile diffusione.

In un Paese come il nostro, dove i lettori sono una minoranza, era necessaria una diffusa azione di sensibilizzazione per far comprendere che la lettura, se praticata come scambio intenso a livello affettivo tra adulto e bambino, è qualcosa che 'fa bene' e arricchisce il bambino stesso.

Un messaggio semplice, ma importantissimo, che le realtà locali hanno fatto proprio organizzando numerose attività di promozione. È il caso del Piemonte, dove la Regione ha finanziato un sito dedicato al progetto; del Friuli Venezia Giulia, dove le amministrazioni comunali collaborano con i sistemi bibliotecari; della Basilicata, dove l'iniziativa è portata avanti dall'assessorato alla Sanità e dai pediatri. Molte attività riguardano le singole città, come Ravenna, che è stata la prima a iniziare; Pescara, dove si è costituita un'associazione di lettori volontari che leggono in vari contesti pubblici (dalla piazza alla sala d'attesa del medico); Cortona, che ha visto la collaborazione di biblioteche, consultori, enti pubblici (settore servizi alla persona). Rappresentativo l'esempio di alcune città del Piemonte, a cominciare da Torino, dove il progetto ha visto l'adesione di tutti i servizi educativi cittadini (asili nido, scuole dell'infanzia, rete di scuole, gruppo gioco in ospedale, progetti per le famiglie) e delle aziende sanitarie con gli ambulatori pediatrici e i consultori.

Molti comuni partecipano al progetto regalando a ogni nuovo nato un libretto tra quelli selezionati da "Nati per Leggere", accompagnato da materiale informativo per i neogenitori.

A Carpi è stato inaugurato il Progetto "Essere Voce", promosso dall'Unità Operativa di Ostetricia e Ginecologia dell'Ospedale Ramazzini e dall'assessorato alle Politiche Sociali del Comune: l'iniziativa è frutto della collaborazione di diverse professionalità, ostetriche, bibliotecarie, pediatri, lettrici volontarie, che hanno unito le forze per far conoscere ai futuri genitori la bellezza e l'utilità della lettura ad alta voce al bimbo che nascerà.

Ma questi sono soltanto alcuni esempi. A livello nazionale le proposte e le iniziative sono davvero numerose[20].

Per misurare la diffusione del progetto e censire gli operatori coinvolti, nel 2008 è stato chiesto alle Unità Operative Locali (UOL) di compilare un questionario *ad hoc*. I dati raccolti sono incoraggianti: nel 2007 gli operatori attivi nel progetto sono stati 7.403, tra bibliotecari, pediatri, educatori, operatori socio-sanitari e volontari. Il bacino demografico interessato dai progetti locali (sempre nel 2007) risultava più che raddoppiato rispetto al 2003, e i bambini di età compresa tra 0 e 5 anni entrati in contatto con i progetti locali erano stati 255.918, pari al 23,42% dei bimbi in età prescolare residenti nei territori in cui sono state organizzate attività di promozione della lettura.

Certo, il progetto non ha ancora raggiunto tutte le città e quindi tutte le famiglie, ma passo dopo passo, grazie alla buona volontà di tante realtà, il cammino continua...

E "Nati per la musica"

La musica è nutrimento per la mente, è comunicazione, gioco, divertimento e strumento per sviluppare le potenzialità espressive e creative. Così come la lettura favorisce il benessere e la crescita del bambino, l'ascolto precoce di brani e melodie incide profondamente sullo sviluppo della capacità di ascolto (di sé stesso e degli altri) e della capacità di esprimere idee ed emozioni. Questi i presupposti di un altro progetto interessante che ha preso il via sulla scia dell'esperienza di "Nati per Leggere".

20 Nel sito di "Nati per Leggere" c'è un lungo elenco di realtà (biblioteche, pediatri, librerie, scuole, Asl) che aderiscono al Progetto, sviluppandolo secondo modalità proprie, con iniziative e proposte per sensibilizzare i genitori e coinvolgere i più piccini. Ecco il link: http://www.natiperleggere.it/index.php?id=13

"Nati per la musica", promosso a livello nazionale dall'Associazione Culturale Pediatri, in collaborazione con il Centro per la Salute del Bambino e la Società Italiana per l'Educazione musicale, e patrocinato dal Ministero per i Beni e le Attività Culturali, si propone di informare e sensibilizzare genitori, pediatri ed educatori sull'importanza dell'espressione sonora e della pratica musicale fin dai primi mesi di vita del bambino e nel periodo prenatale[21].

Per saperne di più

Chi desidera saperne di più o vuole scoprire se nella sua zona ci sono pediatri e/o biblioteche che partecipano al progetto "Nati per Leggere", può visitare il sito www.natiperleggere.it
Per ulteriori informazioni rivolgersi al Centro per la Salute del Bambino telefonando al numero 040/3220447 o inviando un'e-mail agli indirizzi: csb.trieste@iol.it e npl@aib.it

I lettori di domani...

In Italia, una politica di promozione della lettura è una necessità democratica.
Tullio De Mauro

Gli italiani non sono un popolo di lettori. E la scarsa consuetudine alla lettura si riflette anche sui più piccini. I risultati dell'indagine Ipsos-Mondadori del 2007 ci parlano di una percentuale del 62% di italiani che, in dodici mesi, non aveva letto neppure un libro. Nel 2010 il linguista Tullio De Mauro richiama l'attenzione sul fenomeno allarmante dell'analfabetismo di ritorno, segnalando che circa il 70% degli italiani fatica a comprendere e/o scrivere semplici testi e non legge (né libri, né giornali)[22].

Secondo i dati Istat relativi al 2009 e riferiti a un campione di 19mila famiglie, per un totale di 48mila individui, soltanto il 45,1% della popolazio-

21 Per approfondire l'argomento, consultare il sito www.natiperlamusica.it
22 De Mauro T., *La cultura degli italiani*, Laterza, 2010.

ne aveva letto almeno un libro nei dodici mesi precedenti all'intervista[23]. Un dato in lieve crescita che nel 2010 ha raggiunto il 46,8%[24]. Ma in generale si è visto che anche gli italiani che leggono non possono essere definiti lettori "forti", dato che il 44,3% ha dichiarato di aver letto al massimo 3 libri (in un anno), e solo il 15,1% ha letto un libro al mese (o più).

La quota più alta di lettori si riscontra tra i giovanissimi, ovvero tra i ragazzini di età compresa tra gli 11 e i 17 anni, con un picco tra gli 11 e i 14 anni. Superata questa fascia d'età, la percentuale cala progressivamente.

L'indagine Istat ha evidenziato che il fatto di vivere con genitori che leggono, in particolare quando sono ambedue i genitori a leggere, ha una forte influenza sui giovani lettori: sempre nella fascia di età 6-14 anni, la percentuale dei ragazzini che legge (non ci riferiamo ai testi scolastici) raggiunge il 78,1% se i genitori sono lettori, e scende al 39,2% se i genitori non leggono.

Inoltre, tra le variabili che possono influenzare l'amore per la lettura, si è notato un collegamento con la ricchezza della 'biblioteca domestica', ovvero il numero di libri presenti in casa. In pratica, il fatto di 'crescere in mezzo ai libri' è sicuramente d'aiuto: se in media il 58,2% dei ragazzini tra 6 e 14 anni ha dichiarato di aver letto almeno un libro nel tempo libero, tale quota raggiunge il 78,1% nel caso in cui in casa siano presenti più di duecento libri, mentre la percentuale crolla al 23,6% se in casa non ci sono libri. Ma nel 2010, il 9,6% della popolazione italiana[25], ovvero **una famiglia su dieci, ha dichiarato di non possedere alcun libro.**

Se gli italiani di oggi non sono dei grandi lettori, è però ipotizzabile che i cittadini di domani mostreranno un maggior interesse verso il mondo dei libri. Si è visto, infatti, che se i genitori leggono per i loro bimbi è più facile che questi piccoli, una volta cresciuti, continuino ad amare la lettura. Rita Valentino Merletti sostiene: "leggere ad alta voce è attività direttamente mirata alla creazione di un lettore. (...) perché la presenza fisica del libro

23 I risultati dell'indagine "La lettura di libri in Italia" (che fa parte della più ampia indagine "Aspetti di vita quotidiana"), relativi al 2009 e resi noti in maggio 2010, sono disponibili nel sito dell'Istat a questo link: http://www.istat.it/salastampa/comunicati/non_calendario/20100512_00/

24 Qui i risultati dell'indagine relativa al 2010 http://www.istat.it/salastampa/comunicati/non_calendario/20110511_00/

25 La percentuale corrisponde a 2 milioni e 338mila famiglie.

testimonia il fatto che dal suo interno provengono le storie che rendono piacevole il momento della lettura e che a quel piacere si potrà tornare autonomamente in altre occasioni"[26].

Naturalmente non è scontato. Ogni bambino è diverso, ogni persona è diversa, ci sono anche lettori forti a cui nessun adulto ha letto e raccontato storie e figli di lettori che non coltivano gli interessi dei genitori; ma è anche vero che l'esempio e le passioni che ci vengono trasmesse nell'infanzia sono semi che hanno forti probabilità di germogliare e portare buoni frutti.

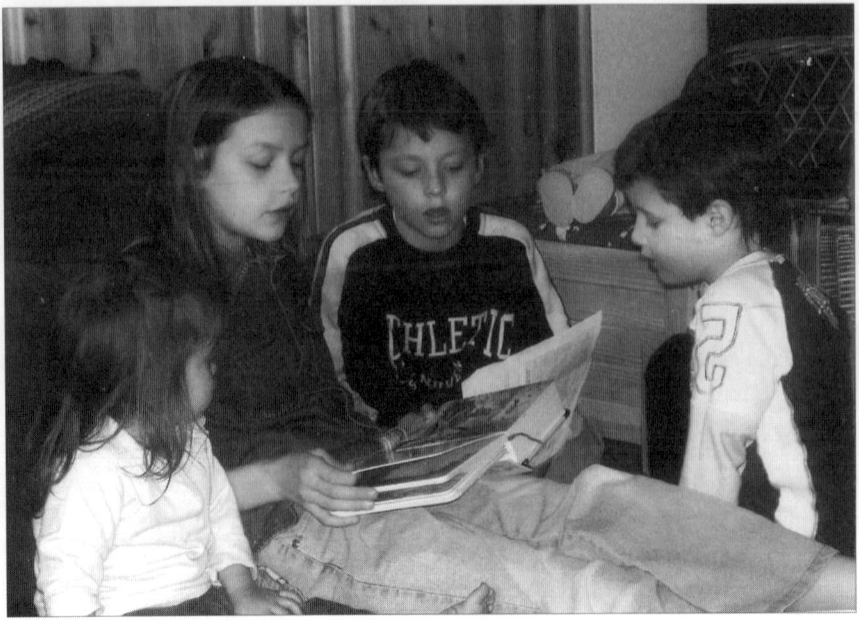

26 Valentino Merletti R., *Libri e letture da 0 a 6 anni*, p. 23.

VOCI DI BAMBINI E BAMBINE

Quando torna dal lavoro la mamma mi legge i libri della Pimpa. Mi legge anche i giornalini. Mi piace perché sto in braccio e guardo i disegni.

Caterina, 5 anni

Mia mamma mi racconta sempre le storie. Anche quelle che fanno paura e fa il lupo. Quando fa il lupo ho paura, ma poi mi fa ridere.

Marco, 4 anni

Mi piace quando la mamma legge veloce e quando ci fa ridere facendo i vari versi.

Alessandro, 9 anni

Mi piace quando la mamma legge per noi. Mi piace che parli. E mi piace quando Alessandro le chiede di leggere velocemente e lei lo fa.

Lorenzo, 5 anni

Prima di dormire il papà mi legge le storie del libro di mamma oca. E le storie degli orsetti. Io ne voglio sentire tante se no, non mi addormento.

Paolo, 6 anni

Il papà si siede vicino al mio letto e mi legge le storie. Adesso mi legge le favole degli animali, ogni sera una favola. Mi piace ascoltare il papà e mi piace quando è seduto vicino al mio letto.

Elisa, 5 anni e mezzo

La mamma mi legge le filastrocche e me le canta. Poi mi dà i baci e mi fa il solletico sulla pancia.

Lara, 4 anni

Cosa mi piace quando la mamma legge? La mamma. E la voce. E gli occhi. E poi? Babbo. Giulio Coniglio. Mauro e il leone. I fogli e i colori.

Margherita, 4 anni

Mi piace quando la mamma legge perché mi fa ridere, mi fa credere che la storia è vera. Si ferma bene quando ci sono i punti e le virgole. Fa bene le espressioni dei personaggi. Leggiamo insieme e mi dice che leggo bene.

Andrea, 8 anni

Quando la mamma legge mi piace guardare le immagini attentamente e ho più tempo e non mi perdo nelle frasi come quando leggo da sola.

Sofia, 8 anni

A me piace quando le tate (*le sorelle*) mi leggono la Pimpa perché guardo le figure, e perché sono così eccitato, e perché i libri mi piacciono molto.

Ciccio, 5 anni

A me mi piace quando la mamma legge perché voglio imparare a leggere, perché quando sarò un papà e i miei figli mi chiederanno di leggere io leggerò. Per questo mi piace.

Pietro, 4 anni

A me piace moltissimo quando qualcuno "mi legge"! Perché sono una pigrona come dice la mia mamma… Così posso immaginarmi i personaggi e le avventure senza "faticare".

Benedetta, 10 anni

La mamma legge perché le piacciono le storie ed è felice di leggerle con noi. A me piace perché si va nell'avventura e perché mi piace stare in compagnia con loro *(la mamma e il fratellino).*

Miriam, 9 anni

La mamma legge per noi perché noi non sappiamo leggere bene. Quando sapremo leggere bene allora potremo fare a turno! Nelle storie mi piacciono i mostri, le cacche, i sassi lisci come guance di bambino, i peli sul popò, il Grufalò, Ulisse, Ciccio frollo, i libri di pesci E poi in ogni storia c'è un messaggio, lo dice il *Trattamento ridarelli*. Dice: "In ogni storia c'è sempre un messaggio e qui ce n'è più di uno".

Davide, 7 anni

La mamma legge perché io adoro i libri!

Leonardo, 4 anni

Mi piace quando mamma o papà mi leggono un libro perché è una dimostrazione d'affetto. I miei libri preferiti sono quelli di storie sui cuccioli e di avventure casuali, tipo di una persona che va nel bosco e incontra qualcuno con una storia un po' misteriosa. Gli ultimi libri che ho letto sono stati Harry Potter 1, 2, 3 e 4. Il quinto no perché mamma non vuole, ma io lo leggerei volentieri. Mamma dice che non vuole perché poi mi fa paura.

Ho letto tutti i libri fino al quarto in un paio di mesi, e lei non ci poteva credere!

Quando ho iniziato a leggerli, mi piaceva questa cosa di leggere da sola, e piano piano ho letto molto e ho continuato, fino ad arrivare a leggere fino alla sera tardi perché mi piaceva un sacco e non riuscivo a smettere, e tra me e me dicevo: "Finisco questo pezzettino e basta" ma continuavo a leggere.

Mi piace leggere la sera per poi sognare le scene del libro...

Rachele, 9 anni

Per me leggere significa capire e conoscere tante cose nuove!

Bianca, 7 anni

A me mi piace tanto mangiare con mamma e papà perché facciamo il gioco della cosa bella e della cosa brutta quando è notte (*durante la cena*). E mi piace tanto quando ci mettiamo sul divano e la mamma mi legge i libri perché la mia mamma è la più bella di tutti i tempi.

Lorenzo, 7 anni

Quando la mamma mi leggeva dei libri era bellissimo perché eravamo tutti concentrati, e si capivano anche i libri difficili con parole difficili. Anzi, erano più belli quelli difficili perché dicevano cose nuove. Un ricordo? Orfeo e Euridice letto con mio papà quando avevo sette anni, quanto ho pianto...

Vittoria, 15 anni

Perché si legge ai bambini? Perché loro ascoltano, capiscono, imparano.

Mattia, 11 anni

Perché prima delle ninne, si leggono i libri!

Alice, 3 anni e mezzo

Perché mi piacciono le storielline!

Giovanni, 4 anni

I genitori leggono ai bimbi perché vogliono stare sempre insieme. Tu mamma leggi bene e io ti voglio tanto bene.

Alice, 3 anni

Si legge ai bambini per dargli tanto amore, per fargli imparare nuove cose e nuove parole, per dare l'esempio così leggeranno anche loro.

Nicola, 9 anni

Si legge ai bimbi per fargli fare bei sogni.

Maddalena, 5 anni

CONSIGLI DI LETTURA

Balsamo E., *Sono qui con te,* Il leone verde, 2007

Nati per leggere - Una guida per genitori e futuri genitori a cura di Associazione Italiana Biblioteche, Associazione Culturale Pediatri, Centro per la Salute del Bambino – AIB

Valentino Merletti R., Tognolini B., *Leggimi forte*, Salani, 2006

Serres A., *Come insegnare a mamma e papà ad amare i libri per bambini*, Nuove Edizioni Romane, 2009

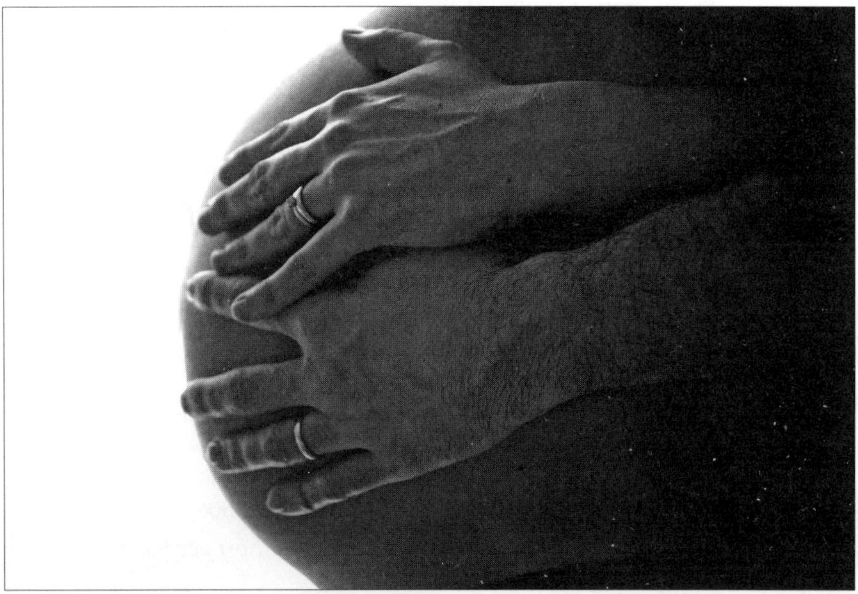

II

Voce di mamma,
culla e carezza prima della nascita

E finalmente la voce. La voce materna che segna per sempre col suo marchio il bambino. Egli la conosce, questa voce, molto prima di vedere la luce. È come tessuto sul suo ordito, sulle sue sfumature, le sue inflessioni, i suoi umori.

Frédérick Leboyer

È un bambino minuscolo, nascosto nel grembo materno da una manciata di settimane, tanto piccolo che potrebbe stare in una mano, ma già sente, percepisce quella voce, unica e speciale, che sarà a lungo la sua preferita al mondo: la voce della mamma. La sua mamma. Che con le parole lo abbraccia, lo culla, lo fa sentire amato, ancor prima di nascere.

Grazie agli studi compiuti negli ultimi decenni a proposito della vita prenatale, oggi disponiamo di numerose informazioni sullo sviluppo del bambino nei nove mesi dell'attesa.

Sappiamo che l'udito è uno dei sensi che matura più rapidamente e che alla nascita tutti i bimbi conoscono già molto bene la voce della loro mamma. La scienza conferma quello che le madri già sanno e sempre hanno saputo: il dialogo d'amore con il loro bambino comincia ben prima della nascita!

Nel grembo materno il bimbo ascolta, distingue suoni e voci, risponde agli stimoli sonori, conosce e ricorda.

La voce della mamma lo raggiunge dall'interno ed è per lui carezza e abbraccio, e dall'esterno ed è per lui parola, canto, melodia.

Ecco perché la consuetudine di parlare con il nostro bambino, raccontare, cantare o leggere per lui, durante l'attesa, è tanto preziosa.

Questo dialogo nascente aiuta la donna a prendere piena coscienza che c'è un bimbo in arrivo, facendogli spazio nella propria vita e nella propria quotidianità e fa sì che entrambi, mamma e bimbo, imparino a conoscersi giorno dopo giorno, sempre di più e sempre meglio.

Abbiamo detto, e dopo lo vedremo meglio riferendoci ai risultati di alcuni studi particolarmente interessanti, che ogni bambino riconosce già prima di nascere la voce della propria mamma. Ed è quella voce che lo accompagna e lo incoraggia nel momento impegnativo della nascita, quando deve lasciare il suo caldo rifugio e tutto ciò che conosce, per lanciarsi verso il nuovo, facendo il suo ingresso in un mondo dove tutto è diverso e sconosciuto. Tutto, tranne lei. La mamma. Il battito del suo cuore, il profumo del suo seno e la sua voce. Che sollievo per il neonato ritrovare quella voce! Le parole della mamma rassicurano, tranquillizzano, fanno sentire bene. La sua voce diventa porto sicuro, promessa di stabilità e benessere, simbolo della continuità tra il prima e il dopo, tra il grembo materno e il mondo. Un mondo privo di confini, fatto di luce intensa e rumori forti, dove è normale sentirsi un po' smarriti, se non fosse per quella voce che ci dice: "Va tutto bene. La mamma è qui".

Lo sviluppo dell'udito nell'attesa

L'udito è uno dei sensi che si sviluppa più rapidamente e che alla nascita del bambino è già perfettamente funzionante.

Per quanto riguarda l'apparato uditivo: la coclea, ovvero la spirale ossea a forma di chiocciola, che troviamo nell'orecchio interno e che trasmette gli stimoli acustici al cervello, è già formata all'**ottava settimana di gravidanza**. E i recettori acustici cominciano a differenziarsi intorno alla decima settimana[1].

A sedici settimane, il bimbo nel grembo materno reagisce agli stimoli sonori (con un'intensità tra i 250 e i 500 Hz). Le alterazioni del battito cardiaco e dell'attività motoria con cui il piccolo risponde a suoni e voci, ci dicono che può sentirci già al quarto mese dell'attesa! Ma secondo il

1 Pujol R., Lavigne-Rebillard M., Uziel A., *Physiological correlates of development of human cochlea*, Seminars in Perinatology, 1990; August (14): 275-280.

medico francese Alfred Tomatis, la percezione uditiva è una caratteristica addirittura precedente e "l'embrio-feto è concepito per ascoltare"[2].

Uno studio italiano sull'esposizione auditiva fetale[3], sottolinea che la maturazione uditiva si compie in modo tale che i primi suoni udibili dal bimbo siano proprio quelli che, per le loro frequenze, corrispondono alle voci umane.

Tra le 24 e le 28 settimane di gestazione lo sviluppo di questo senso è completo, il bimbo distingue stimoli con caratteristiche sonore diverse e compare la risposta di '*habituation*'[4]. In pratica il bimbo che è stato esposto ripetutamente allo stesso stimolo sonoro, dopo un certo periodo di tempo si abitua e reagisce con un'intensità minore al ripresentarsi del suono ormai noto. Una caratteristica che testimonia un'altra competenza del bambino prenatale, ovvero la sua capacità di ricordare, la cosiddetta memoria fetale.

Non solo. Secondo gli studiosi, gli elementi base del linguaggio vengono appresi prima della nascita, tramite l'esposizione sonora del piccino nel pancione. Un ruolo fondamentale, in questo, spetta proprio alla voce materna, come ben spiega Tomatis: "per l'evoluzione del feto verso le strutture linguistiche postnatali, la voce della madre ci sembra tanto indispensabile quanto la luce può esserlo per l'avvio delle funzioni visive"[5].

Uno studio ha rivelato che il pianto dei piccoli prematuri venuti alla luce alla ventisettesima settimana di gravidanza contiene le caratteristiche vocali specifiche della voce materna. E si è visto che, nelle prime ore successive alla nascita, l'attenzione dei neonati si rivolge a chi parla la lingua dei genitori, mentre non è attirata da frasi ed espressioni pronunciate in un'altra lingua.

2 Tomatis A., *Dalla comunicazione intrauterina al linguaggio umano*, Ibis, 1993. Le ricerche di Alfred Tomatis (1920-2001), otorinolaringoiatra francese, hanno messo in luce l'importanza dell'apparato uditivo nei diversi aspetti della vita umana: linguaggio, comunicazione, sviluppo psico-affettivo.

3 Manfredi P., Imbasciati A., *Esposizione auditiva fetale e sviluppo comunicativo a dieci e diciotto mesi,* "Imago", 2001, 8, (4), pp. 261-275.

4 Shahidullah S., Hepper P.G., *Frequency discrimination by the fetus*, "Early Human Development", 1994; 36(1): 13-26.

5 Tomatis A., *La notte uterina*, Red, 1996, pp. 109-110.

Grembo materno 'universo sonoro'

Abbiamo visto che l'udito del bebè si sviluppa precocemente nel grembo della mamma. E proprio il grembo materno è una fonte continua di stimoli sonori di varia intensità. A cominciare dal battito del cuore della mamma che fa compagnia a ogni bambino sin dai primi istanti di vita prenatale ed è il suono preferito dopo la nascita. Poi naturalmente ci sono le voci, *in primis* quella della madre che raggiunge il piccolo anche dall'interno e, attraverso la vibrazione diaframmatica, massaggia, avvolge, abbraccia il corpo del bimbo, stimolandone tutti i sensi; a seguire la voce del papà e di eventuali fratellini e sorelline maggiori che il bebè ha modo di ascoltare tutti i giorni. E ancora, ci sono i rumori 'interni', come il respiro e i brontolii dello stomaco materno e quelli esterni che giungono al bimbo leggermente attutiti dal liquido amniotico[6].

Vista la ricchezza di suoni, voci e rumori che raggiungono il bebè, Tomatis definisce il grembo materno un vero e proprio 'universo sonoro'[7]. E in questo universo sonoro, il bimbo "non si limita ad accogliere passivamente i suoni. Acquisisce e codifica informazioni, registra messaggi, analizza situazioni, dialoga con la madre"[8].

Un altro studioso, Edwin E. Gordon[9], sottolinea la natura sonora della relazione tra madre e bambino, nell'attesa e nei primi tempi successivi alla nascita. Secondo Gordon il bambino nei primi anni di vita è spontaneamente incline a comunicare secondo modalità vicine al linguaggio musicale. "Un'innata vicinanza al linguaggio musicale – scrive lo studioso – senz'altro riconducibile al ruolo che proprio il suono riveste nella relazione fra mamma e bambino durante la vita prenatale. Questa, infatti, è caratterizzata, per tutta la sua durata, dalla presenza di vibrazioni sonore che risuonano nel corpo materno. Nel liquido amniotico, i suoni che la mamma emette

6 Tanti rumori che il piccolo filtra, attraverso le sue fibre nervose, per 'sintonizzarsi' sul suono che preferisce: la voce della mamma. Come scrive Tomatis: "Se è una voce piacevole, se è portatrice di un percorso che lo guida verso un messaggio di amore, di tenerezza o di conforto, il bambino, come un cercatore d'oro si sforza di scavare questo filone inesauribile" (*Nove mesi in Paradiso*, Red Edizioni, 1996, p. 68).

7 Tomatis A., *Dalla comunicazione intrauterina al linguaggio umano*, cit.

8 Tomatis A., *Nove mesi in Paradiso*, p. 14.

9 Secondo Edwin E. Gordon, professore e musicista americano, il bebè può apprendere il linguaggio musicale così come quello materno, sin dai primissimi mesi di vita.

volontariamente, parlando o cantando, e quelli prodotti dal corpo (battito cardiaco, respirazione rumori viscerali, ecc.) risuonano e arrivano al bambino che, prima ancora di ascoltare con l'orecchio, percepisce sulla propria pelle, come una sorta di massaggio, le vibrazioni sonore trasmesse proprio dal liquido amniotico. Fin dai primi momenti, quindi, il suono è un mezzo privilegiato di relazione con la madre".

E anche dopo la nascita, la comunicazione tra la mamma e il suo bambino ha, secondo Gordon, caratteristiche sonoro-musicali: "la madre, nel dialogo intimo *vis à vis* col neonato, quasi a garantire continuità con il bagno sonoro della vita prenatale, accompagna le proprie espressioni facciali con vocalizzazioni di suoni, piccole melodie, ritmi e saliscendi di intonazione (...)"[10].

Una favola indimenticabile...

Subito dopo la nascita, il bebè ha le idee chiare per quanto riguarda le sue preferenze sonore. Si è visto infatti che il suono preferito in assoluto dal neonato è il battito del cuore materno che – tra l'altro – è in grado distinguere da quello di altre mamme[11].

Familiare e amata è anche la voce materna che il bebè mostra di riconoscere sin dalle prime ore successive alla nascita e che preferisce a tutte le altre voci femminili.

Ma c'è di più. Uno studio sperimentale di Anthony De Casper ha dimostrato che il neonato riconosce la favola che la mamma gli ha raccontato ogni giorno nelle ultime settimane dell'attesa. Le madri che hanno partecipato all'interessante esperimento hanno raccontato la stessa favola, tutti i giorni (per dieci minuti al giorno) nel terzo trimestre di gravidanza. Dopo la nascita i loro bambini riconoscevano la 'loro' favola e la distinguevano da un'altra che non avevano mai sentito[12].

10 Gordon E.E., Apostoli A., *Guida pratica allo sviluppo della musicalità del bambino (da 0 a 5 anni) secondo la Music Learning Theory di E. E. Gordon*, Edizione Curci, 2010, pp. 7-8.
11 Salk L., *Mother's heartbeat as an imprinting stimulus*, Transactions of the New York Academy of Science, 1962; 24: 761-762.
12 De Casper A.J., Spence M.J., *Prenatal maternal speech influences newborns perception of speech sound*, "Infant Behavior and Development", 1986; 9: 133-150.

Esperimenti simili hanno dimostrato che i neonati riconoscono un brano musicale ascoltato regolarmente nell'ultimo trimestre dell'attesa. Quando il bimbo è ancora nel pancione, si è visto che la risposta allo stimolo conosciuto consiste in un aumento dell'attività motoria (il piccolo scalcia e si agita nel grembo della mamma), mentre dopo la nascita la melodia ha un effetto calmante e, se stava piangendo, il bebè si tranquillizza velocemente.

Ancora una volta la scienza conferma qualcosa che molte madri e molti padri hanno imparato dall'esperienza: una ninnananna, una melodia, una filastrocca che hanno accompagnato il periodo dell'attesa, dopo la nascita richiamano l'attenzione del bambino (che sembra proprio si concentri ad ascoltare) in modo speciale!

Il bimbo sa se la mamma parla con lui

Il bambino nel pancione sa quando la mamma sta parlando con lui. È una conclusione decisamente significativa quella a cui è giunta la ricerca condotta dall'Istituto di Psicologia Clinica dell'Università degli Studi di Brescia[13] che ha preso in considerazione gli effetti della stimolazione linguistica ricevuta dal bambino a partire dal sesto mese di gravidanza e ha dimostrato che il bebè non soltanto riconosce la voce materna, ma distingue le situazioni in cui la madre si sta rivolgendo a lui.

Obiettivo della ricerca, pubblicata sulla rivista "Imago", era di dimostrare che l'esposizione auditiva fetale, e in particolare l'esposizione alla voce materna, incida positivamente sullo sviluppo delle capacità comunicative e linguistiche del bambino. Per verificare questa tesi, i ricercatori hanno coinvolto più di duecento future mamme le quali, compilando dei questionari mirati, hanno descritto l'esposizione sonora del loro bambino, distinguendo tra rumori e suoni generali (rumori nell'ambiente, radio, televisione, ecc.), esposizione musicale (melodie e canto materno) e infine la comunicazione intenzionale, ovvero frasi, racconti ed espressioni rivolti al bimbo.

13 Gli autori della ricerca "Comunicazione auditiva gestante-feto, relazione madre-neonato e sviluppo psichico del bambino" sono Antonio Imbasciati, Anna Della Vedova e Paola Manfredi. Qui viene illustrato il metodo di lavoro seguito http://www.psychomedia.it/pm/lifecycle/perinatal/imbasc1a.htm

L'osservazione del campione di bimbi coinvolti, 10 e 18 mesi dopo la nascita, ha mostrato che la variabile comunicazione intenzionale è collegata con uno sviluppo precoce delle capacità linguistiche: in pratica i bambini a cui le mamme hanno parlato di più e più spesso nell'ultimo trimestre della gravidanza, disponevano di un vocabolario più ricco rispetto ai coetanei.

Al di là dei benefici cognitivi per il bebè, credo sia molto interessante scoprire che il bimbo non solo conosce la voce della madre, ma comprende quando lei sta parlando con lui!

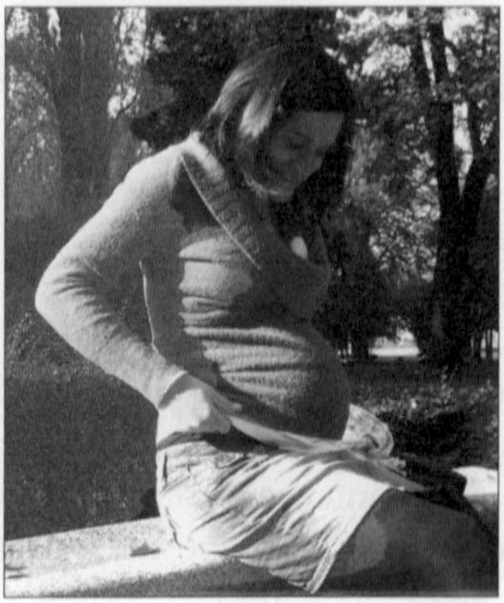

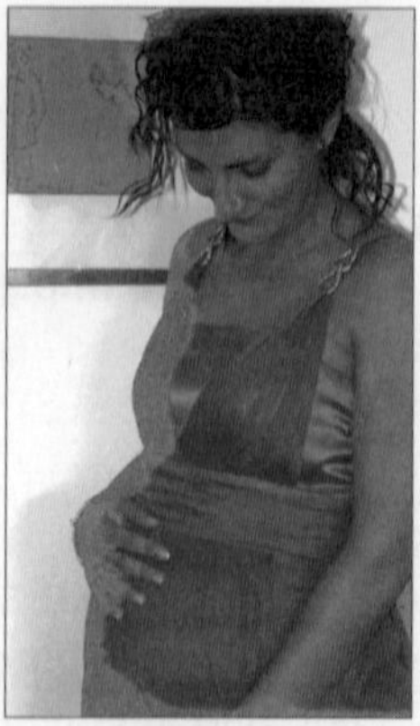

Un dialogo d'amore

La mamma nativa americana, appena scopre di essere incinta, inizia a raccontare storie al bambino dentro al suo grembo e canta per lui. A volte il papà usa un sonaglio o un tamburo per accompagnare la narrazione, nella consapevolezza che il suono e la musica aiutano l'embrione a crescere.

Elena Balsamo

È bello pensare che il bimbo che sta crescendo nel segreto del nostro grembo ci ascolta, si emoziona ed è felice quando sente la nostra voce. Non è mai troppo presto per parlare un po' con lui. È il nostro bambino e si nutre delle nostre parole, dell'intonazione affettuosa della nostra voce. Non comprende il significato delle singole espressioni, ma percepisce chiaramente l'amore che risuona in esse. "Il bambino assorbe tutta la sostanza affettiva di questa voce che parla, ne è impregnato", ha scritto il professor Concetto

Campo[14]. Quando la mamma parla con il suo piccino, magari accarezzando la pancia che cresce, il bimbo risponde con il suo tipico linguaggio fatto di calcetti e capriole. Se la mamma lo chiama, la sua attenzione è catturata da quella voce che gli è nota e cara.

La pediatra Elena Balsamo indica, tra i desideri del bambino che cresce nel grembo della mamma, quello di poter ascoltare la voce materna: "Parlami! Non sono troppo piccolo per capire. Raccontami le tue gioie e le tue pene. Spiegami in ogni momento che cosa sta succedendo (...) Mostrami la bellezza del mondo, canta per me le più dolci canzoni, raccontami una storia perché io possa sognare"[15].

E la donna, parlando con il suo piccino, lo sente più reale, comincia a conoscerlo e farsi un'idea del suo temperamento (È un bimbo tranquillo e quieto, oppure vivace e sempre in movimento? Dorme a lungo o fa solo brevi sonnellini?) e impara a interpretare le sue reazioni (Cosa gli piace e cosa invece lo disturba? Quali musiche, suoni, situazioni lo tranquillizzano e quali lo fanno agitare?). In una parola, comincia a fare la mamma.

Il dialogo tra madre e bambino, un dialogo unico e caratteristico, fatto di voce, carezze, tocchi e capriole, è una forma di comunicazione, ma ancor prima è uno scambio affettivo: il loro legame è intenso e potente, la loro conoscenza ogni giorno più profonda. Quando il bimbo viene alla luce, madre e figlio possono aggiungere alla conoscenza che hanno l'uno dell'altra le informazioni dettate dalla vista: per la prima volta i loro sguardi si cercano e si incontrano. Ma quello che sapevano già, la relazione coltivata nei nove mesi, fa sì che il loro non sia un primo incontro, bensì un ritrovarsi, e se la modalità di stare insieme d'ora in poi sarà diversa, il legame tra loro non è nuovo. A guidarli è un amore che non nasce in quel momento, è un amore che arriva da lontano, spesso precedente all'inizio della gravidanza stessa.

14 Campo C., *Il metodo Tomatis*, Riza Scienze 234, novembre 2007.
15 Balsamo E., *Libertà e amore*, Il leone verde, 2010, p. 191.

Leggere al bimbo nel pancione

La lettura coinvolge mente e cuore. Due merci sempre più rare.
Carlos Ruiz Zafòn

La voce rappresenta uno strumento privilegiato di relazione: parlando con il suo bimbo, leggendo o cantando per lui, la mamma nutre e rinforza il loro legame. E dopo la nascita, le parole della mamma rassicurano, calmano, coccolano, in un dialogo d'amore che ha preso il via già durante l'attesa.

Per molte donne parlare con il bimbo che cresce nel pancione è qualcosa di naturale, una costante nel corso della giornata. **Una frase affettuosa. Una risposta ai suoi calcetti. Una ninnananna sussurrata prima di dormire. Un ricordo condiviso o un pensiero espresso ad alta voce.** Un racconto, magari proprio quella fiaba che ci narravano la nostra mamma o il nostro papà, quando eravamo piccole.

Ricordiamo che quando si parla di comunicazione prenatale, non si intende che la donna debba 'forzarsi'per parlare al piccolo o che debba farlo con una frequenza prestabilita. Ogni donna è diversa e deve trovare il suo modo di relazionarsi con il proprio piccino, prima e dopo la nascita. Non ci sono ricette preconfezionate che vanno bene per tutti!

In generale, però, possiamo dire che anche per quelle future mamme cui magari non viene spontaneo rivolgersi al bimbo nel pancione, la lettura ad alta voce può rappresentare una preziosa alleata.

Per le donne che amano leggere, sarà un modo per condividere una passione con il proprio bambino. Per chi invece non era solita dedicare del tempo ai libri, potrà essere una piacevole scoperta o riscoperta.

• Un momento di relax per due

Nella società di oggi, caratterizzata da ritmi spesso frenetici (troppo frenetici!), è diventato difficile anche per le future mamme ritagliarsi dei momenti di pausa da dedicare a se stesse e al proprio benessere psicofisico. La proposta di leggere qualche pagina per il proprio bambino va proprio in questa direzione, offre infatti l'opportunità di trovare nel corso della giornata uno spazio e un tempo in cui 'rallentare', liberare la mente da pensieri e preoccupazioni, rilassarsi. Il piacere della lettura, il benessere assicurato da questa attività si trasmette dalla futura mamma al bambino che è partecipe delle sue emozioni positive ed è contento di poter ascoltare la voce materna. Insomma, quella che si crea è una situazione di intenso benessere per entrambi.

Durante la lettura la madre si concentra sul bambino, si concede del tempo per fantasticare e immaginarlo, è pronta a cogliere i movimenti con cui risponde alla sua voce. E se calcetti e capriole pian piano cessano, sa che la storia lo ha cullato fino a farlo addormentare.

• Un'abitudine da coltivare

Si è visto che le mamme che hanno sperimentato la pratica della lettura ad alta voce durante la gravidanza portano avanti con maggior facilità e costanza questa abitudine anche dopo la nascita. Leggendo al bebè nel pancione, la futura mamma, oltre a sperimentare un'attività piacevole in sé, ha l'occasione per prepararsi al dopo, quando porterà avanti questa bella consuetudine con il suo bambino. Scrivono Rita Valentino Merletti e Bruno Tognolini: "I mesi dell'attesa possono servire a 'scaldare' la voce, a mandarla alla ricerca delle parole adatte. Parole di una mammalingua che tutti, da adulti, dovremmo imparare da capo, per fare bella la voce e rasserenare i pensieri. Parole che stanno nella memoria del cuore e sanno di gioco, di tenerezza e di solletico. Parole melodiose che si fondono nell'armonia di dolci ninne-nanne"[16].

• La voce del papà

Se la voce della mamma raggiunge il bimbo dall'interno e dall'esterno e diventa ben presto il suono più amato e desiderato, la voce del papà è ugualmente destinata a conquistarsi le preferenze del piccino che cresce nel pancione.

Se il futuro papà dedica un po' di tempo alle coccole prenatali, accarezzando il pancione e parlando al suo bambino, getta le basi di un'intesa e di una conoscenza destinate a crescere e rafforzarsi nel tempo. La proposta di leggere al pancione è quindi rivolta anche a loro, ai padri che in questo modo hanno l'opportunità e la gioia di fare qualcosa di piacevole per e con il loro bimbo. E mentre la voce del papà culla il suo piccolino, entrambi si allenano in vista delle future letture, quando trascorreranno ore felici in compagnia di un libro.

16 Valentino Merletti R., Tognolini B., *Leggimi forte*, p. 11.

Quali libri nell'attesa?

Un libro è un giardino che puoi custodire in tasca.
Proverbio arabo

Quali libri leggere al bambino nel pancione? La futura mamma potrà scegliere qualche brano tratto da un romanzo che ama particolarmente, la sua poesia preferita, una fiaba che l'ha accompagnata negli anni dell'infanzia. Condividere questa lettura con il bimbo sarà un modo per accoglierlo nel suo mondo e raccontargli qualcosa di sé e della sua storia.

Oppure, questa pratica potrà essere l'occasione per iniziare un nuovo romanzo o ancora, per approfondire qualche aspetto della maternità leggendo un bel testo che parli di nascita e accudimento o un manuale dedicato all'allattamento o alla nanna del bambino.

Anche i libri per l'infanzia possono rappresentare una piacevole lettura: ci sono volumi illustrati per i piccolissimi, molto belli e poetici.

Le raccolte di filastrocche, ninnenanne e canzoncine, contengono testi, che – grazie alla ripetizione, il ritmo lento, la cantilena – risultano molto graditi ai bimbi: leggendoli già nell'attesa, la futura mamma può individuare le rime che preferisce e magari ritrovare qualche filastrocca che non sapeva più di ricordare, e che dopo la nascita potrà recitare al suo bambino.

Leggere: come, dove, quando

Perché l'appuntamento con la lettura sia effettivamente un'occasione di relax, è importante creare un''atmosfera' che permetta alla futura mamma di assaporare pienamente questo momento piacevole.
Il suggerimento è quello di scegliere un luogo tranquillo, organizzando una 'postazione' comoda, sfruttando il divano, la poltrona, o il letto, per potersi rilassare. Se possibile, l'ideale sarebbe eliminare eventuali fonti di distrazione (radio, televisione, ecc.), creando un ambiente silenzioso che favorisca la comunicazione tra mamma e bebè. Per chi lo gradisce, un sottofondo musicale potrà contribuire al benessere della futura mamma e, di conseguenza, anche del bambino.
Per quanto riguarda la frequenza con cui dedicarsi a questa pratica, naturalmente non ci sono regole (la lettura condivisa con il bimbo deve essere un piacere, non un'imposizione o uno sforzo!).
Per alcune future mamme potrà diventare un appuntamento quotidiano, una preziosa oasi di serenità, dove incontrare il proprio bambino senza

altri pensieri, impegni o preoccupazioni. Per altre invece potrà rappresentare un appuntamento speciale a cui dedicarsi quando si sente che è il momento giusto.

VOCI DI MAMME E PAPÀ

Leggevo per la mia bambina già in gravidanza, soprattutto le mie filastrocche preferite e quelle nel mio dialetto. Quando Nausicaa si muoveva nel pancione, se io recitavo le due filastrocche e la canzone che ripetevo più di frequente, si fermava. Ma non era una quiete passiva come quando dormiva, era come tesa ad ascoltare. Quando la filastrocca giungeva al termine cominciava ad agitarsi, ma se io ripetevo le rime, si quietava di nuovo. Tutto lo scambio durava pochissimo, un paio di minuti al massimo, però nell'ultimo mese e mezzo dell'attesa è successo spesso.

Nelle prime due o tre settimane dopo la nascita ho avuto l'impressione che riconoscesse le filastrocche della gravidanza: me ne accorgevo perché quando le sentiva cambiava proprio il tipo di attenzione e di tono muscolare. Cercava subito il contatto visivo e si metteva in ascolto. Avete presente il tipo di tensione che si vede anche negli adulti quando sono intenti ad ascoltare? Proprio quello. Se era nella fascia mi ricordava tantissimo le reazioni che aveva nella pancia. Con le filastrocche nuove non lo faceva: iniziava a seguirle allo stesso modo solo dopo che le avevo ripetute molte volte e, a quel punto, il collegamento con la gravidanza si è perso.

Elisa, mamma di Nausicaa, un anno

Quando ero incinta leggevo ad alta voce la storia di una bambina che nasce da un fiore, *Lian* di Chen Jiang Hong.

Ilaria, mamma di Filippo, 14 mesi

Io leggo per Stefanino da quando era nella pancia. La sera con Papi Luca gli parlavamo, tenendo la mano sulla mia pancia e accarezzandolo. Ho anche seguito il percorso musicale del Grembo Armonico che ci ha offerto degli ottimi spunti.

Giulia, mamma di Stefano, 5 mesi

Io ho sempre letto alla mia pupetta e, ora che è arrivato il fratellino, leggiamo tutti insieme! Ad entrambi leggevo fin da quando erano nel pancione, e loro smettevano di scalciare… Il potere della voce di mamma!

Daniela, mamma di Anna, 4 anni, e Luca, 10 mesi

Leggevo a Xeni già nel pancione, in particolare una storia riadattata da una leggenda cinese che, dopo la nascita, mi è parso che lei riconoscesse.

Il libro era *Il segreto di un nome*, si tratta di un testo per insegnare gli ideogrammi cinesi ai bimbi, ma è carina anche la storia a prescindere dallo scopo didattico (che arriverà dopo). Anzi, è una storia nella storia: alla piccola cinesina Fior di Zucchina non piace il suo nome e il giorno del suo ottavo compleanno, non vuole nessun regalo, solo un nome nuovo. Arriva nonno Millebocche con il suo regalo che non è un oggetto ma un racconto. Intrattiene la famiglia con una leggenda cinese che narra di un cavaliere inquieto, Drago della Notte, che cerca una sposa degna e non accetta nessuna di quelle proposte dalla sorella, finché un indovino gli predice che sposerà la figlia di un fioraio… In questa storia compaiono una serie di nomi femminili (Profumo di Bosco, Luna d'Autunno e altri), e alla fine Fior di Zucchina può scegliere il suo nome.

Silvia, mamma di Xeni, 3 anni, e in attesa del suo secondo bimbo

Ricordo un evento molto 'forte', a un paio di ore dalla nascita di Nausicaa. Nell'attesa il babbo le cantava sempre una ninnananna di Bruce Springsteen mettendosi vicino al pancione.

Dopo il parto, rientrati in camera dopo la poppata, mi metto a preparare il letto per la notte e la appoggio un po' nella culla. Lei si mette a piangere, il babbo la prende in braccio e comincia a cantarle quella ninnananna… Lei si è zittita all'istante!

Mio marito la guardava con gli occhi sbarrati, poi si è voltato verso di me e mi ha detto: "Mi ha riconosciuto!"

"Eh?!"

"Ma sì! Quando ho cominciato a cantare mi ha guardato con una faccia che aveva scritto in fronte: ma allora eri tu!"

Io ho avuto un groppo allo stomaco e lui i lucciconi. Lo so che quello che sto raccontando può sembrare una follia o un vaneggiamento. Però a noi sembrava proprio che dicesse: "Ehi, forte questo! Me lo ricordo da quando ero piccola!”

Elisa e Alessandro, mamma e papà di Nausicaa, un anno

Ero partita con le migliori intenzioni... ma mi sono persa strada facendo. Durante l’attesa avevo letto che leggere ad alta voce una breve storiella o ripetere qualche filastrocca avrebbe creato un miglior contatto col nascituro. Ho cercato e ricercato qualcosa di adatto, qualcosa che mi attirasse, ma non ho trovato niente. Ogni tanto cantavo qualche canzoncina, senza troppa convinzione. Pare che certe canzoni siano più adatte di altre e che un certo tipo di musica agiti il bambino invece di rassicurarlo, così non riuscivo ad assecondare me e le mie sensazioni, i miei gusti. E forse anche quelli di mio figlio.

Nel momento in cui l’ho avuto fra le braccia, questo ‘blocco emotivo’ è proseguito per qualche giorno. Finché una sera, durante il bagnetto, mia sorella non comincia a intonare una canzoncina nella speranza che Nicolò si calmi. Improvvisamente mi tornano in mente i momenti in cui, da piccole, ci divertivamo a canticchiare *La Tartaruga* di Bruno Lauzi con la r moscia per imitare un nostro amico. Incredibile ma vero: Nicolò smette di piangere e ci osserva a metà tra l’incuriosito e il divertito. Da quel giorno questa è la nostra canzone jolly! Naturalmente mi sono fiondata a recuperare la versione cartonata e corredata di CD... ma mio figlio continua a preferire la mia!

Loretta, mamma di Nicolò, 6 mesi

La ninnananna del chicco di caffè è stata la canzone prescelta da cantare a Letizia mentre era nel pancione. La sera, prima di dormire, Gabriele si accoccolava a letto con me, metteva la guancia vicino alla pancia e le cantavamo la ninnananna. Sentivo che effettivamente gradiva e (so che è difficile da crederci) sentivo la testolina della bimba muoversi verso il ‘fuori’ della pancia! Ancora adesso, qualsiasi cosa succeda, quella canzone è molto particolare per lei, la calma all’istante!

Stefania, mamma di Gabriele, 5 anni, Letizia, un anno

CONSIGLI DI LETTURA

Imbasciati A., Manfredi P., *Il feto ci ascolta... e impara. Genitorialità, transgenerazionalità e ricerca sperimentale,* Boria, 2004

Righetti P.L., *Elementi di psicologia prenatale*, Ma.Gi., 2003

Tomatis A.A., *La notte uterina. La vita prima della nascita e il suo universo sonoro,* Red Edizioni, 2009

Tomatis A.A., *Nove mesi in paradiso. Storie della vita prenatale*, Ibis, 2007

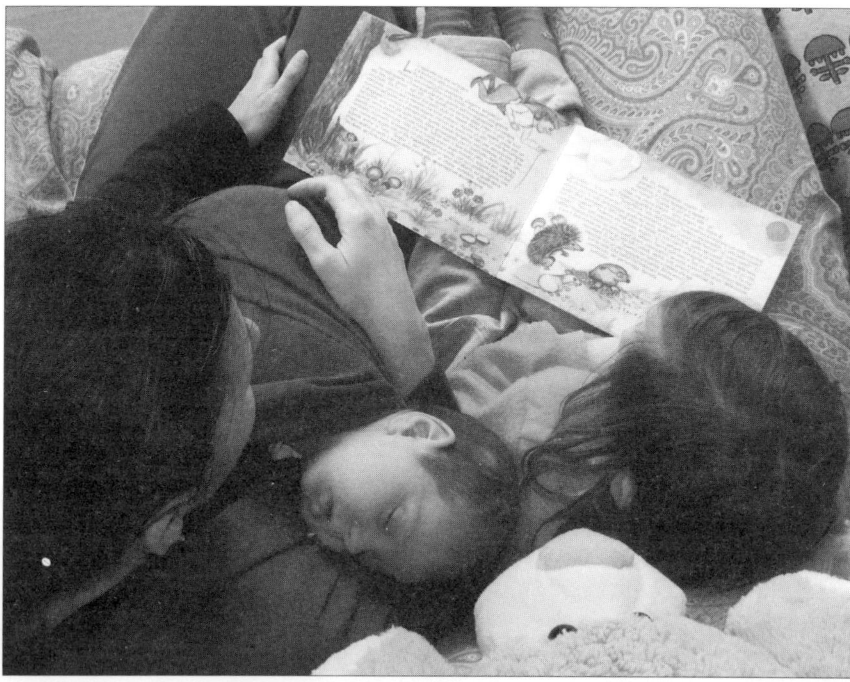

III

Voce che coccola, ninnananna e filastrocca

Vita che succhia latte appena nata
con parole di latte va narrata.
Con parole di seno e di calore
succhiate insieme al battito di un cuore.[1]
Silvia Roncaglia

Ed eccolo tra le braccia dei suoi genitori. Il bambino è nato. È una creatura di mistero e meraviglia, venuta dal grembo di sua madre, venuta dal cuore dei suoi genitori.

Per nove mesi, ovvero per tutta la sua vita, quello che ha conosciuto è il corpo della madre. Avvolto, cullato, contenuto dal suo grembo e dal suo amore.

La madre è tutto ciò che lui conosce, è fonte unica di sopravvivenza e di benessere, e sono il suo corpo, la sua voce, il suo calore che il bambino cerca dopo la nascita. Per ritrovare le sensazioni che ha vissuto, per ritrovare il mondo come lo conosceva prima.

Il suo bisogno di contatto, vicinanza, rassicurazione è urgente e fondamentale quanto il suo bisogno di essere nutrito.

Al seno materno il bambino riceve il nutrimento che lo fa crescere e allo stesso tempo assapora il calore, la morbidezza, il profumo della madre. Tra le sue braccia ritrova il suono che più ha amato, il battito di quel cuore che gli ha tenuto compagnia nei lunghi mesi dell'attesa. Ma non basta ancora. È

1 Roncaglia S., *Parole di latte*, Edizioni Lapis, 2001.

quando la mamma gli parla o canta per lui, che il bimbo si sente finalmente, completamente, a casa.

Il neonato è competente

Un tempo si pensava al neonato come a una *tabula rasa*, destinata a riempirsi pian piano grazie alle esperienze e agli stimoli esterni. Grazie ai tanti studi compiuti negli ultimi decenni, oggi sappiamo che questo non è vero. L'essere umano, sin dai primi istanti successivi alla nascita, è competente. Un neonato posato sul petto della madre è in grado, guidato solo dall'istinto e aiutato dall'olfatto, di muoversi verso il capezzolo e iniziare a succhiare. Poche ore dopo aver lasciato il grembo materno, è attratto da un viso umano e distingue il battito cardiaco della madre. **Il neonato cerca la relazione**, i suoi occhi sono attratti dal volto dei genitori, le sue orecchie sono pronte a cogliere ogni sussurro materno. "Subito dopo la nascita, nelle prime ore di vita – scrivono i pediatri Marshall H. Klaus e John H. Kennell e la psicoterapeuta Phyllis Klaus – un bambino normale ha un periodo prolungato di veglia, di quaranta minuti circa, durante il quale guarda direttamente il volto e gli occhi della madre e del padre ed è in grado di reagire alle loro voci. È come se avesse fatto le prove per il primo incontro con i genitori"[2].

Alcuni studi, condotti dall'Università di Padova nell'ambito di un progetto di ricerca finanziato dall'Unione Europea, hanno dimostrato che la mente del neonato è, in un certo senso, 'programmata' per riconoscere i propri simili e creare con loro un legame forte. Ad attirare la sua attenzione su una sagoma che riproduce i tratti essenziali di un volto, facendogliela preferire a qualsiasi altra immagine, a fargli gradire la voce umana mentre i rumori lo disturbano, sarebbe una sorta di istinto di sopravvivenza. Una dote innata che lo porta istintivamente a volgersi verso i suoi simili e, così facendo, creare con loro un legame fatto di sguardi e attenzioni reciproche.

2 Klaus M.H., Kennell J.H., Klaus P.H., *Dove comincia l'amore. I primi contatti con il neonato*, Bollati Boringhieri, 1998.

Il neonato è 'recettivo'

Nelle prime settimane di vita il cervello cresce a un ritmo vertiginoso. Alla nascita contiene circa 100 miliardi di cellule nervose, i neuroni, ed è al lavoro per stabilire un'enorme quantità di connessioni tra loro, producendo un numero di sinapsi, ovvero di collegamenti, molto più grande di quello che riuscirà mai a utilizzare. A questo punto entrano in campo l'ambiente e l'esperienza. Fondamentali per completare la struttura del cervello e affinarne le funzioni sono, infatti, gli stimoli esterni. Sono proprio le esperienze compiute dal bimbo tramite i suoi sensi, a stimolare l'attività elettrica che plasma il cervello e crea i circuiti nervosi necessari per elaborare i dati ricevuti dall'ambiente e tradurli in pensieri.

E a loro volta sono i pensieri che permettono al bambino di conoscere e capire sempre meglio quello che lo circonda permettendogli di interagire con l'ambiente e le persone.

Sin dai primi istanti di vita, quindi, il neonato è 'recettivo', attento ai suoni e pronto a fissare un volto, sensibile alle stimolazioni tattili, predisposto verso certi sapori. Tutte le sensazioni che gli regala il mondo esterno pongono le basi per lo sviluppo dell'intelligenza. E della personalità.

Il neonato comunica

Il neonato fissa il volto dei genitori che gli rivolgono parole affettuose, tenta di imitarne le espressioni del viso, aprendo e chiudendo a sua volta la bocca, sgambetta, si sforza di inarcare la schiena quando vuole essere sollevato dalla culla e preso in braccio.

Anche durante la poppata mamma e bimbo comunicano: se il piccolo rallenta il ritmo della suzione, lei lo incita a proseguire e lui riprende a poppare. Questi primi dialoghi basati sul contatto visivo, i gesti, le espressioni del viso hanno già in sé un'importante caratteristica del linguaggio vero e proprio, ovvero l'alternanza. La mamma parla al bimbo e lo guarda, il piccolo la osserva e sgambetta, lei gli sorride e riprende a parlare. Delle ricerche hanno osservato che il corpo del neonato si muove in sincronia con la voce materna, in una sorta di danza a due.

La sua mente si nutre della voce e delle parole dei suoi genitori, ne ha bisogno per stare bene e per crescere.

Per questo è tanto importante parlare con il proprio bambino. Parlargli tanto, parlargli spesso. Quando lo si prende in braccio, quando lo si cambia, quando si gioca, anche quando lui è nella sua culla e la mamma è occupata in qualche attività può continuare a rivolgersi al piccolo spiegando che cosa sta facendo. Semplici frasi che descrivono gesti e azioni quotidiane, affettuosi complimenti accompagnati dagli sguardi, dal sorriso, dal contatto fisico contribuiscono alla sensazione di benessere e di appagamento del bimbo e favoriscono lo sviluppo della sua capacità di comunicare a sua volta, sempre di più e sempre meglio.

Voce e contatto per nutrire la mente e il cuore

È facile che i bambini piangano quando non sono cullati o quando non si parla con loro, mentre se sono cullati o si parla con loro cessano di piangere e sono soddisfatti.

John Bowlby

La relazione con i suoi genitori, il loro amore, la loro risposta ai suoi segnali è condizione irrinunciabile per il benessere e la crescita di ogni bambino. Nelle prime settimane e nei primi mesi successivi alla nascita, la relazione con mamma e papà è fatta principalmente di contatto e di voce. La pediatra Elena Balsamo parla di "tocco e parola" e spiega che: "Chi non ha potuto godere di questo contatto iniziale lo cercherà per tutto il resto della sua vita, perché la fame va saziata, la sete va placata, prima o poi ogni esperienza rimasta in sospeso grida a squarciagola per essere completata. Le tappe perse vanno recuperate: lungo la scala della propria evoluzione non è consentito saltare gradini…"[3].

L'etologo inglese Desmond Morris, a proposito dei bimbi cullati e tenuti in braccio dice: "Questi fortunati bambini sperimentano ritmi corporali che infondono in loro una primitiva sicurezza: a suo tempo saranno meglio preparati di altri ad esplorare coraggiosamente il mondo che li circonda. Sono nutriti di sicurezza"[4].

3 Klaus M.H., Kennell J.H., Klaus P.H., *Dove comincia l'amore*, p. 88.
4 Morris D., *Il bambino*, Mondadori, 2006.

Ma torniamo alla voce, la voce umana che, come ben riassumono Rita Valentino Merletti e Bruno Tognolini “ha un potere grande e segreto, che, assordati da molti apparecchi, rischiamo di dimenticare. Prima del senso c’è il suono, prima delle parole c’è la voce. Quella voce ha potere sulle cose: le chiama all’umanità, le rende umane”[5].

Tocco e parola, dunque, sono i magici ingredienti della relazione con il proprio bambino. E tocco e parola sono spesso un tutt’uno, perché quando la madre culla, abbraccia, allatta il suo bambino, accompagna questi gesti con la voce, con le parole dette o cantate. Le parole escono da sole, semplici, ripetute, a volte senza senso logico. Perché non è il senso che conta, che le rende speciali, ma il sentimento. E il bambino ascolta incantato. Riconosce immediatamente il messaggio, un messaggio che risuona nel profondo e che sazia il suo bisogno di vicinanza, di rassicurazione, di amore.

Quando culla il suo bambino, quando lo abbraccia, la mamma accompagna il gesto con la voce. Lo fa, anche se nessuno gliel’ha insegnato, perché è la cosa giusta. Lo fa perché è… una mamma.

E lo fanno tutte le mamme, di ogni Paese e cultura. Lo fanno da sempre. Sono nate così, dall’amore di tante madri che si è fatto voce e poi parola, le ninnananne e le filastrocche che hanno accompagnato i primi passi nella vita di tante, tante e tante ancora, generazioni di bambini e di bambine.

La voce si fa canto e le parole ninnenanne

La madre utilizzerà la libertà delle braccia e delle mani caratteristica della nostra specie... scoprirà il piacere di cullare. La madre saprà accompagnare il ritmo del cullare con suoni melodiosi, con le parole... rinascerà la vera lingua materna... quella delle ninnenanne.

Michel Odent

Questa sera, in ogni angolo abitato della Terra, anche nel più remoto, ci sarà una mamma che accompagna il suo bambino nel sonno, cantando per lui una ninnananna.

Poche parole, sussurrate e ripetute, un invito al sonno, pronunciato in

5 Valentino Merletti R.,Tognolini B., *Leggimi forte*, p. 6.

rime e incorniciato da un ritornello che ritorna di strofa in strofa, tranquillizza, rassicura. Poche parole che danno voce al dondolio di una culla, di un'amaca, di un abbraccio. Poche parole che hanno un potere magico, quello di calmare il pianto e convincere ogni piccino ad abbandonarsi al sonno, con una promessa: "La mamma è qui, con te".

"La parola detta o ancor meglio cantata – scrive Elena Balsamo – è una sorta di carezza per il cucciolo d'uomo, per il quale la comunicazione è uno dei bisogni primari. Ecco perché sono così importanti le ninnenanne, diffuse in ogni cultura, per addormentare i bambini: essere tenuto stretto fra le braccia e sentire il suono dolce della voce della mamma che canta per lui rappresenta per un piccolino la condizione di benessere ottimale. (...) Come sempre, si tratta di piccole cose, semplici gesti, che si tramandano di generazione in generazione, che non richiedono nessuna spesa, nessuna tecnologia: in fondo al bambino basta così poco..."[6].

È proprio vero: al bambino basta così poco. O così tanto, forse. Perché al bambino, ad ogni bambino, basta la sua mamma. E se al fianco della mamma c'è un papà presente e premuroso, ecco che ha tutto[7]. Tutto quello che gli serve davvero, insomma.

Ed ecco che la voce dei genitori che intona una ninnananna colma il suo bisogno di vicinanza, di rassicurazione, di voce, di affetto[8].

La tradizione delle ninnenanne è giunta fino a noi, tramandata di generazione in generazione. Ed è importante che anche noi, a modo nostro, siamo in grado di lasciarla in eredità a chi verrà dopo di noi. Citiamo ancora Elena Balsamo che ci mette in guardia dal rischio di perdere una consuetudine tanto importante: "Eppure, sempre più, tutto ciò viene negato in nome della modernità, della frenesia dei ritmi di vita quotidiani, delle esigenze lavorative. Quante mamme cantano ancora ai loro piccoli?"

6 Balsamo E., *Sono qui con te*, cit., p. 87.
7 Cozza G., *Bebè a costo zero. Guida al consumo critico per accogliere e accudire al meglio il nostro bambino,* Il leone verde, 2011.
8 La psicoterapeuta Isabelle Fox sottolinea che quando il genitore risponde al pianto del suo piccino prendendolo in braccio, parlandogli in tono tranquillizzante, cullandolo, con queste risposte dà il via alla formazione dell'attaccamento. "È la nascita nella mente del bambino, del senso di fiducia, quella 'fiducia di base' necessaria a un sano sviluppo psicologico nel corso della vita" (da *Sempre con lui*, Il leone verde, 2009, p. 48).

Ninnananna, ogni ninna è quella giusta

La madre è la sola persona che può in modo appropriato presentare il mondo al bambino in una forma che abbia senso per lui. Essa sa come farlo, non perché sia addestrata e abile, ma solo perché è la madre.
Donald W. Winnicott

Ninna-nanna, ninna-nanna oh, questo bimbo a chi lo dò? Inizia così una delle più note ninnananne che a tutti noi sarà capitato almeno una volta di sentire. Il seguito, a dire il vero, fa un po' paura, dato che viene citato l'uomo nero, spauracchio dei bambini del tempo che fu (oggi non si spaventano più i bambini invocando lupi e uomini neri, vero?), ma l'effetto di insieme è intramontabile, merito della musicalità delle parole, della rima, della ripetizione e del fatto che il significato delle strofe non sia poi così importante, anzi… La logica non c'entra con la magia delle ninnananne.

E le ninnananne della tradizione, declinate nei vari dialetti, si assomigliano molto. Si raccomanda al bimbo di dormire, lo si affida alla protezione di santi e angeli, si preannunciano vari guai[9] nel caso l'invito alla nanna non venga accolto.

Come abbiamo detto, le parole contano poco. Ogni mamma sceglierà la ninnananna da cantare al suo bambino, magari attingendo ai propri ricordi d'infanzia, magari inventando o cambiando le parole, personalizzando il testo, inserendo il nome del suo bambino o riadattando la melodia di altre canzoni. Alcune mamme usano come ninnananna dei brani di musica leggera che amano molto o testi di cantautori che hanno per loro un significato particolare.

Nella parte conclusiva di questo libro c'è una sezione dedicata a filastrocche e ninnananne popolari, una piccola selezione di testi (solo di quelli che non fanno paura, però) per chi è in cerca di nuovi spunti.

Ma qualunque ninnananna la mamma scelga, è bello sapere che al suo bambino piacerà più di ogni altra al mondo, perché a renderla unica e speciale è… il fatto che sia lei a cantarla: la sua mamma!

9 A questo proposito, Sara Letardi in *Il mio bambino non mi dorme* (Bonomi, 2007), scrive: "Poter scaricare le tensioni attraverso la verbalizzazione di sentimenti ambivalenti potrebbe essere uno dei motivi per cui le ninnananne tradizionali avrebbero dei contenuti 'aggressivi' contrastanti con la dolce melodia di accompagnamento".

• Un rituale da ripetere

Abbiamo detto che ogni ninnananna è quella giusta, dato che a cantarla sono le voci amate di mamma e papà. Ora aggiungiamo che se mamma e/o papà cantano spesso la 'loro' ninnananna, l'effetto per il bambino sarà ancora più piacevole. Questo perché i bimbi hanno bisogno di modalità che si ripetono e, ripresentandosi regolarmente, li aiutano a comprendere meglio la realtà.

• Il canto rasserena anche la mamma

Si è visto che cantando, dando voce al proprio desiderio che il piccolo dorma, anche la mamma si rasserena. Alla fine della giornata, la stanchezza accumulata, soprattutto nelle prime settimane successive al parto, può essere davvero tanta. La mamma vorrebbe riposare, ma per farlo ha bisogno che il bimbo si addormenti. Se c'è un po' di stress accumulato, ecco che il semplice gesto di cantare, può alleviare molto la tensione. Il risultato è che la mamma si rasserena e il bambino, che respira gli stati d'animo materni, si tranquillizza a sua volta.

Ninnananne e bisogni notturni del bambino

Le ninnananne sono antiche quanto l'uomo. Anzi quanto la donna, che da sempre usa la voce per aiutare il suo bambino a prendere sonno. Quello dell'addormentamento è, infatti, un momento 'delicato' per tutti i piccoli.

Quando il bebè è piccolissimo, la sua esigenza di latte, contatto e vicinanza naturalmente non si esaurisce al calar del sole, quindi è normale che abbia bisogno della presenza rassicurante di un genitore per prendere sonno e poi tornare ad assopirsi quando si sveglia durante la notte.

Nei primissimi anni di vita, i ritmi sonno-veglia del bambino sono molto diversi da quelli dell'adulto e la maggior parte dei bimbi si sveglia alcune volte durante la notte[10].

10 Fino ai 3-5 anni di vita, le fasi di sonno REM (dall'inglese Rapid Eye Movements, cioè rapidi movimenti oculari) che corrisponde al sonno profondo, e le fasi di sonno non REM, ovvero di sonno più leggero, non sono ancora ben definite e nei momenti di passaggio tra stadi di sonno diversi è più facile che il piccolo si risvegli. Le caratteristiche del sonno dei bambini sono ben spiegate dalla psicologa Alessandra Bortolotti in *E se poi prende il vizio?*, Il leone verde, 2010.

Quando si sveglia, il bimbo ha bisogno dell'aiuto di un genitore per riprendere sonno: c'è chi succhia al seno per qualche minuto, chi si rassicura sentendo che non è solo, chi ascoltando la voce della mamma (o del papà) che sussurra qualche strofa di una ninnananna.
La risposta amorevole e sollecita con cui i genitori accolgono i bisogni anche notturni del bambino pone le basi della sicurezza e dell'autonomia dell'individuo.
A questo proposito Annamaria Moschetti e Maria Luisa Tortorella, pediatre e responsabili del Gruppo di Studio sui Disturbi del Sonno dell'ACP Puglia e Basilicata, spiegano: "Durante il periodo dell'ansia da separazione (otto mesi-tre anni) la risposta 'sensibile' della madre al pianto del bambino gli consente di sperimentare che può fidarsi di lei e questo è alla base dello sviluppo del **senso di sicurezza interiore**. Inoltre il passare rapidamente e facilmente dal pianto e dall'agitazione alla quiete, grazie all'aiuto della madre, diviene nel tempo una capacità propria del bambino, che diventa a mano a mano sempre più capace di calmarsi e anche di addormentarsi da solo. **Il bambino diventa autonomo solo dopo aver sperimentato un periodo di efficace dipendenza**"[11].
Anche quando il bimbo è più grandicello e ha acquisito la capacità di riaddormentarsi in modo autonomo durante la notte, quello dell'addormentamento serale può essere un momento delicato. La notte, con il buio, il silenzio e le sue ombre, può fare un po' paura. A volte è così anche per gli adulti: di notte, dubbi, malesseri, preoccupazioni si ripresentano con un'intensità maggiore. Inoltre, per il bambino addormentarsi significa interrompere attività divertenti e, soprattutto, lasciare le persone amate.
Ecco perché, da sempre, la voce della mamma che sussurra una ninnananna, racconta una fiaba, legge una storia aiuta i bimbi ad abbandonarsi al sonno senza paura. Quella voce è infatti promessa di presenza, vicinanza, amore.
E la certezza di essere amati ci rende più forti e sicuri di noi, da piccoli e anche da grandi!

La voce si fa poesia: filastrocche, conte, tiritere

Come già la ninnananna, anche la filastrocca ha origini lontane nel tempo ed è parte integrante della cultura popolare: ogni Paese custodisce il suo patrimonio di semplici rime che hanno accompagnato la crescita di

11 Moschetti A., Tortorella M.L., *Il metodo di Estivill è inefficace e potenzialmente nocivo*. Appendice al testo *Facciamo la nanna*, di G. Honneger Fresco, Il leone verde, 2006.

generazioni di bambini. E ognuno di noi, se si ferma a pensarci un attimo, probabilmente riuscirà a recuperare qualche strofa o anche solo qualche rima, tra i ricordi degli anni dell'infanzia. Perché le filastrocche, le conte e gli scioglilingua, con le loro rime e la loro musicalità sono fatte per essere ricordate. E per piacere ai più piccini. Sono proprio la ripetizione, il ritmo, la cantilena a renderle tanto gradite ai bimbi. Il senso delle rime conta poco. Anzi, molte volte un senso logico non c'è, poiché le filastrocche si costruiscono sui giochi di rime, sulle assonanze, sui suoni e sulle onomatopee. Delle parole conta più la musica del significato. Ma bastano poche strofe, magari le più strane, per catturare l'attenzione del bambino, divertirlo e incentivare la sua voglia di esprimersi e comunicare.

Come scrive Cristiana Giordano: "Ci si trova sempre di fronte ad un rincorrersi di parole e di immagini che insieme riescono ad avere un risultato divertente, a volte istruttivo, quasi sempre rassicurante e gioioso per il bambino che vi partecipa con l'ascolto o con la ripetizione"[12].

Ma a far sì che le filastrocche siano tanto gradite è anche la situazione che, in genere, accompagna la recita di questi semplici versi.

Innanzitutto, c'è la mamma. O il papà. Quindi le persone più care e speciali per il bambino. E poi, c'è il contatto fisico, perché il piccolo è in braccio al genitore, o seduto sulle sue ginocchia. O, ancora, perché la filastrocca prevede che si sfiorino diverse parti del corpo (i piedini, il pancino, il viso), si solletichino, si sbaciucchino. Una sinfonia di sensazioni piacevoli.

A volte c'è anche il movimento, e il bimbo sperimenta l'avventura di una cavalcata sulle ginocchia di papà (che emozione e che risate!) o si ritrova a volare sollevato dalle sue forti braccia.

Ed ecco che la voce che si fa poesia, le parole che si fanno rima, offrono lo spunto per un'esperienza che coinvolge tutti i sensi, che regala emozioni, che coinvolge il bambino a livello affettivo ed emotivo. A questo proposito il pediatra Marcello Bernardi[13] ha parlato di condivisione, di contatti, di affettuosa comunicazione. "La formazione ai sentimenti e agli affetti può trovare diversi canali di comunicazione – scriveva Bernardi –. L'abitudine alla poesia è uno di questi, per costruire una sensibilità rivolta maggiormente

12 Giordano C., *Il grande libro delle filastrocche*, Piemme, 1999, p. 310.

13 Marcello Bernardi (1922-2001) è stato uno dei primi pediatri italiani a porre l'accento su un'educazione basata sull'affetto, la comprensione, il rispetto del bambino.

all'amore e alla compassione piuttosto che al disdegno e al rifiuto mentale e affettivo. **La poesia è di fatto la vita**. Possiede la stessa ritmicità. I giorni e i tempi di ognuno sono scanditi da ritmi e da pause così come nell'allattamento, nella scansione delle stagioni, nella successione del giorno e della notte"[14].

Filastrocche per ogni situazione

Ci sono filastrocche per ogni situazione e argomento. Filastrocche in cui si parla di cibo, di giochi, di parenti, di nanna. Filastrocche che fanno ridere, filastrocche tutte matte e filastrocche che insegnano qualcosa.

A questo proposito, Bruno Tognolini, scrittore per ragazzi, scrive: "Le cose davvero speciali son dette in poesia. Questo è vero per l'intera umanità, e per ogni singolo uomo che nasce. **I primi poeti del mondo sono donne**. Le madri della specie umana, non appena mettono al mondo una creatura, cominciano a parlarle in rima e versi per dire le cose importanti: tu devi dormire, devi mangiare, devi star bene, devi imparare. Ognuna di queste grandi imprese ha le sue filastrocche, un po' imparate e un po' inventate. Il neonato non capisce le parole, ma sente il tamburo nascosto, e quello gli basta: per dormire, mangiare, ridere, imparare a parlare"[15].

Tutto il corpo in una filastrocca

Ci sono filastrocche per ogni parte del corpo. Tante filastrocche hanno per protagoniste le mani e di rima in rima insegnano ai bimbi i nomi delle dita. Altre sono dedicate ai lineamenti del volto: occhi, naso, bocca, denti.

Altre ancora permettono di fare un appello completo, chiamando per nome tutte le parti del corpo da capo a piedi[16].

14 Bernardi M., Tromellini P., *La tenerezza e la paura*, Salani, 1996, p.14.
15 Tognolini B., *Breve storia della narrazione orale dalla preistoria a oggi narrata ai ragazzi da uno scrittore per ragazzi,* in Enciclopedia Treccani dei Ragazzi, vol. 1, aprile 2005.
16 Cella L., *Mamma Cannibale,* Salani, 1999. Questa è una raccolta di rime che, attraverso la voce e il contatto fisico, aiutano il bambino ad imparare i nomi e le funzioni delle varie parti del corpo.

Questi testi in rima divertono, incuriosiscono e, quasi senza parere, insegnano. Perché ascoltandole e poi ripetendole, il bimbo prende coscienza di sé e del suo corpo, ne distingue le parti e impara a chiamarle con il loro nome.

La maggior parte di queste filastrocche sono nate per essere accompagnate dal contatto fisico, ad ogni rima corrisponde un gesto: la mamma o il papà indicano, accarezzano, tirano, baciano, solleticano, piedini, manine, panciotte e faccine. E i bimbi ridono e si divertono un mondo, come solo i bambini sanno ridere e si sanno divertire.

A volte la filastrocca si accompagna a un'altra pratica molto apprezzata dal bebè, ovvero il massaggio. Le rime dedicate al corpo sono particolarmente indicate per accompagnare il tocco e i gesti delicati del massaggio.

Occhietto bello e suo fratello...

Un esempio di filastrocca 'del corpo' che molte regioni hanno fatto propria traducendola nei vari dialetti locali è quella che inizia così: "Occhietto bello e suo fratello/l'orecchietta bella e sua sorella"[17]. Mentre pronuncia le diverse strofe, la mamma (o il papà) sfiora la parte del corpo corrispondente: tira leggermente l'orecchio destro del bimbo e poi il sinistro, tocca la punta del suo nasino, ecc. Il bambino impara, si diverte e, aiutato dal gesto associato alla rima, memorizza a sua volta la successione di parole e azioni.

E ben presto vuole provare lui, a fare tutti i gesti. E così scopre un ulteriore modo di divertirsi con le filastrocche: che bello tirare le orecchie di mamma e papà, toccare il loro naso, indicare i loro occhi...

Filastrocche per giocare

Le filastrocche 'da giocare' uniscono il piacere delle rime e del contatto fisico alle emozioni di gesti 'avventurosi', come dondolare, cavalcare, volare...

17 Nella sezione dedicata alle filastrocche tradizionali potete trovare il testo completo di questa filastrocca.

Pensiamo all'intramontabile "Trotta trotta cavallino/porta a spasso il mio bambino/Trotta trotta cavallino/per la strada del mulino/il mulino non c'è più/trotta trotta cadi giù!".

Sulle ginocchia di mamma o papà, le parole in rima si associano al movimento, dal ritmo spesso incalzante, in un crescendo di attesa, tensione emotiva (ma la paura di cadere è resa sopportabile dalla certezza che non accadrà) e infine sollievo.

Il bambino memorizza rapidamente rime e gesti e la capacità di anticipare la sequenza di suoni ed eventi rende l'esperienza ancora più piacevole. Così piacevole che la maggior parte dei bimbi non ne avrebbe mai abbastanza, e appena sono in grado di chiederlo, ecco la fatidica richiesta: "Ancora!"

"Non a caso – scrive Rita Valentino Merletti – la tradizione ci ha consegnato una grande quantità di filastrocche, di rime, di scioglilingua fatti apposta per dare concretezza alle parole, per legare l'esperienza linguistica ai movimenti del corpo e imprimere quindi nella memoria corporea, non solo in quella (assai più labile) della mente la piacevolezza dell'esperienza"[18].

Filastrocche personalizzate

Verso il sesto mese il piccolo comprende quando i genitori lo chiamano e riconosce il proprio nome.

Canzoncine e filastrocche in cui viene pronunciato il loro nome naturalmente piacciono molto ai bimbi.

Il genitore potrà inventare *ex novo* qualche rima per il proprio bambino oppure inserire il suo nome nei testi di ninnananne e filastrocche della tradizione ("Ninnananna, ninna oh, la mia Maddi a chi la dò?" e "Trotta trotta cavallino, porta qui il mio Nicolino").

Ci sono anche filastrocche che 'chiedono' proprio di essere personalizzate, come "Batti batti le manine/che arriverà papà/porterà le caramelle/e (nome del bimbo) le mangerà!"

18 Valentino Merletti R., *Leggere ad alta voce*. L'articolo da cui è tratta questa citazione è on-line all'indirizzo http://www.engheben.it/prof/interventi/leggere_ad_alta_voce.htm

Filastrocche, scuola di poesia

Tra i tanti meriti delle filastrocche, c'è anche quello di rappresentare il primo 'approccio' con il linguaggio poetico. Di filastrocca in filastrocca, il bimbo impara in modo spontaneo e inconsapevole a distinguere il linguaggio in prosa da quello in versi e intuisce il 'funzionamento' delle rime.

Come ben spiega Giuseppe Fanciulli: "Certo le filastrocche e le canzoni delle nutrici sono il tramite per il quale il bambino si avvicina al vasto mondo della poesia. Se prima ha intuìto solamente il ritmo, il timbro, la melodia, poi si sofferma sulle parole; esige che siano ripetute, chiede spiegazioni (...). Quanto tutto è inteso, tutto goduto, vuole una canzoncina nuova"[19].

Filastrocche per crescere

Le filastrocche sono coccole, le filastrocche fanno ridere, le filastrocche allenano la mente. Ma non solo! Quando accompagnano gesti e movimenti, le filastrocche favoriscono anche l'acquisizione di nuove competenze. Un esempio classico è "Batti batti le manine": il bimbo guarda i genitori che battono le mani e (oltre a ridere di gusto) ben presto impara a farlo a sua volta, esercitando così la coordinazione e scoprendo nuove potenzialità del suo corpo.

E che dire di "Trotta trotta cavallino"? Seduto sulle ginocchia del genitore che lo fanno saltellare, il bimbo allena il senso dell'equilibrio e il coordinamento motorio. E c'è di più: proprio il movimento associato alla voce e alla parola è premessa ottimale per l'acquisizione del linguaggio, come spiega Elena Balsamo: "la funzione linguistica è successiva alla funzione motoria e affonda le sue radici nell'esperienza sensoriale e motoria degli scambi corporei tra madre e bambino". La Balsamo porta l'esempio della mamma africana che ripetendo semplici filastrocche mentre fa saltellare ritmicamente il bimbo sulle ginocchia "crea inconsapevolmente l'ambiente ideale per lo sviluppo del linguaggio"[20].

19 Fanciulli G., Monaci E., *La letteratura per l'infanzia*, Società Editrice Internazionale, 1941.
20 Balsamo E., *Libertà e amore*, Il leone verde 2010, p. 219.

Canzoncine che allegria

Ogni famiglia ha le sue preferite e le intona nelle occasioni più disparate, a casa, in auto, a passeggio per la città. Le canzoncine dei bambini regalano una ventata di allegria e, in alcuni casi, si rivelano delle validissime alleate per calmare, intrattenere, distrarre un bambino nei momenti di noia o in situazioni di disagio. L'esempio classico è quello dell'auto: a fronte di alcuni piccoli che adorano viaggiare, ce ne sono altri che proprio non sopportano gli spostamenti nel loro seggiolino. In questi casi una bella canzoncina tratta dal repertorio classico può davvero fare miracoli.

Ai bimbi in genere piace cantare, ascoltano volentieri i genitori e appena sono in grado di farlo si uniscono a loro. Non è raro sentirli canticchiare da soli, mentre giocano.

• Il magico mondo degli animali

Tra le più gettonate, troviamo in genere le canzoncine che riguardano gli animali e uniscono al canto, i gesti e – meraviglia delle meraviglie – i versi! Due esempi classici: "Ci son due coccodrilli" e "Nella vecchia fattoria ia-ia-oh". Per le mamme e i papà che si cimentano con muggiti, miagolii, belati e grugniti ci sono in serbo le risate e l'ammirazione più sentita…

VOCI DI MAMME E PAPÀ

Per aiutare Tea a prendere sonno cantiamo delle canzoni, ma anche le filastrocche ripetute a bassa voce possono farla assopire. Ce n'è una in particolare che mi piace sussurrare mentre guardiamo fuori dalla finestra, lei in braccio a me un po' assonnata ma restia a prender sonno. Me la recitava mia nonna, era un suo ricordo della scuola elementare che aveva avuto il lusso e la sfortuna di frequentare. Il lusso perché ai suoi tempi non era neppure detto che la si frequentasse, la sfortuna perché andava bene a scuola e la maestra aveva raccomandato ai suoi genitori di farla proseguire negli studi. Ma era femmina e i soldi a casa erano pochi. Mi è rimasta questa malinconia per lei e la sua poesia: "Ma che cosa piove a fare sopra i tetti e sopra il mare che tant'acqua hanno già, non capisco in verità. Ma se piove non mi cruccio, vado a spasso col cappuccio".

Buffa e triste al tempo stesso. Un piccolo ricordo della mia nonna, che non c'è più.

Poi ci sono altre filastrocche, in particolare *Cavallino arrò arrò*. Gliela canto mentre la dondolo sulle gambe. E le conte tipo *Piede piedello* che è diventata molto utile per farle indossare calzini e scarpe. Quando diciamo "Alza su il piede che tocca a te", Tea alza il piede davvero!

Sabrina, mamma di Tea, 16 mesi

Alcune filastrocche si capisce che Giorgia le sa a memoria, ascolta il ritmo e a volte si muove con esso. Se l'ho abituata che in certi momenti si toccano alcune parti del corpo, lei ormai me le porge, attendendo che la sfiori per poi scoppiare in una fragorosa risata!

Chiara, mamma di Giorgia, 14 mesi

Fino a poco tempo fa cantavo a Giulia *Il cielo in una stanza* (gliela cantavo anche in gravidanza!) e *La piccola canta di natale,* una canzone in dialetto veneto che a lei piace molto perché contiene degli "Oh oh" e dei "Din don".

Ora è lei che la canta alla sorellina.

Elena, mamma di Giulia, 6 anni, e Ludovica, 3 mesi

Per la mia piccola a volte cantavo *Stella stellina* o altre ninnenanne famose, mai integralmente perché non ricordavo tutte le parole o non mi piacevano quindi le cambiavo. Cantavo più spesso ninnenanne inventate di sana pianta: i testi mi venivano spontaneamente, la base erano melodie note o anche inventate.

Caterina, mamma di Sofisara, 3 anni e mezzo

Cantavo tantissimo per Iris (poverina, sono stonatissima) in casa e fuori, quando era nella fascia o nel passeggino e in auto (altrimenti non stava proprio tranquilla!). Lei si rilassava e si addormentava. Cantavo ninnenanne tradizionali, soprattutto *Stella stellina* che mi cantava la mia mamma, e ninnenanne inventate (i testi di quelle tradizionali sono spesso agghiaccianti).

Quando non sapevo più cosa cantare cercavo in internet i testi delle canzoni per bambini e le imparavo. Iris si è addormentata per due mesi con *Popof*, una canzone dello Zecchino d'Oro…

Sonia, mamma di Iris, 2 anni

Ho sempre cantato ninnenanne a tutti e quattro i miei figli. Dalla classica ninnananna *Questo bimbo a chi lo dò*, al *Chicco di caffè*, *Stella stellina* e poi via con tutte le canzoncine per bambini *La barchetta in mezzo al mare*, *Lucciola lucciola*, *La casetta in Canadà*, *Ci son due coccodrilli…* Tantissime canzoni finché non si addormentano, altrimenti mi fa tristezza stare lì nel silenzio con poca luce!

Sarah, mamma di Gabriele, 16 anni, Veronica, 15, Marta 2, e Giulio, 7 mesi

Ho sempre cantato per Letizia fin da quando era in pancia tante canzoni di ogni genere, dalle filastrocche a quelle dello Zecchino d'oro, da *Piccolo grande amore* di Baglioni a canzoni tradizionali, dai canti dell'oratorio alle canzoni mimate.

Tuttora intono qualche canzone, se riesco facendo riferimento e citando oggetti della vita quotidiana. Canzoni e filastrocche la rilassano e l'aiutano ad affrontare meglio le situazioni noiose o che la infastidiscono! A me piace cantare e lei a volte ride (a volte, e le dò ragione, mi guarda basita). Da qualche mese per farla addormentare le canto una ninnananna inventata da me, composta da sei parole in tutto, ripetuta ad interim finché non si rilassa. Se non gliela canto fa più fatica ad addormentarsi.

In sostanza viva la musica e la comunicazione che nasce attraverso di essa: non solo i contenuti, ma anche il ritmo, la situazione, i sentimenti che fa scaturire, le emozioni che trasmette…

Marta, mamma di Letizia, un anno

Canto ancora le ninnenanne a Giulia che ha tre anni e mezzo! Sia per lei che per Pietro le ho inventate io. Canto per addormentarli, per calmarli, quando hanno voglia di coccole. Giulia ormai se la canta anche da sola!

Simonetta, mamma di Giulia, 3 anni, e Pietro, 10 mesi

Ad Alice piace molto *Ninna nanna mamma* dello Zecchino d'Oro che ha imparato a memoria e adesso canta con me o a me. Le piace perché inizia così: "Ninnananna mamma, tienimi con te, nel tuo letto grande…"

Daria, mamma di Alice, 3 anni, e Elena, 3 mesi

Cantiamo sempre. Abbiamo musiche per dormire (con parole quasi sempre inventate perché le ninnenanne tradizionali sono tristissime), una canzone per la colazione, una per lavarsi le mani prima di mangiare, una per fare il bagnetto, ecc. Risultato? Lei canta alle bambole e anche per noi!

Veronica, mamma di Aynarah, 2 anni

Ho cantato una ninnananna inventata da me sia ad Alessandro che a Lorenzo. Poche parole ripetute cercando di non stonare. Non è che funzionasse per addormentarli però aiutava a rilassarsi e a creare intimità. A loro piaceva e la chiedevano. "Mamma ci canti la ninnananna d'argento?" Oddio è proprio vero che i bimbi si accontentano di poco.

Anna, mamma di Alessandro, 9 anni, e Lorenzo, 5 anni

Da quando Gabri va all'asilo abbiamo ampliato il repertorio, nel senso che lui mi insegna le canzoncine che impara là e le ricantiamo a casa e per strada. Canto spesso per addormentarli, ho soprattutto due cavalli di battaglia: la ninnananna del chicco di caffè e una ninnananna natalizia pressoché sconosciuta che avevamo imparato io e mia sorella da piccole e cantavamo insieme. Più che inventarmi ninnenanne, cambio le parole a quelle conosciute. Ad esempio, quella del chicco di caffè la ricantavo in dialetto veneto: visto che sono "emigrata" a Milano, mi sentivo coccolata anch'io, mi era più familiare!

Stefania, mamma di Gabriele, 5 anni, e Letizia, un anno

Il mio Achille si addormenta ascoltando una versione soft di *Furia, cavallo del West*, che è stata eletta la sua ninnananna preferita fin dal primo mese di vita…

Elena, mamma di Achille, 15 mesi

Lollo ama la ninnananna del chicco di caffè, ma con il suo nome a fianco di "ninnananna". Da ieri me la chiede anche con il nome della sorellina che è ancora in pancia.

Silvia, mamma di Lollo, 3 anni, e in attesa della sua seconda bimba

Da quando era nel pancione, ho sempre cantato per Michele. Le ninnananne che preferisce sono la classicissima ninnananna del chicco di caffè e alcune dolcissime melodie in gaelico (adoro la musica irlandese, e lo sto contagiando per benino!).

Fabiana, mamma di Michele, 2 anni

Il battesimo alla musica Tea l'ha avuto principalmente dal padre. Euforico com'era, lui le cantava di tutto sin dalla nascita: De Andrè, Battisti, Battiato, Branduardi… soprattutto cantautori. Cantava parecchio e a volte a squarciagola (pure stonando e molto). Io che mi ritengo intonata, non attiravo l'attenzione di mia figlia. Se cantavamo insieme, gli occhi di Tea erano incollati sul papà e questo già nei primi giorni di vita. Ho pensato che il mio compagno mettesse nel canto più fervore di me. Lei era letteralmente rapita. Non era la melodia a colpirla, ma l'intensità della voce, l'energia.

Sabrina e Massimiliano, mamma e papà di Tea, 16 mesi

Anche io gli canto la ninnananna, ma purtroppo ne so una sola. Canto per lui "Ninnananna, ninnananna oh", quando vedo che si stropiccia gli occhietti e mi fa capire che vuole dormire.

Tiziana, mamma di Matteo, 6 mesi

Ho sempre cantato per Samuele *Ci son due coccodrilli*, poi abbiamo aggiunto *Siam tre piccoli porcellin* e *L'elefante con le ghette*. Ma adesso che è cresciuto più che per dormire le usiamo per tranquillizzarlo nel seggiolino dell'auto, che lui detesta… pulcino!

Chiara, mamma di Samuele, 10 mesi

Nicolò ha sempre avuto difficoltà ad addormentarsi durante il giorno. Così devo industriarmi ogni volta e, in quei momenti, molte canzoncine mi sono venute in aiuto. Ho cominciato con la classica *Ninna nanna* di Brahms, con testo in inglese e francese. Poi c'è stato il periodo di *Waka Waka*, con "shakeramento" annesso, fino all'attuale *Ami Tomake Bhalobashi Baby* ("Ti voglio bene, bimbo mio"), una dolcissima ninnananna bengalese che abbiamo conosciuto durante il corso di massaggio infantile e che, su suggerimento dell'insegnante, ho opportunamente modificato in "*Ami Tomake Bhalobashi Niki*". Ancora adesso è la nostra preferita, o forse mi piace pensare che sia così perché sono l'unica a cantargliela...

Loretta, mamma di Nicolò, 6 mesi

I miei genitori non cantavano mai ninnananne, ma ricordo ancora quella volta che mia zia addormentò me e mio cugino cantando *La canzone di Marinella*. Quando sono rimasta incinta ho scelto la ninnananna di Brahms e ho inventato le parole, per fare in modo che Siro avesse una ninnananna tutta sua. Spesso per farlo addormentare quando è agitato uso melodie piuttosto veloci e allegre, che lo aiutano a calmarsi. Ma quando è tranquillo mi capita anche di cantargli *La canzone di Marinella*...

Anna, mamma di Siro, 10 mesi

CONSIGLI DI LETTURA

Carpi Germani C., Baronchelli G., *Coccole e filastrocche,* Giunti Kids, 2005
Tognolini B., Valentinis P., *Mammalingua,* Tuttestorie, 2002
Macchia M.S., *C'era una volta un re... e altre filastrocche*, Fabbri, 1999
Rodari G., *Filastrocche lunghe e corte*, Einaudi, 2010
Carminati C., Mulazzani S., Pezzetta G., *Rime per le mani*, Panini Ed., 2009
Bortolotti A., *E se poi prende il vizio?* Il leone verde, 2010
Sears W., *Genitori di giorno e... di notte*, LLLIt Editore, 2004

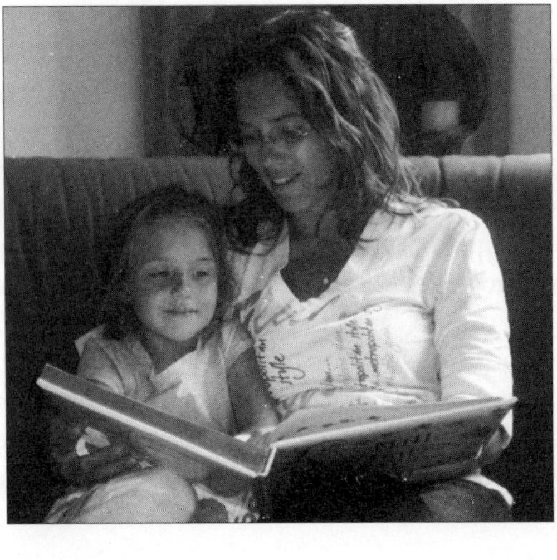

IV

Voce che legge, da 0 a 6 anni

Più ti immergi nella lettura di un libro, più il tuo piacere aumenta, la tua indole si affina, la tua lingua si scioglie, la tua abilità si perfeziona, il tuo vocabolario si arricchisce e il tuo cuore è appagato.
Al-Jâhiz, 850 d.C.

L'oro, l'argento, i gioielli recano con sé un godimento inerte e superficiale; i libri ci danno un diletto che va in profondità, discorrono con noi, ci consigliano e si legano a noi con una sorta di famigliarità attiva e penetrante.
Francesco Petrarca

Ed eccoci a parlare di lettura. Lettura ai bambini, ma forse sarebbe meglio dire lettura con i bambini. Perché il piacere che possono regalare i momenti dedicati alla lettura non è solo per i bimbi. È un piacere che conquista la mente e il cuore anche degli adulti. Momenti rilassanti, momenti felici.

Prima di tutto perché si è insieme, genitori e bimbi, e questo è bello sia per i grandi, sia per i piccini. E poi perché i libri sono strumenti potenti: possono divertire, insegnare, stupire, emozionare…

Questo lungo capitolo è dedicato alla lettura condivisa con bambini da 0 a 6 anni. Certo il termine dei sei anni non rappresenta una scadenza (ci mancherebbe!); l'avventura della lettura comincia qui, con il nostro bambino piccolissimo, ma continua finché il nostro bambino ormai cresciuto avrà piacere di vivere questi momenti speciali con noi. Ma di questo parleremo dopo, nel capitolo successivo.

Ora vogliamo soffermarci sui tanti aspetti legati alla lettura con i piccolissimi. Quando iniziare? Cosa leggere? Quali caratteristiche devono avere i libri per i bambini in questa fascia di età? E ancora, quando leggere? Quali sono le situazioni, i luoghi, i momenti della giornata più indicati? E se il bimbo non è interessato?

Dato che l'argomento è particolarmente ricco, questo sarà un capitolo corale: saranno proprio le voci di tante mamme e di tanti bambini ad accompagnarci alla scoperta della bellezza della lettura condivisa sin dalla primissima infanzia.

Il bambino ha bisogno di parole

Gli anziani in Africa dicono che "il cibo senza parole riempie solo lo stomaco ma non la testa": ecco perché è essenziale parlare al bambino, fin da piccolo.
Elena Balsamo

Con il linguaggio si può dire tutto, anche il silenzio. Si può far parlare ciò che non parla, si può far presente l'assente, richiamare il passato oppure creare mondi possibili.
Raniero Regni

Ben prima di venire alla luce, il bambino comunica con la madre. C'è un linguaggio caratteristico che li unisce, fatto di parole sussurrate, movimenti, carezze, capriole, tocchi dall'interno e dall'esterno. Una danza a due, in cui anche il futuro padre, se partecipe e coinvolto, può trovare il suo passo.

Carezze, voce, contatto. Il bambino è già legato nel profondo ai suoi genitori. Dopo la nascita, la comunicazione continua, cresce, si arricchisce man mano che i mezzi espressivi del bambino si ampliano. Inizialmente sono sguardi e movimenti ed espressioni del viso per il neonato. E naturalmente il pianto, strumento potente per manifestare il proprio bisogno. I genitori rispondono. Prendendo in braccio, contenendo, accarezzando. E con la voce: parole dette, cantate, ripetute. Per avvolgere il bambino del proprio amore, della propria presenza, della propria vicinanza. E la loro voce, pian piano, fa sbocciare un'altra voce: quella del bambino.

Ben presto, infatti, anche il neonato impara ad usare la voce per comunicare e richiamare l'attenzione di mamma e papà, ed ecco i primi versetti, i vocalizzi, i gorgheggi.

"Dapprima il bambino esercita l'ascolto, compiendo un lavoro attentissimo di discriminazione e organizzazione dei suoni (...) – spiega Elena Balsamo –. È sensibile soprattutto all'intonazione, alla musica della voce umana, la voce della mamma che gli parla o gli canta la ninnananna. Poi inizia egli stesso a emettere dei suoni”[1].

Con il trascorrere dei mesi, cresce anche la voglia di sperimentare e giocare con la voce e il ‘repertorio vocale’ del bebè, costituito in prevalenza dai suoni più semplici da pronunciare, cresce e si diversifica sempre più velocemente.

Quando scopre le strutture sillabiche, comincia a ripetere una sequenza di semplici sillabe, solitamente ‘ma’, ‘pa’, ‘ba’ (le consonanti labiali sono le più semplici da pronunciare). Nella fase della lallazione, in cui il bimbo ‘gioca’ con la voce e ne sperimenta le possibilità, sono la risposta di mamma e papà e l’entusiasmo con cui accolgono questi suoni e con cui li ripetono, che lo stimolano a continuare sul cammino intrapreso, perfezionando sempre di più la sua capacità di ‘mettere insieme’ vocali e consonanti e, a poco a poco, di creare nuovi suoni[2].

Le dinamiche che accompagnano il passaggio da semplice esercitazione linguistica a parola vera e propria (e in particolare la ‘nascita’ della parola mamma) sono state così spiegate dal pediatra Marcello Bernardi: “Ciò che conta di più agli effetti della conquista del linguaggio non è l’imitazione della mamma fatta dal bambino, bensì il contrario, e cioè l’imitazione che la mamma fa del bambino. Supponiamo che un piccino sia impegnato nella ripetizione del monosillabo MA: naturalmente la madre sarà portata a ‘tagliare’ la sequenza dopo la seconda sillaba, in modo da ottenere un semplice raddoppiamento della sillaba MA, e precisamente: MA-MA. E cioè MAMMA”[3].

A proposito dell’importanza della ‘risposta’ dei genitori, lo psichiatra inglese John Bowlby scrive: “(…) quando il suo bambino sorride e balbetta, la madre gli risponde col sorriso, gli ‘parla’, lo accarezza, ed eventualmente lo prende in braccio. In questo scambio ogni partner sembra esprimere gioia per la presenza dell’altro, con la conseguenza sicura di prolungare la reciproca interazione sociale. Non è facile trovare un termine per descrive-

1 Balsamo E., *Libertà e amore*, cit., p. 219.

2 I risultati di uno studio del 1959 hanno dimostrato che quando si risponde ai suoni di lallazione di un bimbo di tre mesi (con il sorriso e ripetendo i suoi suoni), il piccolo vocalizza di più e quando non si risponde, le vocalizzazioni diminuiscono. Rheingold H.L., Gewirtz J., Ross A.W., *Social conditioning of vocalizations in the infant*, “J. Comp. Physiol. Psychol.”, 52, 68-73.

3 Bernardi M., *Il nuovo bambino. Una guida per i genitori di oggi*, Fabbri Editori, 2001.

re questa componente tanto importante del comportamento materno: forse sarebbe appropriato il termine 'comportamento materno amoroso'"[4].

Verso l'ottavo mese il bimbo distingue e comprende diversi termini, tra cui il suo nome, e quando viene chiamato interrompe l'attività a cui si sta dedicando e si volta in direzione della voce che ha catturato la sua attenzione. È in atto un importante processo di comprensione linguistica che è indipendente dai tentativi di parlare, e che gli permette di interpretare correttamente un numero sempre crescente di parole ed espressioni.

"Proprio come una spugna immersa nell'acqua – spiega Elena Balsamo – il bambino è immerso in un bagno linguistico: quando ancora non parla sta già lavorando per costruire il linguaggio, che assorbe dall'ambiente insieme a tutte le altre caratteristiche della cultura a cui appartiene"[5].

Quando lo sviluppo motorio è tale da permettere al bimbo di conquistare la posizione eretta, quindi intorno al primo compleanno, ecco che giunge per lui il momento di dedicare le sue energie al linguaggio[6]. Si comincia con la parola e con l'entusiasmante scoperta che c'è un nome per ogni cosa e che ogni cosa ha un nome, per arrivare in un secondo tempo alla costruzione della frase, dapprima frasi brevissime e via via sempre più ricche e articolate.

In tutto questo i genitori hanno un ruolo importante: parlando spesso al bambino, cantando e leggendo per lui, soddisfano la sua spontanea sete di relazione, il suo bisogno di parole che lo porterà dall'ascolto all'espressione.

4 Bowlby J., *Attaccamento e perdita*, Bollati Boringhieri, 1989, p. 302.
5 Balsamo E., *Libertà e amore*, cit., p. 219.
6 La funzione linguistica, spiega infatti la pediatra Elena Balsamo, è successiva a quella motoria ed è strettamente collegata all'esperienza sensoriale e motoria: "il bambino organizza il linguaggio su un piano inizialmente senso-motorio" (*Libertà e amore*, p. 219).

DA O A 12 MESI

Parlami tanto!

Ciò che più meraviglia chi ascolta una madre che parla al suo bambino di pochi mesi è come gli parla piuttosto che quello che dice.
Daniel Stern

Dei libri e della lettura ci si innamora e il colpo di fulmine avviene, più spesso di quanto non si creda, nei primi folgoranti incontri con la parola, prima ancora che questa si faccia racconto.
Rita Valentino Merletti

Sin da piccolissimo, il bimbo comunica e cerca la comunicazione. La sua mente si nutre della voce e delle parole dei genitori, ne ha bisogno per stare bene e per crescere. Il primo suggerimento, per i primi mesi di vita (e anche dopo, naturalmente!), è dunque quello molto semplice di... parlare tanto con il nostro bambino!

È vero che il bimbo non può comprendere il significato delle varie parole, ma capisce perfettamente che la mamma gli sta parlando con amore, gli piace ascoltare la sua voce e ne distingue le diverse intonazioni.

Steve Biddulph, terapista familiare, raccomanda di continuare a parlare, cantare ed ascoltare musica con i neonati: "Cullarli o trasportarli procura loro sensazioni piacevoli e migliora il loro senso del ritmo, che è una componente essenziale dell'espressione verbale"[7].

Alcuni esperimenti hanno inoltre dimostrato la netta preferenza dei neonati per il "maternese"[8], il linguaggio che le mamme istintivamente adottano quando si rivolgono al bambino. La tendenza ai toni alti e ai frequenti cambiamenti di intonazione, l'uso di frasi corte e di ripetizioni, i toni interrogativi ed esclamativi, conferiscono al 'maternese' un tipico ritmo a cantilena che stimola l'attenzione del bimbo e ne aiuta la comprensione, non

7 Biddulph S., *Il segreto dei bambini felici*, Tea, 2001, p. 59.
8 Con questo termine ci si riferisce al modo in cui viene usata la voce per scandire le parole, non alla 'storpiatura' dei vocaboli che a volte viene fatta quando si parla a un bambino.

tanto del significato delle parole, quanto degli stati d'animo e delle intenzioni materne. A questo proposito, il pediatra Pasquale Causa scriveva: "La vocalizzazione sembra servire più come consolidamento del rapporto che come scambio di informazioni. Come per le espressioni facciali si verificano delle esagerazioni espressive, è come se la madre preparasse il bambino a compiere adeguate esperienze su tutti i possibili e più significativi tipi di suono che altri potranno esprimere"[9].

Abbiamo parlato di voce materna, poiché il neonato la conosce e la ama più di ogni altra, ma il bambino ha bisogno anche delle parole del papà, della sua voce dal timbro e dai toni tanto diversi. Il bimbo impara presto a conoscere questa voce e a emozionarsi quando la sente!

- Ninnananne e filastrocche

Ne abbiamo già parlato nel capitolo precedente, qui facciamo solo un accenno per ricordare che il bimbo gradisce molto le ninnananne e le filastrocche. Le gradisce, prima di tutto, perché a recitarle o cantarle sono la mamma e il papà e poi perché la ripetizione, la rima, la melodia, la cantilena che caratterizzano questi semplici testi hanno un effetto rassicurante.

Per i genitori possono rappresentare un valido alleato: una canzoncina può servire per tranquillizzare il pianto, per accompagnare il bimbo nel sonno, per rendere più piacevole (o più accettabile per i bimbi che non amano viaggiare) uno spostamento in auto, per intrattenere il piccolo con la voce, mentre ci si sta dedicando a un'altra attività.

Le filastrocche possono inoltre accompagnare il momento del cambio di pannolino o delle coccole: ci sono testi molto simpatici dedicati alle parti del corpo che offrono lo spunto per indicare, accarezzare, solleticare il pancino, i piedini, le dita del bimbo... Quella che si crea è una situazione emozionante per il piccolo, fatta di contatto fisico, voce, sorrisi. E a proposito di sorrisi, ben presto il bambino inizia a ridere di gusto quando la mamma o il papà giocano con lui in questo modo: un bacio o una pernacchia sul pancino e il divertimento è assicurato!

Non solo. Questa consuetudine che da secoli accompagna l'accudimento del bambino favorisce anche lo sviluppo del linguaggio. Le rime,

9 Intervento di Pasquale Causa nell'articolo *Dalla voce materna al cervello del neonato*, "Quaderni ACP" 2007; 14(4): 188-189.

la ripetizione, la musicalità dei versi, il sorriso della mamma stimolano il bimbo a cimentarsi lui stesso con la parola, lo incoraggiano a ripetere suoni e lettere, per partecipare attivamente all'intenso scambio comunicativo ed emotivo che caratterizza questi momenti.

• Diamo un nome alla realtà

Con il trascorrere dei mesi crescono anche la curiosità e l'interesse del bambino per la realtà che lo circonda. Mamma e papà potranno dare un nome a questa realtà, pronunciando il nome degli oggetti che entrano nel campo visivo del piccolo o che il bimbo comincia ad afferrare con le manine e portare alla bocca, e spiegando con semplicità gesti e azioni che si compiono quotidianamente.

Primi passi alla scoperta dei libri

Il bambino si costruisce un modello interno di se stesso in base a come ci si è preso cura di lui.
John Bowlby

Nella più tenera età, appena non ci viene più cantata la canzone che fa sorridere e addormentare il neonato, si apre l'era dei racconti. Il bambino li beve come prima beveva il latte.
Paul Valéry

La mamma accudisce, culla, allatta il suo bambino. Spesso lo tiene in braccio[10] e lo 'porta addosso', con fasce e marsupi, per averlo vicino, per saziare il suo bisogno di contatto. Per il bambino la mamma è vita, amore, gioia. Lei rappresenta la base sicura da cui lui può partire per scoprire se stesso e la realtà che lo circonda.

È normale, dunque, che la mamma – e con lei, il papà – siano il tramite per scoprire anche la bellezza della lettura.

La consuetudine di leggere, sfogliare, osservare un libretto insieme entra a buon diritto tra le pratiche di accudimento del bambino. Perché come

10 Donald W. Winnicott, medico e psicoanalista inglese, sosteneva: "Il prototipo di tutto il prendersi cura del bambino è nel tenerlo in braccio".

abbiamo già detto, **il latte della mamma nutre il corpo, la sua voce e le sue parole nutrono la mente e il cuore.**

Gli esperti del progetto nazionale "Nati per Leggere" sottolineano che "la lettura è anche un mezzo per rafforzare l'esito di un attaccamento sicuro nei primi anni di vita che è essenziale per la crescita delle competenze del bambino in tutti i campi, perché influisce sulla maturazione cerebrale, sulle connessioni neurologiche e sui processi mentali"[11]. Secondo John Bowlby, che ha formulato la teoria dell'attaccamento, le esperienze precoci, ovvero vissute nei primissimi anni di vita, e le prime relazioni formano la personalità e influenzano le esperienze successive, persino dell'età adulta[12].

Il Carniage Corporation Report afferma che "già sul finire del primo anno di vita, il bambino ha raccolto un significativo numero di ricordi legati a episodi particolarmente importanti e significativi"[13].

Ed ecco perché non vale la pena aspettare, ecco perché già dal sesto mese di vita del bambino, chi un po' prima, chi un po' dopo (le relazioni tra persone non possono avere scadenze prestabilite da rispettare rigidamente!), si può dare il via a questa nuova danza, non più a due, ma a tre: perché ora c'è il libro con il genitore e il suo bambino. Il libro che offre nuove opportunità di stare insieme e rafforza il legame tra genitori e figli, e a sua volta diventa parte di quel legame e ne trae giovamento: l'amore che vibra tra la mamma (e il papà) e il bambino si riflette infatti nelle sue pagine e le rende preziose e speciali.

Il libro che un giorno sarà soglia da varcare, porta d'ingresso di un mondo di avventure incredibili e infinite da vivere insieme, ora è coccola, tenerezza, espressione di amore.

11 Dal sito www.natiperleggere.it

12 "Le sue aspettative sono radicate così in profondità – scrive Bowlby – e hanno ricevuto così tante conferme da rendere difficile in età adulta, immaginare un mondo diverso". Ciò significa che se il bambino è stato accudito da genitori affettuosi che hanno risposto con amore ai suoi bisogni, il suo approccio con il mondo sarà "fiducioso, e di fronte a potenziali situazioni di pericolo, sarà in grado di affrontarle con efficacia, o di richiedere l'aiuto necessario" (da Bowlby J., *Attaccamento e perdita, vol. 2: La separazione dalla madre*, Bollati Boringhieri, 1995).

13 Carniage Report of New York, *Starting Points: Meeting the Needs of your youngest children*, New York, 1994.

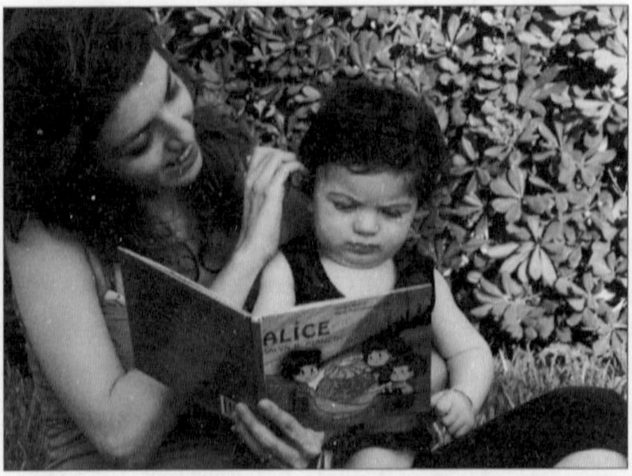

• Sei mesi, si comincia!

Sei mesi già ho e son pronto a giocare
coi libri che tu saprai farmi sfogliare.
Tu leggimi un libro e sai che ti dico?
Un libro sarà per sempre mio amico.
Alberto Pellai

Il progetto nazionale "Nati per Leggere" che promuove la pratica della lettura condivisa sin dai primi mesi di vita, indica il sesto mese come un buon momento per un primo approccio con l'oggetto libro.

Alberto Pellai, psicoterapeuta dell'età evolutiva, scrive: "Stimolare i nostri bambini con libri, musica, attività creative significa aiutarli a capire i propri talenti e a coltivarli. I bambini, già dai sei mesi, amano avere tra le mani libri e giornali e amano stare con adulti che sfogliano loro le pagine, mostrando immagini e colori. (…) Serve a stimolare la loro mente, soprattutto nelle prime fasi della vita, in cui le reti neuronali sono attivate in funzione degli stimoli ambientali. Quanto interessati e incuriositi saranno da ciò che succede loro intorno, così come quanto desiderosi di apprendere e creare, dipende anche da queste esperienze precoci che i genitori condividono con loro"[14].

14 Pellai A., *Nella pancia del papà*, Franco Angeli, 2004, p. 65.

Come si comincia? Molto semplicemente mettendo a disposizione del bambino dei libretti di materiale resistente e atossico, di dimensioni non ingombranti, con poche pagine e immagini dai colori vivaci. È fondamentale che i materiali siano atossici perché – per cominciare a fare conoscenza – il bimbo li assaggerà!

Le illustrazioni dovranno rappresentare volti e figure umane e/o oggetti che gli sono familiari perché fanno parte della sua esperienza quotidiana (una palla, un cappellino, il sole, ecc.). Lo stile dovrà essere semplice e realistico in modo da permettere un immediato riconoscimento dell'oggetto rappresentato; ed è meglio che non ci siano troppe immagini nella stessa pagina.

In questa fase si possono scegliere libri privi di testo o con solo due o tre parole sotto la figura. La lettura, quando il bimbo è così piccino, consiste infatti nel pronunciare e ripetere il nome degli oggetti rappresentati e/o nel raccontare delle brevi storielle utilizzando le immagini (ad esempio: il bimbo cerca la sua palla, ecco la palla! Ora ha fame e mangia la pappa. Ora arriva il gatto, è il gatto del bimbo, ecc.).

Poiché a rendere interessante e piacevole questa esperienza dapprima è la sua valenza affettiva, è importante che la mamma o il papà tengano in braccio il loro bimbo mentre gli mostrano le immagini del libro.

Per prendere confidenza e giocare con i libri sono indicati anche i libri 'morbidi', come quelli in stoffa, e i libri che permettono un'esperienza tattile e sonora grazie agli inserti in materiali diversi (ruvidi o lisci al tatto) che toccati o stropicciati producono dei suoni particolari.

Attenzione, è normale che il bambino di sei mesi (e oltre) sia più interessato ad assaggiare, mordere, manipolare il libro. È il suo modo per conoscere e prendere confidenza con l'oggetto libro.

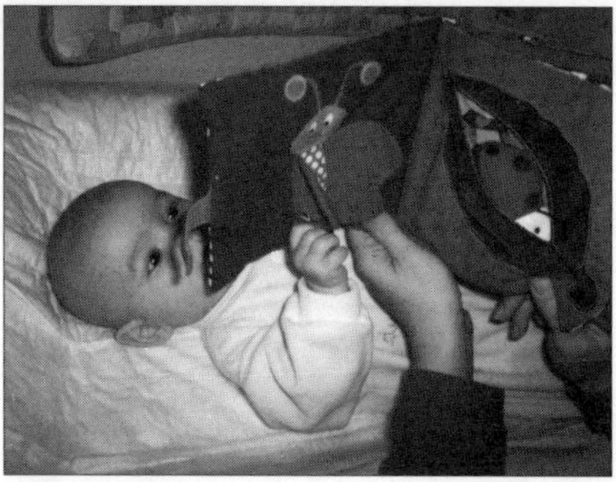

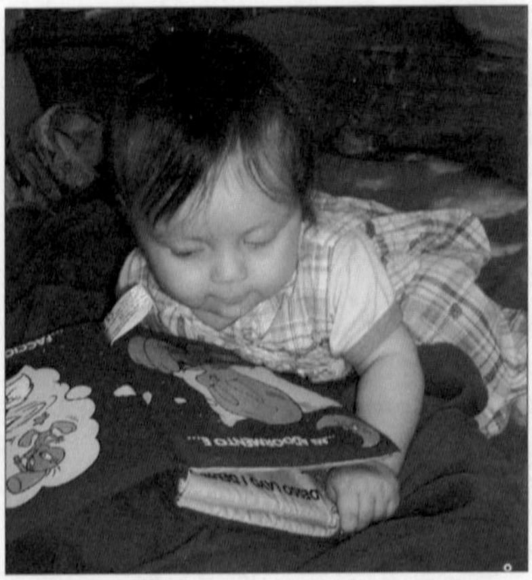

• Nove mesi: un lettore ‘a tutto sensi’

I libri devono ancora avere le caratteristiche già indicate, ovvero essere resistenti e in materiali atossici, poiché il bimbo è un lettore ‘plurisensoriale’: osserva, assaggia, tocca, mordicchia, manipola…

Se il libro non è troppo grande e quindi riesce a maneggiarlo agevolmente, il piccolo lo passa da una mano all’altra, lo apre, prova a voltare le pagine (usando tutta la manina, poiché non è ancora in grado di usare l’indice) e indica con il dito le immagini.

Le illustrazioni e le foto che lo attraggono sono quelle dai colori decisi e vivaci, che riproducono volti, bimbi, oggetti conosciuti, animali.

• Dodici mesi: giro le pagine!

Ormai il libro è un elemento noto e caro. Il bimbo lo tiene in mano e, con un po’ di aiuto da parte di mamma e papà, riesce a voltare le pagine. Quando desidera che il genitore legga, prende il libro e glielo porta.

I libri ora possono avere qualche pagina in più, ma devono continuare a essere realizzati in materiale resistente e avere un formato maneggevole.

Le figure preferite dal bimbo sono quelle che riproducono semplici azioni quotidiane (mangiare, dormire, giocare). In genere gli piacciono molto anche le immagini di animali. Verso l’anno, il bimbo comincia a rendersi conto se un volto o una figura umana sono capovolti.

Per quanto riguarda i testi dovranno essere molto semplici, poche parole che ‘raccontano’ le immagini o la sequenza delle azioni che vengono rappresentate. Particolarmente apprezzati sono i testi in rima: filastrocche o brevi storie composte da frasi in rima.

Immagini di famiglia: le fotografie

Abbiamo visto che ai bimbi, sin da piccolissimi, piacciono molto i volti. Un’idea simpatica è quella di scattare una foto in primo piano della mamma, del papà, di eventuali fratellini e sorelline maggiori, dei nonni (anche del cagnolino o del gatto di casa, se in famiglia ci sono animali domestici); una volta riprodotti i volti che il bimbo conosce e ama, si inseriscono le foto (un primo piano per ogni soggetto) in un album, di quelli semplici e maneggevoli, in formato piccolo, giusto la dimensione della foto.
Il bimbo potrà sfogliare l’album e osservare i volti di famiglia, indicarli e, verso l’anno, provare a pronunciare i loro nomi.
Per i piccolissimi, si potranno inserire le foto di mamma e papà in singole custodie di plastica e lasciare che il bimbo possa prenderle in mano e osservarle una alla volta.

Le mamme raccontano

Giulia, mamma di Stefano (5 mesi): Leggo per Stefanino storie brevi e filastrocche e gli canticchio davvero tanto quando lo tengo in braccio, quando andiamo a passeggio (secondo me le persone che ci vedono mi prendono per matta!), oltre a parlargli moltissimo… Chissà che tutte queste attenzioni non gli consentano di immagazzinare tanti termini da tirare fuori quando sarà più grande. Da quasi tre mesi emette suoni, lettere… Va a periodi, ci sono dei giorni in cui dice poco o nulla e poi il giorno dopo è un’esplosione di suoni e vocalizzi. È una meraviglia.

Loretta, mamma di Nicolò (6 mesi): Ho cominciato qualche giorno fa leggendo *Io e la mia mamma* e *Solo per amore*. A volte sembra quasi che Nicolò guardi le parole invece delle immagini… E poi gioca sempre con un libricino di stoffa molto carino che gli hanno regalato e che fa rumore di carta.

Alessandra, mamma di Marta (6 mesi): Leggo molto per Marta. Per lei scelgo libri che contengono filastrocche e immagini più nitide possibili. Se il libro non ha un testo in rima, invento io le frasi e le scrivo per poi leggerle a Marta. Lei mangiucchia i suoi tre libri di stoffa e i libri cartonati che le offro.

Valeria, mamma di Manuel (7 mesi): Ho cominciato da tempo a leggere per Manuel. Lo tengo in braccio mentre leggo e lui vuole assaggiare il libro, tastarlo e rigirarlo…

Invento una storia sfogliando il libro morbido in stoffa, mentre sfogliando i libretti con figure quotidiane dalle forme definite dico: "Quando andiamo qui vediamo questo…" e così via. A volte leggiamo anche qualche libro con storie semplici e brevi e illustrazioni colorate.

Forse non comprenderà ancora le varie storielle ma credo che sia comunque un momento di intimità importante e che la voce di mamma abbinata al libro poi potrà far venire 'voglia di lettura' anche da più grandi, be' almeno lo spero!

Rossella, mamma di Maya (10 mesi): Io adoro leggere per la mia bimba. Cerco di recitare le storie piuttosto che leggerle in modo statico, in modo che siano più coinvolgenti e questo funziona, infatti, lei mi segue con molto interesse fino alla fine del racconto. Leggo spesso storie che parlano di animali perché vorrei tanto che si appassionasse alla natura, e storie in cui vengono nominate le parti del corpo, perché impari a conoscerle e a distinguere sensazioni diverse (ad esempio il solletico ai piedini offre una sensazione molto diversa da una carezza sul pancino).

Quella della lettura è una consuetudine che consiglio a tutti i genitori: sia perché è un'attività semplice e divertente da proporre al proprio bimbo, sia perché così creiamo le basi per l'amore per la lettura, stimoliamo la loro fantasia e con le storie possiamo anche dargli degli insegnamenti di vita in un modo a loro comprensibile.

Ilaria, mamma di Filippo (14 mesi): Da quando Filippo ha sei mesi leggo un libro che si intitola *Bacini, bacini* di Selma Mandine. Lo leggo e lo riempio di baci!

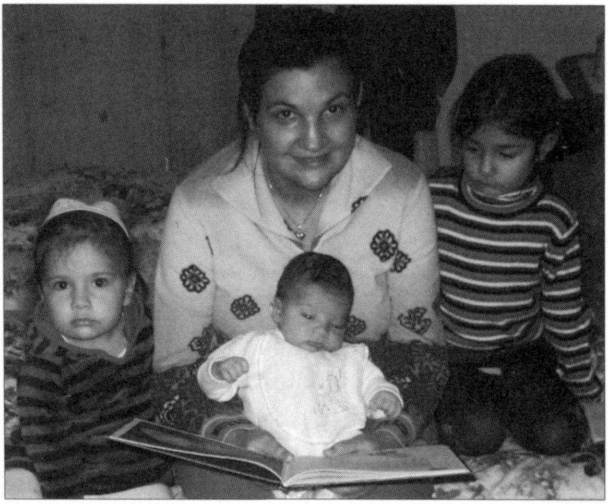

DA 12 A 36 MESI

Un lettore sempre più esperto

Nel secondo e nel terzo anno di vita il bimbo acquisisce e sviluppa molte competenze. Se quello con la lettura condivisa è un appuntamento quotidiano o se, comunque, i genitori leggono spesso per lui, il libro diventerà un amico, un amico con cui amerà intrattenersi anche da solo, voltando le pagine, studiando le figure, ricordando la storia e gli eventi narrati che ha potuto memorizzare grazie alla lettura di mamma e papà.

È molto bello vedere il rapporto con il libro che si evolve e che accompagna il bambino, offrendogli spunti per giocare con la fantasia, allenare la memoria, esercitare il linguaggio. E, ancora una volta, è molto bello ritagliarsi dei momenti speciali da trascorrere con il nostro bambino, senza interferenze o distrazioni, per scoprire nuove storie e personaggi, emozionarsi, ridere, sognare insieme.

Ma procediamo con ordine e vediamo quali sono le principali tappe di questo percorso. Di seguito vengono riportate alcune indicazioni relative all'età; si tratta ovviamente di indicazioni di carattere generale, perché ogni bimbo è diverso e ognuno si muoverà lungo i sentieri della lettura con i suoi tempi.

Quello che accomuna un po' tutti i bimbi è il fatto che l'appuntamento con la lettura conserva una connotazione fortemente affettiva e viene vissuto come un'occasione di vicinanza e contatto: il bambino è in braccio al genitore, seduto sulle sue ginocchia o seduto al suo fianco.

• Quindici mesi, frasi semplici e brevi

Tra i dodici e i diciotto mesi la confidenza con l'oggetto libro è ormai notevole: il bimbo lo manipola, sfoglia le pagine, in genere si accorge se è capovolto e prova a inclinare il viso per adattarsi alle immagini.

A molti bimbi piace indicare le figure e pronunciarne il nome (palla, bimbo, cane, bicicletta), altri bimbi si divertono a indicare l'immagine e aspettano che sia il genitore a dire il nome dell'oggetto raffigurato. Spesso vogliono tornare indietro o saltare avanti per rivedere l'immagine preferita, e questo, naturalmente, più e più volte: compito del genitore è quello di accogliere le preferenze del bambino e favorire la sua attiva partecipazione alla lettura!

Per i bimbi che si divertono a pronunciare (o a far pronunciare a mamma e papà) i nomi degli oggetti, ci sono alcuni libri pensati proprio per l'attività di 'denominazione': un esempio classico sono i volumi illustrati di Richard Scarry.

Se la mamma e il papà gli leggono spesso dei libri con testi brevi, in rima o con frasi semplici che descrivono le azioni raffigurate dalle immagini, il bimbo riesce a memorizzare la successione degli eventi e anticiparli.

I suoi libri preferiti sono ancora quelli che raccontano semplici azioni quotidiane (mangiare, dormire, giocare, ecc.) e che hanno per protagonisti bambini o animali.

• Diciotto mesi, libri e risate

Ora comprende e memorizza con facilità storie brevi, in cui il protagonista (un bimbo o un animale) compie una successione di azioni a lui note (alzarsi, fare colazione, uscire a giocare, pranzare, ecc.) ed è in grado di completare e anticipare le frasi di un libro che i genitori hanno letto con lui. Grazie alla ripetizione riesce infatti a individuare i nessi logici e le relazioni di causa-effetto all'interno di una storia. "Il grande balzo nello sviluppo –

scrivono Marylin Segal e Don Adcock, docenti di psicologia dell'età evolutiva – avviene quando i bambini si rendono conto che c'è una connessione fra le pagine, e che le figure e le parole raccontano una storia. Questa scoperta sembra essere graduale, come mettere insieme un puzzle. Ogni volta che viene letto il libro preferito, viene recepita sempre più la storia"[15].

Inoltre, il bimbo scopre quanto la lettura possa essere divertente: i libri che più lo fanno ridere sono in genere quelli con i versi degli animali e/o con rime buffe.

A quest'età molti piccoli sono attratti anche dalle **riviste** che vedono sfogliare ai genitori: a incuriosirli sono le immagini colorate e la possibilità di cimentarsi con un'attività che vedono fare a mamma e papà. Via libera anche alle prime letture di giornale quindi, con un'unica accortezza: poiché le pagine sottili di una rivista sono piuttosto 'vulnerabili', meglio leggere gli articoli che ci interessano prima di condividere…

Infine, molto interessanti da sfogliare e 'studiare' sono anche i **dépliant**, i cataloghi di mobili, giardinaggio, automobili. Quando il bimbo è piccolissimo si divertirà a guardare le immagini, e in un secondo tempo i pieghevoli saranno una fonte preziosa di materiale per i lavoretti: ritagliando le figure e incollandole su fogli o cartoncini si potranno realizzare bellissimi collage.

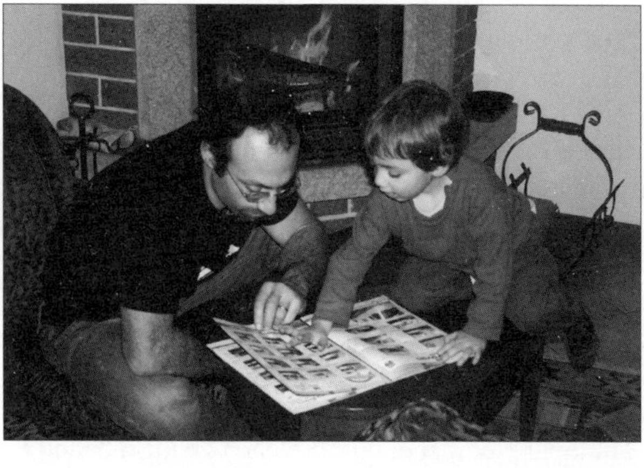

15 Adcock D., Segal M., *Il mio bambino da 1 a 2 anni*, Red Edizioni, 2004, p. 97.

• Ventiquattro mesi: te lo leggo io!

Il libro ormai non ha più segreti per il bambino che sa orientarlo nel verso giusto e sa voltare le pagine senza bisogno di aiuto.

Il piccolo memorizza facilmente le storie che i genitori gli leggono spesso e così è in grado di completare una frase che la mamma o il papà lasciano in sospeso, ma anche di correggere eventuali errori di lettura. In genere i bimbi si divertono molto quando il genitore 'fa pasticci' e inserisce, intenzionalmente, degli errori!

A quest'età i piccoli hanno i loro libri preferiti a cui possono mostrarsi molto affezionati, tanto quanto (o più che) a un giocattolo o a un *peluche*. E quando si affezionano a un personaggio (umano o animale) amano leggere più di una storia che lo abbia per protagonista.

Dopo il secondo compleanno, il bambino non solo desidera ascoltare e riascoltare le sue storie preferite, ma ben presto inizia a 'leggere' a sua volta: da solo, ai genitori, alle bambole… inventando parole e situazioni e ripetendo parole e/o semplici frasi.

A questo proposito la psicologa Anna Oliverio Ferraris scrive: "I bambini possono 'leggere' per il proprio piacere fin dall'età di due anni. Iniziano con il voltare le pagine e guardare le figure, poi borbottano usando parole che avete usato voi nel leggergli le favole. Evitate di far loro notare che stanno 'sbagliando', che le parole scritte nel libro sono diverse, gli toglierete il piacere di fare come i 'grandi'. Questi borbottii non vanno sottovalutati: sono il primo stadio della lettura, così come gli scarabocchi sono il primo stadio del disegno e della scrittura"[16].

• Trenta mesi, tante storie…

Con l'avvicinarsi del terzo compleanno il bimbo è in grado di comprendere e gustare storie sempre più ricche e complesse. La scelta di letture si amplia e diversifica. Il suggerimento è di proporgli libri che raccontino la vita quotidiana (il bimbo che va a scuola, il bimbo che si ammala, il bimbo che gioca con un cucciolo), ma anche le emozioni, i sentimenti, le fantasie del bambino.

16 Oliverio Ferraris A., *Prova con una storia*, Fabbri, 2005, p. 125.

Ora sono indicate anche le storie di avventura, le fiabe che hanno per protagonisti principi, principesse, eroi e cavalieri, le favole degli animali.

Le fiabe tradizionali possono aiutarlo a proiettare all'esterno dubbi e paure, e le favole e/o le storie che spiegano il perché di situazioni ed eventi lo aiutano a capire meglio la realtà e soddisfano la sua sete di conoscenza.

Le storie buffe che narrano azioni ridicole o sbagliate lo divertono moltissimo. I libri che gli sono stati letti più volte, diventano definitivamente 'suoi': memorizza azioni e frasi e sa 'rileggerli' a suo piacimento. Ci sono bimbi che, guidati dalle illustrazioni, sanno recitare interi libretti, tanto che sembra proprio che stiano leggendo!

Un momento speciale

La lettura condivisa con un bimbo in età prescolare può essere un momento di grande relax per grandi e piccini. In molti casi la mamma lavora e il bimbo trascorre parte della giornata all'asilo nido, con i nonni o con una tata. Quando madre e bambino si 'ritrovano' la voglia di stare insieme è tanta: il piccolo ha bisogno dell'attenzione materna, desidera trascorrere un po' di tempo con lei senza interferenze o distrazioni.
La lettura condivisa offre a genitori e bimbi l'opportunità di stare insieme in modo rilassante (e al termine di una giornata di lavoro, questa è una caratteristica niente affatto secondaria!) e risponde al bisogno di considerazione, ma anche di tenerezza del bambino.
A proposito dei tanti pregi di questa consuetudine, Segal e Adcock commentano: "Leggere insieme è l'occasione di un **momento di affetto e di intimità** e contemporaneamente permette ai genitori di insegnare ai bambini qualcosa di nuovo. Non ha nessuno degli svantaggi impliciti in molte altre attività infantili: non è rumoroso, non sporca, non distrugge niente e non crea disordine"[17]. L'ultima affermazione fa sorridere, ma in effetti tra i tanti vantaggi della lettura c'è anche quello della comodità!

17 Adcock D., Segal M., *op. cit.*, p. 21.

È normale che...

- I tempi di attenzione del bambino di un anno e mezzo siano brevissimi. Sta al genitore coinvolgerlo e rendere la lettura interessante e divertente in modo che questi tempi aumentino progressivamente.
- Il bambino si allontani prima che la storia sia finita.
- Il bambino interrompa la lettura e voglia raccontare lui la storia, raccontarla a modo suo o reinventarla inserendo elementi che in quel momento gli interessano.

Le mamme raccontano

Chiara, mamma di Giorgia (14 mesi): Ogni sera leggiamo per Giorgia qualche storiella, raccontiamo qualche filastrocca o sfogliamo qualche libro. In questo momento è innamorata di *Io e il mio papà*, fa tanti versetti e con aria sognante e occhietti a mezz'asta dice "Papààà". E prima della nanna non può mancare *Il latte della mamma sa di fragola*, che porta dolcemente a farmi sollevare la maglietta, col suo nasino e le sue manine che già pregustano il dolce rituale che l'aspetta!

Abbiamo iniziato presto, cercando di farle percepire il piacere di leggere, di tenere in mano un libro, di sognare guardando le figure e sentendo la musicalità delle parole.

Marta, mamma di Letizia (15 mesi): Il primo libro letto da Letizia intorno ai cinque mesi è stato *Tre piccole papere*: ci si soffermava per delle mezz'ore girando le quattro pagine instancabilmente! Ora tutti i libri, i giornali, i dépliant son belli da maneggiare e da studiare. Predilige riviste con immagini di persone o con elementi della natura. Il massimo della condivisione familiare serale è vedere Letizia, marito e me, tutti sul lettone, ognuno col proprio cuscino e ognuno col suo giornale da leggere, tutti concentrati...

Ogni giorno è una conquista e ogni libro per Letizia ha un sapore nuovo e noi ne siamo entusiasti!

Sabrina, mamma di Tea (16 mesi): Durante il giorno, quando prendo un libro, abbiamo l'abitudine di sdraiarci sul lettone con la testa sopra due cuscini ed esclamiamo un bel "Ahhh", soddisfatte. Quindi apro il libro e Tea un po' mi ascolta e un po' lo sfoglia lei, poi qualcosa distrae la sua attenzione, scende dal lettone e si mette a fare tutt'altro lasciandomi con il libro in mano a leggere ancora per un po' per nessuno (ma forse mi ascolta ancora, chi lo sa?).

Per le favole non siamo ancora pronte ma spero di raccontargliele presto per dormire, perché da piccola io le ascoltavo e me le raccontavano sia mamma sia papà. Avevamo l'abitudine di raccontarcele anche tra sorelle. Se una di noi due era malata, l'altra prendeva un libro e le leggeva una storia. Bei ricordi… e belle abitudini che voglio trasferire alla mia piccola Tea.

Marzia, mamma di Alice (2 anni): In famiglia siamo sempre stati tutti molto *book addicted*, mia mamma è bibliotecaria e siamo quattro figli con una passione smodata per la lettura. Io ho iniziato a leggere ad Alice da piccolissima, intorno ai cinque o sei mesi. Ora ha quasi due anni e ha i suoi libri preferiti che adora e vuole le vengano letti sempre nello stesso modo, con le stesse inflessioni della voce e le stesse 'vocine'.

Serena, mamma di Alessandro (2 anni): Ricordo da bambina che per addormentarmi mio papà o mia mamma mi leggevano sempre una storia. Ricordo molto nitidamente le copertine dei libri di Rodari. Sono sicura che la mia passione per la lettura nasca dall'aver sempre visto i miei genitori leggere e dal fatto che loro leggessero per me.

La sera cerco di leggere sempre qualcosa ad Alessandro. Al momento la sua storia preferita è quella dei tre porcellini. Ama molto anche il libro del cucù e in generale tutti i libri che parlano di animali e fattorie.

Non avevo dubbi sull'importanza di leggere ai bimbi fin da piccoli, ma dopo avere letto *Leggimi forte* la consapevolezza dell'importanza di questo strumento di relazione è aumentata. E recentemente ho letto un libro di un'autrice australiana, *Baby prodigio,* che parla dei benefici della lettura ad alta voce anche a livello di sviluppo linguistico e uso della parola.

Elisa, mamma di Nausicaa (2 anni): Leggo ai bambini per lavoro (insegno alla scuola dell'infanzia) e ogni volta è una meraviglia. Ma mai come leggere alla propria figlia! È un'esperienza che non ha prezzo e un momento unico di intimità, allegria, comunicazione e relax. È qualcosa di speciale tra di noi. Ma la lettura ci fa anche fare amicizia, come quella volta, mentre facevamo la fila per i vaccini e si sono raccolti attorno a noi – e al libro – 4 o 5 bimbetti. Oppure ai compleanni: io ho l'abitudine di portare dei libri e li leggiamo tutti assieme.

Penso che quando leggiamo ai bimbi, e ancor di più ai nostri figli, condividiamo non solo le storie ma anche parte di noi. E i piccoli stupiscono sempre per come, fin da neonati, riescono a partecipare a questo scambio. Alcuni dei momenti più belli con la mia piccolina li ho passati leggendo ed emozionandomi con lei per i suoni, i colori, le storie.

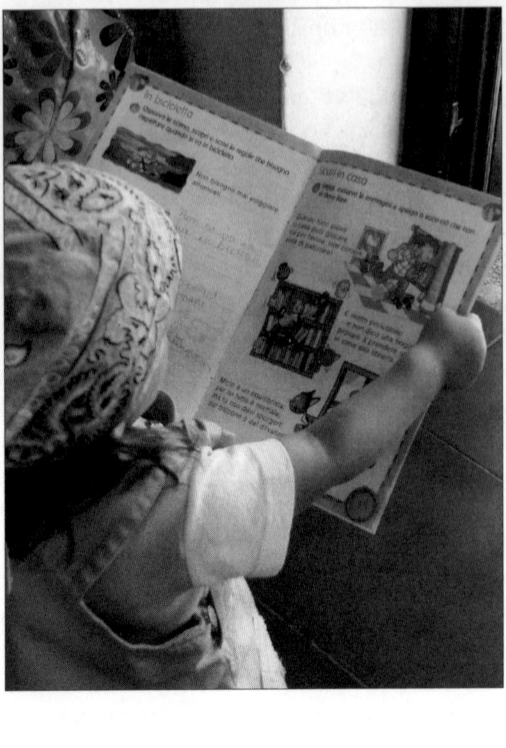

DAI 3 ANNI

Piccoli lettori crescono

Dopo il terzo compleanno le competenze linguistiche del bambino crescono molto velocemente: il suo vocabolario si amplia a dismisura, le sua capacità verbali si affinano. I libri sono compagni apprezzati e fedeli, e davanti al bimbo si schiude una vastissima scelta: i genitori possono proporgli storie in rima, racconti, fiabe e favole. Le storie possono diventare via via più lunghe e articolate, con più sequenze di azioni e più personaggi.

Tra i 3 e i 4 anni, particolarmente apprezzate sono le fiabe che spiegano il perché, l'origine e il funzionamento degli oggetti e dei fenomeni naturali, in una parola, le fiabe che spiegano la realtà. Una realtà che incuriosisce e che il bambino vuole conoscere e comprendere sempre meglio.

A molti bimbi piacciono i libri che offrono informazioni sulla natura, gli animali, la terra, i vulcani...

Ma in questa fase anche la realtà interiore ha bisogno di essere rappresentata e quindi di trovare spazio tra le pagine: i libri che raccontano le emozioni (la preoccupazione di fronte a un'esperienza nuova, il distacco dalla mamma, l'ingresso alla scuola materna, la paura di perdere l'attenzione dei genitori con la nascita di un fratellino) dimostrano al bimbo che quelle che prova sono sensazioni normali e comuni e questo è molto rassicurante!

Sono adatti ai bambini di questa età anche i libri che permettono di imparare qualcosa di nuovo divertendosi, pensiamo alle storie in cui si conta per prendere confidenza con i numeri da uno a dieci, o ai testi in rima e non, dedicati alla lettere dell'alfabeto.

Verso il quarto-quinto compleanno, se il bambino mostra di apprezzarle si possono leggere e/o raccontare anche le fiabe tradizionali, facendo però attenzione alle sue reazioni: se una fiaba lo spaventa meglio lasciarla perdere, lo stesso vale per eventuali scene che lo impressionano in modo eccessivo, non esitiamo ad accogliere le sue richieste e saltarle!

Importante, quando si leggono fiabe letterarie o moderne, è il lieto fine: la paura è infatti accettabile, poiché vissuta al fianco del genitore (anzi, la messa in scena di eventi paurosi o sentimenti negativi è liberatoria, in quanto permette di proiettare all'esterno e superare sensazioni che possono essere fonte di intenso disagio), ma il bambino non può rinunciare a una conclusione felice, che rimette tutto a posto e promette che anche nella vita vera, tutto finirà bene.

• Giornalini e album da colorare

In edicola si possono trovare vari giornalini destinati ai più piccini. A molti bambini questi giornalini piacciono sia per le brevi storielle che vengono lette dal genitore, sia per le pagine da colorare e/o i giochi (come i disegni da colorare seguendo le indicazioni offerte dai 'pallini colorati' o le immagini da confrontare per trovare le differenze).

Un altro classico per i bimbi in età prescolare sono gli albi da colorare: alcuni propongono immagini di oggetti di uso quotidiano, altri raccontano una storia (in pratica il bimbo colora le illustrazioni di una fiaba) e in questo caso le pagine sono corredate di brevi testi e si prestano per una lettura condivisa.

• Te lo leggo io!

Grazie alle riletture di mamma e papà, i bambini memorizzano le loro storie preferite e, aiutandosi con le illustrazioni, sono in grado di ri-raccontarle molto bene. A volte 'leggono' il libro a voce alta per se stessi, ma spesso si offrono di leggerlo per i genitori, per i fratellini, per la bambola o i peluche … Un bel traguardo, da valorizzare mostrando disponibilità e interesse nell'ascoltarli!

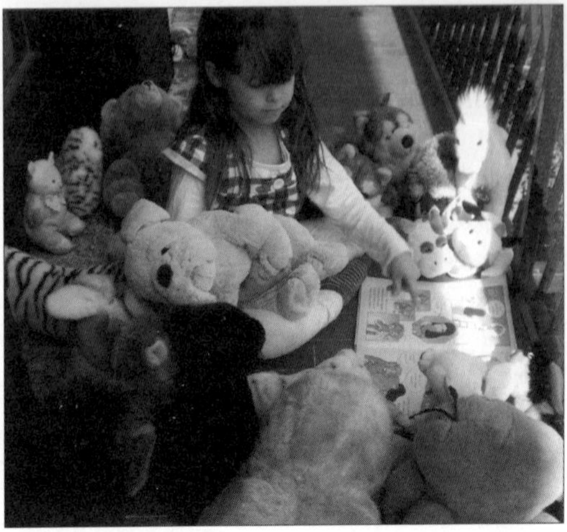

Le mamme raccontano

Daria, mamma di Alice (3 anni), e Elena (3 mesi): Sia io che Marco abbiamo sempre letto storie ad Alice e adesso anche la piccola Elena a suo modo ascolta. Nel tempo abbiamo passato varie fasi: quando era più piccolina (fino ai 2 anni circa) si leggeva sul vasino o si sfogliavano i librini semplici e riviste (tipo quelle del CAI), poi la lettura ha cominciato ad accompagnare l'addormentamento serale e pomeridiano, assieme al racconto di storie inventate da noi o tratte da fatti che ci sono accaduti.

Benedetta, mamma di Matilde (4 anni): Ho iniziato a leggere per lei quando aveva pochi mesi. Mi pare ne avesse a malapena tre. Le leggevo i librettini morbidi o quelli che si possono mettere nel bagnetto. Oggi Matilde adora i libri e ha già una sua libreria dove tiene in ordine i suoi 'possedimenti'.

Daniela, mamma di Valentina (4 anni e mezzo): A Valentina non piacciono gli audiolibri, vuole che le storie gliele legga io, che adoro fare le voci diverse, mentre se legge suo padre vuole la storia buffa e lui modifica storia e finale e invece di farla addormentare la fa ridere a crepapelle. Ogni sera una o due storie, se salta una sera perché lei crolla sul divano o io rimango al lavoro fino a tardi, recuperiamo la sera dopo.

Spesso la sento che prende i libri e li legge alle sue bambole. Ama molto i libri e ha imparato a rispettarli. Ad ogni festività ha ricevuto da me almeno quattro o cinque libri nuovi, spesso approfitto delle offerte per mettere da parte e poi regalarle nuovi libri per un'occasione speciale. Magari lesino sui vestiti, ma non sui libri!

La lettura condivisa da 0 a 6 anni

0-6 mesi Parlare spesso e cantare al bimbo. Ripetere filastrocche e ninnenanne. Si possono mostrare al bebè immagini o fotografie di un viso.

6 mesi Il bimbo è in grado di afferrare il libro e portarlo alla bocca e può già apprezzare i colori vivaci. Scegliere libri che si possono manipolare, che riproducono immagini semplici con figure di visi e oggetti familiari.

9 mesi Lo sguardo del bimbo sulle pagine si fa più attento, comincia a capire come 'funziona' il libro. È possibile proporgli libri cartonati – resistenti e atossici – che raffigurano semplici oggetti e richiedono all'adulto di nominare e ripetere più volte il nome di ciò che è disegnato.

12 mesi Proporre le prime storie costruite in modo semplice che rispecchiano le esperienze quotidiane del bambino. Il libro diventa pian piano un oggetto familiare ed apprezzato.

15 mesi Preferire libri con frasi semplici e brevi che il bambino riesce a anticipare. Il bambino sa girare le pagine e porge il libro all'adulto perché glielo legga.

18-24 mesi Il bambino acquisisce molte competenze nei riguardi dei libri, ripete le parole suggerite dalle immagini, prova a dire l'ultima sillaba o l'ultima parola di una frase lasciata in sospeso dall'adulto (specialmente se si tratta di un testo in rima). Ripete piccole sequenze di storie ascoltate tante volte.

24-36 mesi Il bambino sa maneggiare con sicurezza il libro, ha capito la funzione del testo verbale, ascolta attentamente (per alcuni minuti) la lettura dell'adulto e sa ripetere con ordine le brevi storie che gli sono state lette più volte. I racconti possono diventare più complessi e affrontare temi legati alle emozioni del bambino.

Dai 3 ai 6 anni Proporre storie divertenti, fantastiche e avventurose, libri con i numeri e le lettere dell'alfabeto, storie sugli amici e sulla scuola, libri con tante informazioni sul mondo.

SI LEGGE! COME?

Abbiamo visto che la consuetudine di leggere con i nostri bambini può essere annoverata tra le modalità di accudimento 'ad alto contatto', ovvero un modo di essere mamma e di essere papà caratterizzato da tanta vicinanza fisica ed emotiva. Il libro diventa un valido strumento di relazione, e i momenti dedicati alla lettura rinsaldano quel legame d'amore che unisce genitori e bimbi e contribuiscono alla costruzione di una personalità serena e sicura di sé. Quando il genitore prende il suo piccolo in braccio e gli legge (o gli racconta) una storia, il messaggio che vibra tra loro è forte e chiaro: ti voglio bene, sono qui per te. Detto questo, la risposta alla domanda "Come leggere al bambino?" sorge piuttosto spontanea. Sembrerà banale, ma credo che ogni genitore debba leggere come gli viene, senza preoccuparsi troppo della propria abilità. Il piacere del bambino non dipende dall'intonazione, dall'abilità nel diversificare la voce dei personaggi o nel pronunciare versi e suoni: per lui non c'è lettore professionista al mondo che possa superare la sua mamma e il suo papà.

Lorenzo, un bimbo di cinque anni, alla mamma che ha chiesto se gli piaceva quando leggeva per lui ha risposto: "Mi piace che parli".

È la voce della mamma a rendere straordinario il mondo della lettura!

Non è un caso se parecchi bimbi quando parlano di lettura[18], aggiungono che la mamma è bella, buona e che le vogliono bene. Lo stesso vale per la lettura con il papà. Per i bambini la lettura condivisa non è soltanto lettura. È stare seduti vicini, è avere il genitore tutto per sé, è non addormentarsi da soli, è sentirsi amati.

Un suggerimento che riguarda il 'modo' potrebbe quindi essere quello di leggere con 'partecipazione'. Facciamo sentire al nostro bambino che siamo contenti di essere lì con lui. Se possiamo, viviamo questi momenti senza fretta, con calma. Con il nostro bimbo in braccio e un libro tra le mani, proviamo a lasciare da parte preoccupazioni e pensieri. Lasciamoci incuriosire e trasportare dalle semplici vicende narrate. Ridiamo insieme (la risata dei bambini è irresistibile!) delle buffe disavventure dei protagonisti. Godiamoci il contatto e il calore dei nostri piccoli. Sarà bello anche per noi!

Mettiamoci comodi

Abbiamo visto che leggere con i bimbi deve essere prima di tutto un piacere condiviso. Perché questo si verifichi, conviene… mettersi comodi.

18 Vedi Capitolo I, Voci di bambini e bambine.

Troviamo una **postazione confortevole** – divano, poltrona, lettone, tappeto con i cuscini, un prato in giardino – e accomodiamoci con il nostro bambino.

Ai bimbi piace molto questo appuntamento, anche perché sentono di avere l'attenzione dei genitori tutta per loro. Quindi è importante **eliminare le possibili fonti di distrazione**: no a televisione e/o radio di sottofondo e, se è possibile, evitiamo anche di rispondere al telefono (in fondo la lettura, soprattutto ai piccolissimi, dura solo una decina di minuti, poco di più o poco di meno a secondo dell'interesse del bambino).

A proposito di tempo, quanto deve durare la lettura? Ed ecco un'altra risposta forse scontata: il tempo che ci vuole. Il tempo giusto per soddisfare l'interesse e la voglia di lettura del bambino. È lui, infatti, a indicarci come muoverci in questa situazione. Se mostra di gradire l'attività, proponiamogli più di un libretto o rileggiamo più volte lo stesso (anche qui, seguiamo le sue richieste), se invece non è interessato o dopo un paio di minuti decide di dedicarsi definitivamente a qualcos'altro… la lettura è finita. Fino alla prossima volta.

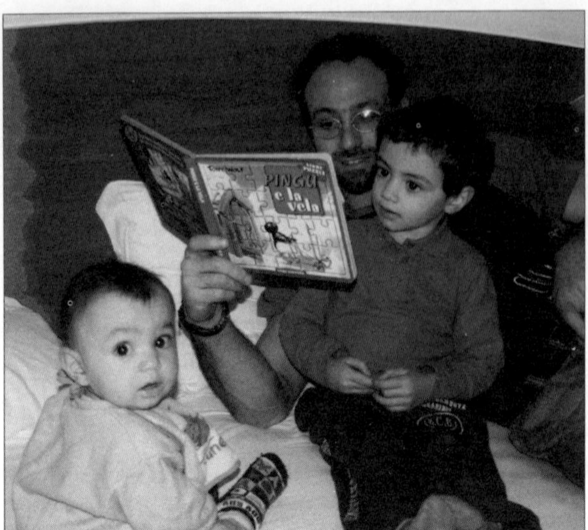

Leggiamo con gusto

Abbiamo detto che non è la qualità tecnica della lettura ad alta voce e neppure la bellezza del libro o della storia raccontata a interessare davvero ai bambini.

Ai bambini interessano le emozioni, le sensazioni, i sentimenti. Quelli che provano loro, ma anche quelli che provano i genitori.

Ricordiamo che il bimbo, sin da piccolissimo, percepisce le emozioni del genitore, sente 'a pelle' se è felice di essere lì con lui a leggere o se vive questa situazione con impazienza e nervosismo, se si sta divertendo o se ha fretta di arrivare all'ultima pagina per poi dedicarsi ad altro. Attenzione, qualche volta può capitare, sia chiaro. E capiterà. Non siamo perfetti e non siamo sempre ugualmente disponibili e sereni. Leggere un libretto di corsa, magari per acconsentire a una richiesta fatta con insistenza in un momento poco opportuno, fa parte del percorso.

L'importante è che – di solito – l'appuntamento con la lettura rappresenti anche per il genitore un'oasi di tranquillità, un momento felice, da gustarsi con il proprio bambino. Solo così, infatti, il piacere del bimbo sarà pieno. E se abbiamo tante faccende da sbrigare o tanti pensieri per la testa, be'... lasciamoceli alle spalle per un po' e godiamoci il momento!

Leggiamo con calma

Ci siamo: la postazione è confortevole, le possibili fonti di distrazione eliminate, abbiamo tempo... si legge!

Se il bimbo è molto piccolo, la lettura consisterà nel pronunciare (e ripetere) il nome degli oggetti rappresentati nel libro. Poi, partendo dalle immagini, il genitore potrà creare delle piccole storie, semplicissime e brevi.

In questa fase possiamo coinvolgere il piccolo e farlo partecipare alla lettura chiedendogli il nome degli oggetti raffigurati e lasciando che sia lui a voltare le pagine.

Con il trascorrere dei mesi, cresce la capacità di comprensione del bambino e i testi si fanno più ricchi e articolati.

Il primo suggerimento quando si legge ad alta voce è quello di leggere con calma, senza correre, pronunciando con chiarezza le parole, perché il piccolo ascoltatore possa cogliere bene il senso e seguire la storia. In questo è d'aiuto la punteggiatura, basterà rispettare le pause imposte dal testo per tenere il ritmo giusto.

Un po' di intonazione, ad esempio quando nel testo c'è un'esclamazione, e qualche pausa ad effetto per richiamare l'attenzione del bambino su un momento saliente della storia, renderanno l'ascolto ancora più gradevole.

Per quanto riguarda i suoni – il suono del campanello, lo squillare del telefono, lo sbattere di una porta – ai bimbi piacciono, quindi conviene pronunciarli con una certa enfasi, così come i versi degli animali che catturano l'attenzione, rinforzano il messaggio del testo e sono fonte di sicuro divertimento.

Quando nel testo compaiono i primi dialoghi, possiamo provare a diversificare un po' le voci: il lupo di Cappuccetto Rosso ha un vocione grosso, la nonnina ha la voce sottile. E se leggiamo o raccontiamo la fiaba dei tre porcellini, non esitiamo a soffiare e sbuffare come richiesto dalla storia.

Basta davvero poco per rendere la lettura più vivace e movimentata. Attenzione, però, niente ansia da prestazione: possiamo provare a mettere in atto questi semplici suggerimenti, ma ricordiamo che, comunque leggiamo, al nostro bimbo piacerà molto!

Leggiamo con complicità

Quando stiamo leggendo, non teniamo sempre gli occhi fissi sulla pagina. Ogni tanto guardiamo il nostro bambino, ridiamo con lui per un passaggio buffo, siamo pronti a rispondere a ogni sua domanda, a cogliere ogni suo commento. Anna Oliverio Ferraris suggerisce: "Qualche volta, prima di girare una pagina, chiedete che cosa pensano che succederà 'dopo'; aumenterete la loro partecipazione e il loro interesse"[19].

Siamo noi e il libro, la storia condivisa crea un clima di complicità – una complicità di parole e di sguardi – si ride insieme, si scopre insieme cosa succede nella pagina successiva, si sperimentano le medesime emozioni.

19 Oliverio Ferraris A., *op. cit.*, p. 32.

Lettori un po' si nasce, un po' si diventa

• Leggiamo con naturalezza e spontaneità, come siamo capaci. Senza ansie da prestazione...
• Leggiamo senza fretta, pronunciando le parole in modo chiaro.
• Qualche pausa incornicia e potenzia il messaggio del testo.
• Variando il tono di voce (ad esempio in presenza di un'esclamazione) si vivacizza la lettura.
• Pronunciamo con enfasi versi, suoni, rumori.
• Se stiamo leggendo o raccontando una storia con protagonisti molto diversi (il lupo e i tre porcellini, un elefante e un topolino, ecc.) facciamo parlare in modo un po' differente i vari personaggi.
• Proviamo a mettere in atto questi suggerimenti per rendere la lettura ancor più piacevole, ma non dimentichiamo che a far felici i nostri piccoli ascoltatori non è la qualità tecnica della lettura. E così si torna al punto uno, leggiamo con spontaneità e... con gioia!

Accogliamo le sue richieste

Quando si legge con un bambino di qualunque età, occorre sapersi mettere in ascolto. Servono flessibilità, pazienza, attenzione e disponibilità nei confronti del piccolo.

Se il bimbo chiede di tornare indietro e rileggere (o riguardare) la pagina precedente o ci interrompe per chiedere spiegazioni, è importante accogliere la sua richiesta. Lo stesso vale nel caso in cui ci chieda di saltare una pagina dove è raccontato e/o raffigurato dalle illustrazioni un episodio che non gli piace (perché gli fa paura o lo intristisce). Non avrebbe senso non assecondarlo!

"Poiché i bambini non possono leggere da soli – scrivono a questo proposito, Segal e Adcock – è importante dare loro un certo potere di controllo sulla dinamica di questa attività: se vogliono saltare una determinata pagina, o interrompere il racconto a metà, i genitori dovrebbero essere accomodanti"[20].

Può capitare che, ascoltando il genitore che legge, al bimbo venga in mente un episodio che lo riguarda o un dubbio non strettamente legato al

20 Adcock D., Segal M., *op. cit.*, p. 99.

testo: sarà una bella occasione per ascoltarlo (scoprire qualcosa in più su di lui) e, naturalmente, rispondere alla sua domanda.

Scopo della lettura condivisa è, infatti, quello di comunicare, interagire, coinvolgere il bambino.

Questo vale anche per la scelta del libro (se il bimbo ci chiede una storia, assecondiamo le sue preferenze!) e la richiesta di leggere e rileggere più volte lo stesso libro. È bene che il bambino abbia a disposizione una buona scelta di libri, perché possa trovare tra questi il suo preferito e quello che – a secondo del periodo e della fase che sta vivendo – meglio risponde ai suoi bisogni del momento.

Gli errori da non fare

Quando leggiamo con i nostri bambini, il suggerimento è di lasciarsi guidare dalle loro e dalle nostre preferenze e inclinazioni. Non mi pare che la lettura condivisa sia un'attività in cui si possono commettere errori, ma forse vale la pena chiarire cosa è lecito aspettarsi dal bambino e quali atteggiamenti sarebbe meglio evitare.

- Il primo suggerimento è di non aspettarsi tempi di attenzione particolarmente lunghi. Quando il bimbo è molto piccolo, il tempo dedicato al libro può risolversi in pochi minuti, è normale!
- Può capitare che ci sediamo con il nostro piccolo in braccio pregustando dei bei momenti tutti da leggere e… niente. Il bimbo non ne vuol sapere. In quel momento ha in mente altro, un gioco da finire, uno scaffale da svuotare, un giocattolo da smontare ed esaminare. Bene, vorrà dire che se ne abbiamo voglia leggeremo il libro da soli e poi lo rileggeremo con lui quando sarà interessato.
- Lasciamo che i bimbi conoscano i libri a modo loro, quindi con le mani e con la bocca: non avrebbe senso impedire a un piccolino di 'assaggiare' i suoi libri. Per questo motivo, proponiamogli libri resistenti, lavabili e realizzati in materiale atossico.
- Ogni bimbo ha i suoi gusti e le sue preferenze. Perché quello della lettura sia un piacere condiviso assecondiamo le sue scelte!

- Alcuni libri diventano per il bambino un vero e proprio tormentone: per un certo periodo non desidera leggere altro e chiede di rileggere più e più volte il suo preferito. Anche questo è normalissimo e non si tratta di un vezzo, è un vero e proprio bisogno, perché attraverso la ripetizione il bambino comprende la realtà che lo circonda. Non rifiutiamoci di rileggere.
- Abbiamo detto più volte che leggere insieme è un piacere. Perché lo sia realmente, non trasformiamo la lettura in una sorta di interrogazione (ad esempio, chiedendo come si chiama questo o quel personaggio, quali sono i suoi amici, ecc.), per verificare se il bimbo ha seguito con attenzione e quanto ha compreso e ricorda dopo la lettura. Quel che conta è che la lettura gli sia piaciuta, poi… Non si può leggere a un bimbo con scopi didattici. E naturalmente non ha senso leggere a un bimbo con l'intento di accelerare i suoi processi di maturazione.
- Viceversa, siamo disponibili ad ascoltare il bimbo se ha voglia di ri-raccontarci (magari più di una volta) la storia che è stata letta. E non stanchiamoci di rispondere alle sue domande se mostra di avere dei dubbi.
- In sintesi: accogliamo le reazioni del nostro bambino e rispettiamo il suo sentire. Se ha voglia di parlare di quanto abbiamo letto, ascoltiamolo volentieri. Se ha bisogno di rielaborare la storia (e le emozioni che la storia ha suscitato in lui) in silenzio, lasciamolo tranquillo!

E se il bambino non è interessato?

E se il bambino non vuol proprio saperne di libri, libretti e lettura ad alta voce? Se l'unica cosa che gli piace fare con i libri è mordicchiare le pagine? Se non ama stare seduto fermo, sulle ginocchia di mamma o papà, osservando le immagini e ascoltando rime e storie?

Naturalmente può succedere. I bimbi sono tutti diversi, come ci raccontano le mamme:

Manuela, mamma di Giorgio (un anno): Giorgio ama solo i libri cartonati perché... può morderli! Lui è un bambino attivo, deve fare fare fare, sprecare energie, non riesce a stare molto concentrato su cose 'teoriche'. L'amore verrà... anche perché abbiamo la casa invasa dai libri, non potrà non chiedersi cosa ci sia scritto dentro. Mi spiace solo non poterlo addormentare con una fiaba, o raccontargli storie, ma arriverà il momento...

Francesca, mamma di Edoardo (2 anni) e Vittoria (7 mesi): Io sono un'appassionata: leggo di tutto da sempre. Al grande ho sempre comprato libri, per ogni fascia di età e di ogni dimensione, materiale, ecc. Li guardiamo insieme, anche se Edoardo ha sempre cercato di 'dirigere' lui la situazione: io inizio a leggere, ma lui sfoglia a suo piacimento e non mi fa mai finire (quasi neanche iniziare direi), e preferisce che, una volta stesi a letto, sia io a inventare di sana pianta. E lui zitto ascolta e poi inserisce dettagli...

Silvia, mamma di Xeni (3 anni): Eccomi, amante dei libri e con un passato di bambina superlettrice, leggevo a Xeni già nel pancione. Da piccolissima le leggevo – e anche il papà leggeva per lei – anche libri in inglese e giapponese. Però durante la poppata, ossia negli unici momenti in cui era sveglia da neonata, tendeva ad irritarsi se tenevo in mano un libro: dovevo solo tenerla in braccio e guardarla. Quindi lettura limitata! Al primo nido che ha frequentato l'educatrice mi riferiva che aveva molto *feeling* con i libri. Io ero molto contenta, anche se a dire il vero a casa non ho riscontrato la stessa cosa...

Fin qui abbiamo descritto l'incanto della lettura per i più piccini. Ma **cosa fare se il *feeling* con i libri non c'è?**

Niente paura. Naturalmente si tratta di situazioni normali e comuni. Non tutti i bimbi si mostrano immediatamente affascinati dalle illustrazioni colorate e dalle pagine scritte. E anche chi ha dimostrato un certo interesse per i libri può attraversare dei momenti di disaffezione. Non ci sono regole prestabilite valide per tutti. Ogni bambino è diverso, unico e originale.

E se in queste pagine abbiamo dato alcune indicazioni di carattere generale, nella realtà quotidiana tocca ai genitori trovare il modo di proporre questa consuetudine al proprio bambino. Solo loro, infatti, lo conoscono davvero bene e possono coinvolgerlo e pian piano avvicinarlo al mondo dei libri e della lettura. L'importante è non scoraggiarsi se il piccolo non si mostra interessato o non sembra gradire poi tanto storie, libri e racconti. Perché, se insistere per leggere a un bimbo che non ci vuole ascoltare non ha alcun senso (anzi, potrebbe rendergli antipatico il libro), sarebbe un peccato rinunciare a una bella consuetudine perché l'inizio non è stato dei più entusiasmanti...

Il suggerimento è quindi di **continuare a proporre** – senza insistenze – in momenti e situazioni diversi (prima della nanna, in salotto mentre si gioca, dopo colazione, ecc.) la lettura di un libro.

Un bimbo che non è pronto per leggere insieme oggi, potrebbe essere disponibilissimo tra una settimana o tra un mese. A ognuno i suoi tempi!

Per stimolare la curiosità del bambino e coltivare la confidenza con i libri, l'ideale è **lasciare sempre qualche libro a sua disposizione**. Se il bimbo ha a portata di mano dei bei libri colorati è davvero difficile che non gli venga voglia di dare un'occhiata! E se ha anche occasione di **vedere i genitori che leggono**, sarà ancora più invogliato: ricordiamo che il desiderio di imitare mamma e papà è un incentivo potente.

• Ogni famiglia a modo suo

Ogni famiglia dovrà inventarsi anche le sue modalità di lettura condivisa: ci sono bimbi che amano tantissimo stare in braccio al genitore che legge e ci sono bimbi che faticano a star fermi e inoperosi, per cui preferiscono alzarsi, girare intorno alla mamma o al papà, dare un'occhiata alle illustrazioni e una spintarella alla palla sul tappeto Ciò non significa che non si stia leggendo insieme o che il bimbo non stia ascoltando!

• Una disaffezione passeggera

Ha sempre amato libri e libretti, quando a un certo punto, ecco che non ne vuol più sapere e quando la mamma o il papà gli propongono una bella storia si allontana e si dedica ad altro. Può capitare. E sicuramente si tratta di una fase transitoria; con un po' di pazienza, presto si tornerà a leggere insieme. Segal e Adcock fanno un'osservazione di buon senso: "Ovviamente quando i bambini attraversano una fase di 'odio per la lettura' insistere perché 'leggano' è controproducente. Piuttosto i genitori possono cercare di stimolare e prolungare i periodi di 'amore per la lettura'".

E un consiglio pratico interessante è quello che emerge da una testimonianza riportata nel loro libro: "Michela per un certo periodo non voleva più vedere i libri. Ho provato a interessarla alle figure che vedevamo, le indicavo le foto di famiglia alle pareti, i poster nelle vetrine, i disegni sulle sue magliette, perfino la figura del bambino sullo scatolone dei pannolini. Non so se sia stata una coincidenza, ma è tornata ad amare i libri"[21].

Me lo leggi?

E veniamo al titolo di questo libro "*Me lo leggi?*" Perché è così che succede quando si legge con i bimbi sin da piccoli; ben presto sono loro stessi che ci chiedono di leggere insieme! Che tenerezza quando si avvicinano porgendoci un libretto. E quando a questo gesto accompagnano un'espressione che dà voce alla loro richiesta. E che sarà sempre la stessa, spesso per un periodo molto lungo, quasi una formula magica, un'espressione di intesa che solo mamma e bimbo (o papà e bimbo) sanno cogliere e apprezzare a pieno.

Mi leggi? Me lo leggi? Libretto! Ed ecco che genitore e bimbo si comprendono, si ritrovano, aprono il libro e la magia ha inizio Ma lasciamo che siano loro, i bimbi e le loro mamme a raccontare la bellezza e l'intensità di questi momenti. Momenti che ci emozionano oggi e ricordi che ci renderanno felici domani, quando quel bimbetto e quella bimbetta che ci cercano chiedendo una storia saranno ormai grandi…

Veronica, mamma di Aynarah (2 anni): Aynarah va al suo scaffale e sceglie. Mi porta il libro e dice: "Leggiamo ora, collo".

Sonia, mamma di Iris (2 anni): La mia bimba sceglie il libro e mi dice: "Mamma canta". Perché "canta"? Me lo sono chiesta anch'io. Forse questa espressione è nata dall'abitudine di leggerle filastrocche sin da piccola e dal fatto che effettivamente cantavo spesso per lei. Ora mi sembra che per lei leggere sia quando commentiamo le immagini dei libri, mentre "Mamma canta" è quando leggiamo una storia con più testo. Ammetto che mi piace e mi dispiacerà quando si correggerà.

21 Adcock D., Segal M., *op. cit.*, p. 147.

Enrica, mamma di Giovanni (4 anni): Giovanni chiede: "Mi leggi una storiella?"

Irene, mamma di Fabio (3 anni): Dopo essersi preparato per la nanna, Fabio arriva nel lettone con un sorrisetto angelico e il libro in mano dicendo: "Storiella?"

Marta, mamma di Letizia (15 mesi): Quando vuole leggere parte in quarta a gattoni o camminando, facendo un verso gutturale (è il segnale di richiesta) e si piazza sotto gli scaffali indicando che vuole un libro. Dopo che ha raggiunto l'obiettivo se in casa c'è più di una persona decide lei da chi farselo leggere. E può essere che lo stesso libro debba essere letto da persone diverse. A volte per esprimere le sue preferenze sulla scelta del libro fa i versi degli animali o il suono degli oggetti presenti nei libri: tittac per un libro con l'orologio, miao per il libro del gatto, buf per quello con il cane, a-a-a per il libro con la scimmia o la banana...

Altro fatto curioso, quando arrivano persone a casa nostra, dopo averle squadrate per un po', e soprattutto se le vanno a genio, mostra loro il suo mondo portandogli vari giochi, tra cui un libro che l'ospite, a volte imbarazzato, deve leggere... E se viene accontentata, traspira gioia!

Serena, mamma di Alessandro (2 anni): Quando vuole che gli legga qualcosa, mi porta il libro. Gli piacciono molto anche i cataloghi e i dépliant promozionali dei supermercati dove ha modo di indicare gli alimenti o gli oggetti di uso comune che conosce e di cui riesce a ripetere il nome o che associa a chi in famiglia usa quell'oggetto.

Spesso prende i miei libri ripetendo "mamma, mamma", si appoggia alla testata del letto, li sfoglia e fa finta di leggere: è troppo divertente. Quello che mi stupisce sempre è la concentrazione e l'intensità di questi gesti.

Rossana, mamma di Giorgia (7 anni) e Lucas (2 anni): Quando era piccolina, Giorgia andava in camera sua e prendeva un libro (li ho sempre tenuti nello scaffale in basso così erano alla sua portata). Anche Lucas fa lo stesso, prima lo sfoglia, anzi ne sfoglia un po' finché trova quello che vuole che gli legga e me lo porta dicendomi "Sì"... Allora gli chiedo "Vuoi che mamma te lo legga?" E lui: "Sì!"

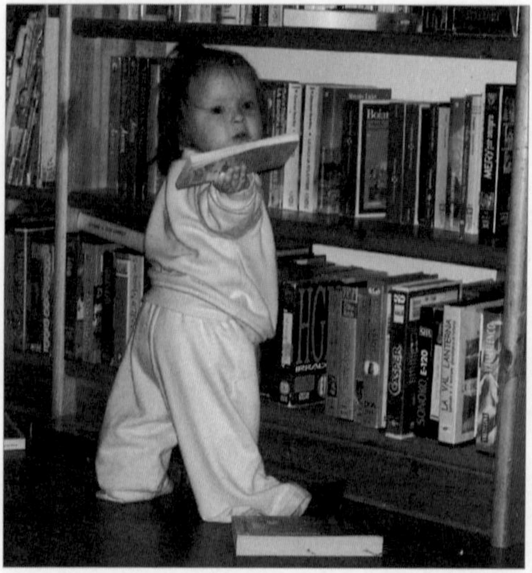

E... me lo rileggi?

Rileggere non è ripetersi, ma dare una prova sempre nuova di un amore instancabile.
Daniel Pennac

La tartaruga rilegge tre volte;
una per sé,
due per capir cos'è
e la terza per raccontarla a te.[22]
Stefano Benni

"Ancora!" Chi ha un bimbo già grandicello lo ricorderà. Quella vocina che invoca una rilettura, che chiede di ricominciare da capo, quando si è giunti all'ultima pagina del libro. Ancora, per prolungare il momento magico, tra le braccia, sulle ginocchia o accanto a mamma e papà.

Rileggere per un bambino è importante quanto leggere. È la ripetizione,

22 Benni S., in *Asino chi non legge*, Feltrinelli, 1999.

infatti, la chiave che permette di conoscere, assimilare, prevedere gli eventi e la realtà.

Riascoltando il bimbo ritrova gli stessi personaggi e le stesse azioni, ripercorre la storia e ha la conferma che tutto è come nel viaggio precedente, ogni elemento al suo posto. Basta qualche rilettura ed ecco che la realtà diviene prevedibile, la successione di eventi è interiorizzata ed è lì a disposizione del bambino che può richiamarla indietro quando gli serve. Tutto questo ha un effetto molto rassicurante.

La realtà che circonda un bambino piccolo è tutta nuova e da capire. La ripetizione è lo strumento che permette di dare ordine agli eventi, collocarli al posto giusto, dar loro un senso.

E i passaggi di una storia già nota, ben lungi dall'annoiare, sono anzi quelli che si gustano di più, anzi, si pregustano: il piacere di una scena particolarmente divertente o l'emozione di un episodio che fa un po' paura iniziano con qualche pagina di anticipo...

Ed ecco perché è tanto importante assecondare le richieste del bambino: quando chiede di rileggere più volte, per giorni o per settimane, la stessa storia è perché ne ha bisogno. Soddisfatto il suo bisogno, ecco che lui stesso passa oltre ed è pronto per una nuova storia.

È molto toccante l'interpretazione del bisogno di ripetizione fatta dallo scrittore francese Daniel Pennac: "La ripetizione rassicura. È prova di intimità. È il respiro stesso dell'intimità. E lui ha proprio bisogno di ritrovare quel soffio. (...) 'Ancora, ancora...' vuol dire su per giù: 'Dobbiamo proprio volerci bene, noi due, per accontentarci di quest'unica storia, ripetuta all'infinito!' Rileggere non è ripetersi, ma dare una prova sempre nuova di un amore instancabile. Quindi rileggiamo"[23].

Ma lasciamo ancora una volta la parola ai bambini e alle loro mamme.

Carla, mamma di Miriam (9 anni) e Davide (7 anni): Ho il ricordo nitido di Miriam che intorno all'anno di vita, barcollando mi portava un librettino di stoffa di sole quattro pagine in cui c'erano quattro semplicissime immagini. Una bimba che si svegliava la mattina, mangiava la pappa, giocava e, la sera, tornava a nanna. Lo scandire della giornata. Io avevo

23 Pennac D., *Come un romanzo*, Feltrinelli, 1996, p. 45.

intitolato questo libretto *La bimba che fa la nanna* (il titolo, oggi lo vedo ancora meglio, incarnava i miei sogni!). Lei me lo porgeva, io la prendevo a sedere in braccio a me e raccontavo la storia di questa bambina che avevo inventato guardando le figure. Di solito, terminato il racconto, lei girava il libro e, accarezzando la prima pagina, cominciava una specie di rituale che prevedeva una serie di baci all'immagine della bambina e la frase: "Caa, caa biba nanna, coa!" (Cara, cara la bimba che fa la nanna, ancora!). Capitava che a volte, però, dopo la terza o quarta ripetizione fosse la mamma a rischio di fare la nanna. Allora se le dicevo: "L'abbiamo già letta tante volte, la rileggiamo tra un po', cosa dici?", lei prendeva il libro, faceva due o tre giri intorno al tavolo, come a dire 'è passato del tempo', e si ripresentava alla carica. Mi ha sempre fatto ridere e riflettere questo 'stratagemma' o forse, semplicemente, questa idea bambina dello scorrere del tempo.

Chiara, mamma di Serena (30 mesi): Nel suo rito pre-nanna mia figlia vuole sempre *I tre porcellini*, entrambe la conosciamo ormai a memoria, ma niente… BISOGNA leggerla ogni sera! Alcune volte leggiamo altre storie, ma l'ultima deve sempre essere *I tre porcellini*. Devo dire che anche per me è la più divertente perché alla lettura unisco un po' di mimo (il lupo che soffia, gli ululati, ecc.).

Inoltre nel resto della giornata ama leggere molti cartonati, soprattutto quelli in rima e naturalmente la sua espressione preferita è: "Ancora!".

W la ripetizione!

SI LEGGE! QUANDO?

Per un libro, ogni momento è quello buono. Ci sono famiglie dove la lettura o il racconto di una storia è il rituale della sera, per accompagnare i bimbi nel sonno. Ci sono famiglie che leggono spesso nel corso della giornata: la pausa-libro, magari di pochi minuti, trascorsi vicini vicini sul divano o sul tappeto, rappresenta un'opportunità per 'fermarsi' e stare un po' insieme, facendo qualcosa che piace a grandi e piccoli.

A volte i libri servono per ritrovarsi, al ritorno dal lavoro della mamma e del papà o al rientro dall'asilo del bambino. E allora il libro è una bella storia sì, ma è prima di tutto una coccola, un abbraccio, un momento di tenerezza.

Ma i libri sono anche risate, risate incontenibili e sincere: quando la storia è buffa o quando l'adulto che legge la rende tale, facendo versi e voci divertenti o leggendo 'mucca', laddove c'è evidentemente scritto 'topo'. Che ridere quando la mamma o il papà sbagliano la storia! E, ancora, i libri sono scoperta e curiosità, perché toccando nei punti giusti suonano o scricchiolano, o perché le pagine hanno tante finestrelle e chissà cosa c'è dietro.

Rituali della lettura

Ci sono poche altre attività che si prestano bene come la lettura per diventare rituali rassicuranti, attesi e amati dai bambini di tutte le età.

Ed è bello che ogni famiglia costruisca questi rituali, che spesso sono simili, ma allo stesso tempo anche unici e speciali.

• La storia della buonanotte

La storia prima della nanna, letta o raccontata, è un classico. Una tradizione preziosa che ci tramandiamo di generazione in generazione e che è importante custodire. Se il bimbo si addormenta accanto ai genitori, eccolo tra le braccia della mamma o del papà, che si lascia cullare dalla voce, dalla dolcezza del contatto, dallo scorrere delle pagine. Qualcuno scivolerà nel sonno quando si chiude il libro, qualcuno farà una ciucciatina e si addormenterà. Se il bambino si addormenta nella sua camera, eccolo intento ad ascoltare la mamma o il papà, seduti accanto al suo letto, che leggono alla luce tenue dell'*abat-jour*.

• Latte e storie, l'amore della mamma

Il binomio latte e storie di mamma piace molto ai bimbi.

Non solo. Spesso, il libro rappresenta un elemento di continuità quando (ognuno con i suoi tempi) i bambini si svezzano dal seno materno. Il rituale serale che dapprima prevedeva solo la poppata, poi la lettura seguita da una ciucciatina della buonanotte, vede diventare sempre più rari i momenti trascorsi al seno finché, un giorno, la mamma si rende conto che l'allattamento si è concluso.

Nei casi, invece, in cui sia la mamma a guidare lo svezzamento, il momento di tenerezza e vicinanza della lettura condivisa può rassicurare il bambino che in questa fase ha bisogno di un surplus di coccole e conferme dell'affetto materno.

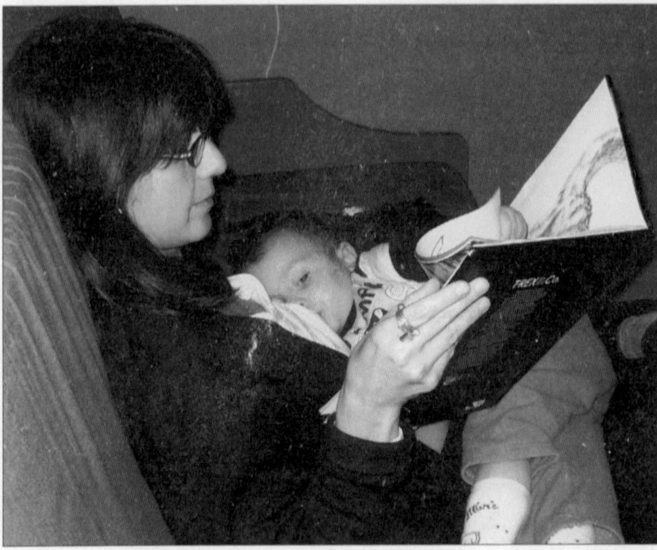

• Coccole di carta

Durante il giorno il libro è coccola, divertimento, gioco, scoperta. E qui le modalità della lettura condivisa sono davvero tante. Ad accomunarle è la vicinanza fisica ed emotiva, il fatto che il libro serva per stare insieme e fare qualcosa insieme. Sul divano, in cucina, sul tappeto del salotto o della cameretta, in giardino…

• Sul vasino

Ma anche il bagno è il posto giusto per una bella lettura condivisa. Seduto sul vasino ecco che il bimbo ascolta o sfoglia molto volentieri un libretto o due, o tre…

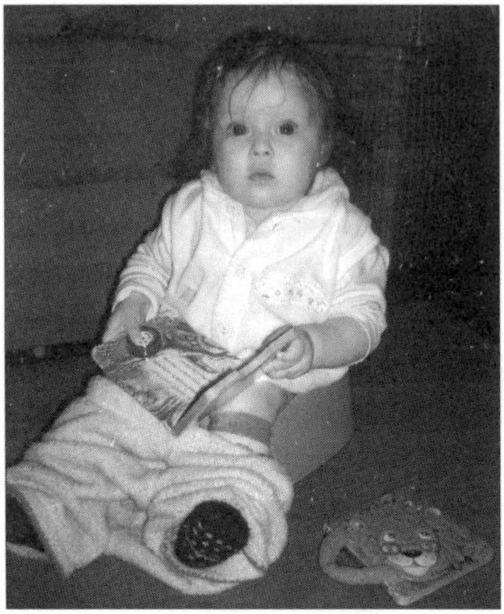

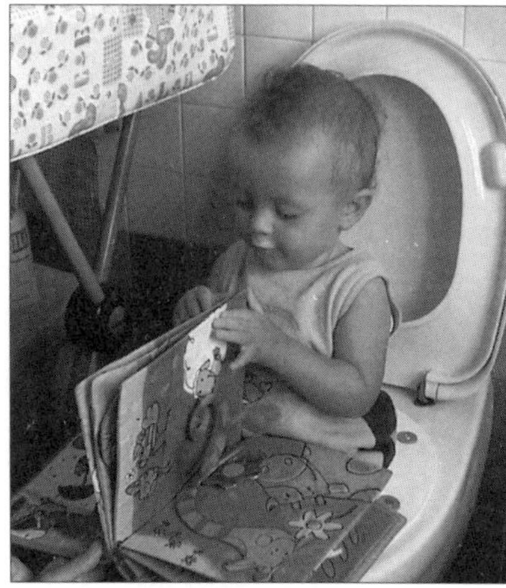

Le mamme raccontano

Fabiana, mamma di Michele (2 anni): Per la nanna, dopo la ciuccia, leggiamo una favola e poi si addormenta raggomitolato contro di me, tenendomi le mani…

Giada, mamma di Sofia (30 mesi): Il mio compagno rientra all'ora di cena, quindi il 'pre-nanna' è suo. Sofia sceglie nella sua libreria cosa leggere, si mettono sul tappetone e leggono alla luce della lampada. Poi c'è il libro da vasino, il libro che fa passare la paura del drago (che vive nella nostra caldaia, a quanto pare), i libri da divano…

Sonia, mamma di Iris, 2 anni: Leggendo, sempre alla sera, ma spessissimo durante il giorno, ci divertiamo tanto.

Irene, mamma di Fabio (3 anni): Il momento cacca è tra i preferiti per la lettura…

Benedetta, mamma di Matilde (4 anni): Solitamente leggiamo alla sera ma anche in un momento di calma, al pomeriggio o a colazione.

Anna, mamma di Alice (11 anni) e Francesca (7 anni): Non abbiamo mai letto prima di dormire: ascoltare una storia per le mie bimbe è sempre stato un piacere tale da non conciliare il sonno. I nostri momenti per la lettura erano il pomeriggio e, prima che rientrassi al lavoro, la mattina. Anche il sabato e la domenica mattina nel lettone sono un bel momento per leggere.

Elisa, mamma di Nausicaa (2 anni): Non è che ci sia un momento particolare della giornata per leggere: lo facciamo indifferentemente quando abbiamo voglia di ridere o di rilassarci; in auto, prima di dormire o al mio rientro da lavoro…

Grazia, mamma di Leonardo (4 anni): Non abbiamo un momento preciso durante il giorno per leggere, ma… quando lui ne ha voglia e quando c'è il tempo, sceglie un libro, si siede in braccio a me, io poggio il mio mento sulla sua testa e via: si parte con la fantasia!

Leggere fuori casa

Nella sala d'attesa del pediatra, quando i minuti scorrono lenti e davanti a noi ci sono ancora quattro bambini. Che sollievo tirar fuori qualche libretto dalla borsa, intrattenere il nostro bimbo e anche noi stessi, mentre aspettiamo!

Lo stesso discorso vale per qualunque situazione di 'attesa forzata', in un ufficio, in Posta, alla stazione, fare la fila con un bambino; convincerlo a stare relativamente fermo e tranquillo può essere un problema. Un problema che una bella storia può risolvere, trasformando una situazione di disagio in una situazione che il bimbo vive come molto piacevole.

• In viaggio

Ci sono bimbi che amano molto viaggiare in auto, ma ce ne sono altri che mal sopportano gli spostamenti su quattro ruote. In questo caso, se c'è un adulto che non è impegnato alla guida, sedersi dietro accanto al piccolo (assicurato nel suo seggiolino) e mostrargli qualche libretto può essere di grande aiuto.

"I librini sono diventati velocemente il nostro più efficace strumento per trasportare Lisa in auto e riuscire a tenerla legata per tutto il tragitto; – scrive il pediatra Alessandro Volta nel bel libro *Mi è nato un papà* – Monica al suo fianco è diventata una vera attrice e ha imparato a fare diverse voci, compresa quella molto difficile del pesce"[24].

Se la mamma è sola con il bimbo e quindi è occupata al volante, potrà invitare il piccolo a sfogliare i suoi libretti preferiti, mentre lei gli racconta la storia a voce alta (le mamme conoscono praticamente a memoria le storie preferite dei loro bambini, proprio perché le hanno lette e rilette più volte).

In treno, in aereo, in nave, una bella scorta di libretti può rendere piacevole anche il viaggio più lungo.

Insieme in biblioteca

A Giulio coniglio e al topo Tommaso è venuta una grandissima voglia di leggere.
L'oca Caterina li guarda e dichiara con voce decisa e squillante:
«Se avete voglia di leggere, conosco il posto che fa per voi: la biblioteca!».
Da *Giulio coniglio va in biblioteca*[25]

Per chi ama i libri e la lettura, è un servizio prezioso. In biblioteca si respira aria di libro, si scoprono nuovi titoli e autori, si possono trovare libri ormai difficili da reperire, si leggono moltissimi libri, a costo zero. E per chi sa già che i libri amati li vuole avere sempre a disposizione e quindi li acquisterà, la biblioteca svolge il ruolo di filtro, permettendo di verificare se un determinato libro risponde effettivamente alle sue aspettative e vale quindi la pena comprarlo.

E per i bimbi?

Non è mai troppo presto per iniziare a frequentare la biblioteca!

Molte biblioteche dispongono di appositi spazi a misura di bimbo, angoli morbidi con tappeti e cuscini, dove sfogliare i volumi illustrati per i più piccini e leggere con mamma e papà.

Per molte famiglie quello con la biblioteca diventa un appuntamento fisso, un'abitudine piacevole per immergersi nel mondo dei libri, scoprire

24 Volta A., *Mi è nato un papà*, Urra, 2010, p. 115.
25 Costa N., *Giulio coniglio va in biblioteca*, Franco Cosimo Panini, 2002.

nuovi titoli e… fare qualcosa di divertente insieme, genitori e bimbi.

In alcune città, inoltre, le biblioteche organizzano incontri di lettura ad alta voce per bambini tra 0 e 3 anni; una bella occasione per i bimbi, ma anche per le mamme che hanno così l'opportunità di incontrare altre madri[26].

• Il ruolo del bibliotecario

In biblioteca il genitore trova un'ampia offerta di letture, scelte da persone competenti che selezionano, nell'ambito del vasto mercato editoriale, libri di buona-ottima qualità. Il bibliotecario inoltre, grazie alla sua conoscenza dei libri, può aiutare nella scelta, e consigliare i genitori che cercano un testo che affronta tematiche particolari. Ad esempio, se il bambino sta prendendo confidenza con il vasino o sta per iniziare la scuola materna, può essergli d'aiuto la lettura di un libro il cui personaggio sta vivendo le stesse situazioni.

Le mamme raccontano

Paola, mamma di Federico (6 anni) e Elisabetta (3 anni): Il venerdì, di abitudine si prende un libro in biblioteca e al rientro a casa ci dedichiamo a scoprire qualche nuova avventura.

Daniela, mamma di Valentina (4 anni e mezzo): Frequentiamo la biblioteca della città che ha una bellissima sezione ragazzi, con area bimbi dedicata e punto allattamento.

Francesca, mamma di Valentina (7 anni): Leggere mi ha sempre affascinata fin da piccola. Non ricordo bene quando scoprii, con mia grande sorpresa, l'enorme tesoro gratuito che le biblioteche mettono a disposizione della comunità, ma da quel giorno, ne ho sempre attinto a piene mani. Tuttora ci vado spesso con mia figlia e sono ben contenta che lei abbia ereditato, oltre al piacere della lettura, il piacere di andare in biblioteca e

26 I siti www.romabimbi.it e www.torinobimbi.it segnalano le iniziative di questo genere organizzate nelle province di Roma e Torino. Sul sito di "Nati per Leggere" si possono trovare segnalazioni relative a diverse regioni.

di cercare tra gli scaffali colorati storie di animali – in particolare di gatti (le sue preferite) –, libri curiosi o divertenti… il tutto ovviamente a costo zero!!! Usciamo dalla biblioteca con le borse piene, certe di poter tornare tutte le volte che avremo voglia di un'altra immersione in questo piacevole mondo di favole ma anche di informazioni.

E se cerchiamo un libro che non c'è in biblioteca? Da qualche tempo la nostra biblioteca è in rete con tutte le biblioteche del territorio provinciale, ed è stato attivato il prestito inter-bibliotecario, quindi c'è a disposizione un catalogo più ampio, ma se ciò non bastasse c'è anche un servizio tipico: la biblioteca ogni mese ha a disposizione un budget da spendere in libri nuovi, ed è facoltà di ogni cittadino suggerire il titolo di un libro, dopodiché i bibliotecari valuteranno se fare l'acquisto. Di solito nel giro di un mese vengono acquistati… meglio di così!

SI LEGGE! COSA?

Quello che piace

Il vero esperto in fatto di letteratura per bambini è il bambino.
Marcello Bernardi

L'editoria per l'infanzia propone ogni anno una ricchissima scelta di testi illustrati per i piccolissimi.

Ci sono libri dalle illustrazioni suggestive che catturano anche gli adulti, libri fatti di figure e pochissime parole, volumi di fiabe e di filastrocche, serie dedicate a un personaggio di cui, di libretto in libretto, il bambino può seguire le avventure, libri che si leggono e si 'giocano', grazie alle finestrelle da aprire o ai pulsanti che, premuti, riproducono suoni e versi degli animali.

E ancora libri semplici semplici di poche pagine e libri lunghi da leggere un po' alla volta. Ce n'è davvero per tutti i gusti.

Come orientarsi nel variegato universo dei libri per bambini? Io direi lasciandosi guidare dal proprio bambino e, perché no, dal proprio gusto. Leggere è uno dei piaceri della vita, leggiamo dunque quel che ci piace e, naturalmente, quel che piace al nostro bambino.

A questo proposito, Bruno Tognolini scrive: "Bisogna leggere libri belli, che anche il lettore provi piacere e leggere, così al bambino arriva quel libro acceso da quel piacere, e lo fa crescere"[27].

Proponiamogli testi diversi, perché possa trovare i libri di cui ha bisogno in ogni momento della sua crescita e perché abbia a disposizione tante belle storie per viaggiare con la fantasia lungo i sentieri che lo attirano di più.

E poi seguiamo le sue inclinazioni. Ci sono bimbi che amano ascoltare lunghi racconti e altri che preferiscono brevi storielle. Bimbi che apprezzano le fiabe e altri che chiedono racconti buffi che fanno ridere. Ognuno ha le sue preferenze e le preferenze possono cambiare velocemente, man mano che il piccolo cresce.

Bene, per fortuna i libri sono così tanti che non sarà difficile trovare sempre quello giusto!

• Non solo libri

E ricordiamo che per il piccolo non sono interessanti e adatti solo i libri per l'infanzia. Il pediatra Marcello Bernardi suggeriva di lasciargli 'prendere contatto' con qualsiasi tipo di pubblicazione: "Per il bambino può andare bene ogni cosa; egli sa trarre buon frutto da ciò che gli va in quel momento, da ciò che lo stimola in quel determinato istante, dal fumetto, dal sillabario, dalle fotografie, dalle lettere dell'alfabeto, dai manifesti pubblicitari, dalle fiabe, dai libri di divulgazione scientifica, dai pieghevoli di una agenzia di viaggi (…)"[28].

• I libri preferiti di mamma e papà

Sono un pezzetto di noi. I nostri libri preferiti, le storie che più abbiamo amato nell'infanzia o una volta cresciuti, fanno parte della nostra vita. Spesso quel libro o quella storia risvegliano alla mente e al cuore ricordi importanti, ricordi di persone care o di momenti speciali.

E allora, leggerne qualche pagina per il nostro bambino, ovviamente quando ci rendiamo conto che è in grado di comprenderne o intuirne almeno un po' il senso, sarà un modo per condividere con lui qualcosa di

27 Tognolini B., *Narrare con la voce* in Enciclopedia Treccani dei Ragazzi, vol. 1, 2005.
28 Bernardi M., *Il nuovo bambino*, Fabbri, 2001, p. 471.

prezioso. Un dono per lui, ma anche per noi che avremo l'opportunità di rivivere emozioni ormai lontane e, magari, di riscoprire l'incanto provato nell'infanzia, grazie allo stupore e alla meraviglia del nostro piccino.

Le mamme raccontano

Irene, mamma di Fabio (3 anni): Fabio sceglie quasi sempre storielle sui pompieri (passione del momento), Giulio Coniglio o quelle di "Nati per Leggere" che si trovano nella rivista UPPA (Un Pediatra Per Amico).

Daniela, mamma di Anna (4 anni) e Luca (10 mesi): Noi leggiamo ogni tipo di libri, ad esempio, durante gli ultimi due mesi della gravidanza di Luca, Anna ha scelto le *Cronache di Narnia*! E seguiva la lettura con attenzione (certo non l'ho letto tutto con lei). Ma di solito prediligiamo le favole molto illustrate e, ora che è grande, magari da colorare. Quando era più piccola lei, e ora con Luca, scegliamo libri più interattivi, con finestrelle da aprire o superfici diverse da toccare. In ogni caso non rinunciamo alla nostra oretta dedicata ai libri: ci mettiamo tutti vicini vicini sul tappetone dei giochi e voliamo con la fantasia! Che momenti magici, altro che televisione!

Benedetta, mamma di Matilde (4 anni): Le leggo un po' di tutto, dai libri sui dinosauri alla Pimpa, dalla bella addormentata alle storie di Ulisse (in versione adatta per l'età ovviamente!). A lei piace e commenta. Ad esempio quando le ho letto il mito di Aracne e Minerva mi ha detto che lei voleva trasformare in ragno Minerva.

Anna, mamma di Meera (2 anni): Sto leggendo alla mia splendida Meera *Il piccolo principe*, con un'aggiustatina qua e là (non che ne abbia bisogno, intendiamoci, è un capolavoro per me), per aiutarla a capire meglio. Meera apprezza tantissimo. Credo che i bambini non vadano sottovalutati semmai il contrario: non ci limitiamo a raccontar loro storie di paperi, nutriamo le loro menti, anche se ci sembra di osare…

Marzia, mamma di Alice (2 anni): Il suo libro preferito del momento? *Alice e il fratellino nel pancione*. Alcuni, tipo un libro di Roberto Piumini, li sappiamo a memoria e li 'recitiamo' quando magari siamo in fila con il carrello al supermercato, non abbiamo nulla con noi e lei si annoia.

Daniela, mamma di Valentina (4 anni e mezzo): Leggo per Valentina da quando è piccolissima. Io adoro leggere e sono appassionata di miti, leggende e Medioevo, così ho iniziato a leggerle, mentre la allattavo, bellissime storie di mitologia. Quando è cresciuta siamo passate a libri morbidi in tessuto o libri di cartone e di plastica per il bagnetto. E poi le fiabe corte, la collezione della De Agostini, 38 fiabe tra cui scegliere. Ora Valentina ha una libreria di tutto rispetto…

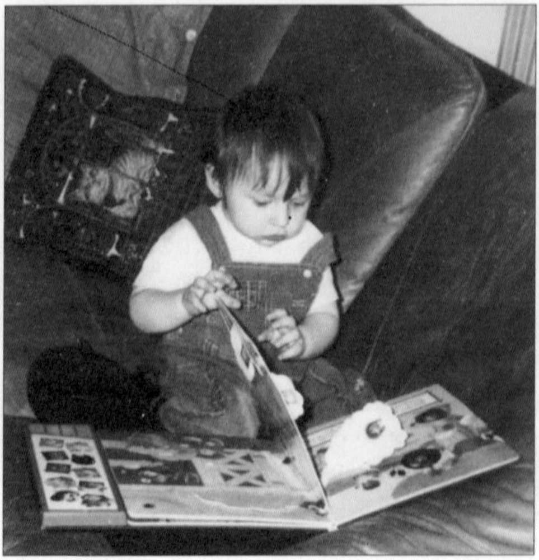

Libri a costo zero...

Vista l'importanza della lettura ai più piccini, l'ideale sarebbe avere sempre in casa una scorta di volumi a cui attingere per questo appuntamento quotidiano. Premesso il fatto che i soldi spesi in libri sono un investimento – e un investimento molto buono! – la libreria del nostro bimbo può crescere e arricchirsi, oltre che con i volumi acquistati, anche con qualche bel libro a costo zero. Come?

Anche in questo caso, come per tutti gli altri accessori destinati ai bambini[29], un'opportunità molto valida è quella di 'ereditare' libri di cuginetti, figli di amici, vicini di casa... E chi ha la fortuna di averli ancora potrà condividere con i figli i volumi illustrati che hanno fatto parte della sua infanzia (che emozione ritrovare le storie amate, gli eroi e i luoghi che ci hanno fatto sognare, e tuffarsi nei ricordi in compagnia dei nostri bambini!).

E per non fermare il circolo virtuoso del riuso, una volta cresciuto il nostro bambino, potremo conservare i libretti per lui e per noi più significativi, e donare gli altri a cuginetti e amichetti più piccoli.

I libri in buono stato vengono generalmente accolti volentieri anche da biblioteche, scuole materne, reparti di pediatria (per arricchire gli spazi gioco destinati ai piccoli pazienti) o, ancora, si potranno vendere o scambiare in occasione di mercatini e fiere dell'usato o tramite siti specializzati.

Gli audiolibri

Un tempo c'erano i dischi in vinile che narravano la storia illustrata in albi di grande formato. Il Cantastorie raccontava e il bambino seguiva le vicende sul libro, voltando pagina al suono di un campanellino. Chi è nato negli anni settanta (ma anche dopo) probabilmente ricorderà le fiabe sonore[30] che iniziavano con il ritornello: "A mille ce n'è/nel mio cuore di fiabe da narrar (da narrar). Venite con me/nel mio mondo fatato per sognare (per sognar)". Oggi la voce è registrata su supporti più evoluti, ma gli audiolibri continuano a raccontare fiabe classiche e/o storie tratte da film d'animazione per bambini.

I libri dotati di Cd sono utili? Sinceramente a me piacciono, da bambina ho trascorso ore piacevoli ascoltando e riascoltando la fiaba dei tre porcellini e le loro orecchiabili canzoncine. Naturalmente, nessuno si sognerebbe di paragonare la lettura condivisa con mamma e papà, cioè la lettura 'vera',

29 Per approfondire l'argomento gadget, accessori e acquisti per l'infanzia, vi segnaliamo la guida al consumo critico *Bebè a costo zero*, giunta nel 2011 alla sua seconda edizione (Il leone verde).

30 Celebre è la serie *Fiabe Sonore* pubblicata da Fratelli Fabbri Editore per la prima volta alla fine degli anni sessanta.

con l'intrattenimento che può offrire una voce registrata. È evidente che si tratta di situazioni totalmente diverse (non paragonabili appunto); penso sia chiaro a tutti i genitori (di sicuro abbiamo ricordi ben distinti delle fiabe narrate dal Cantastorie e dei momenti in cui la mamma, il papà o una nonna ci leggevano una storia!) e di certo è ben chiaro a tutti i bambini.

Detto questo, forse c'è un altro confronto che invece possiamo fare ed è quello tra i libri registrati e la televisione. Senza volerci addentrare nell'argomento Tv (se, come, quando e quanto)[31], possiamo constatare un dato di fatto: oggi sono numerosi i bimbi che iniziano a guardarla in età molto precoce, ma gli esperti ci ricordano che per i piccoli l'esposizione alla televisione sarebbe da evitare. Innanzitutto l'apparecchio televisivo non prevede interazione – il bimbo davanti alla tivù è un soggetto passivo – e poi lo scorrere veloce delle immagini e il linguaggio (privo di quelle intonazioni che favoriscono la comprensione del bambino), non sono adatti nei primissimi anni di vita. E allora, quando la mamma (o l'adulto che si sta occupando del bimbo) deve dedicarsi a qualche incombenza e non ha la possibilità di intrattenere il piccolo, una fiaba narrata dal Cantastorie e raffigurata nelle illustrazioni di un bel libro, può rappresentare una valida soluzione per i bambini di ogni età.

Infine, anche per i bimbi che non userebbero comunque la televisione e che leggono d'abitudine con mamma e papà, il libro da ascoltare può essere un piacevole intrattenimento.

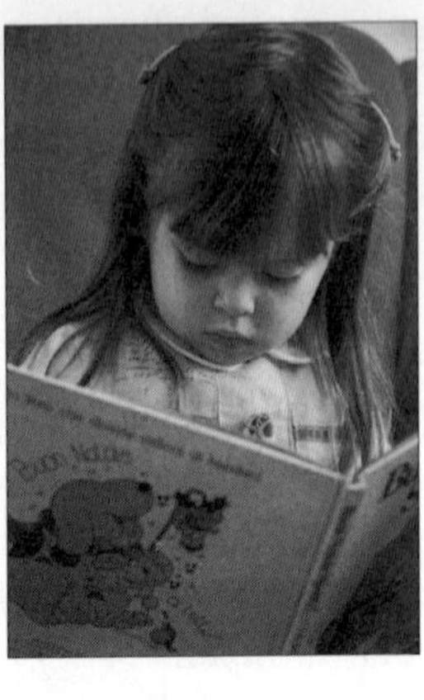

31 Per approfondire quest'argomento così rilevante si veda Antonella Randazzo, *Bambini psico-programmati*, Il leone verde, 2007.

La sua prima libreria

Insieme alla presenza di una voce leggente,
l'altra condizione di buon accesso alla lettura è che in casa ci siano un po' di libri,
ovviamente con l'abitudine di leggerli.
Tullio De Mauro

Uno scaffale colorato, un mobiletto, dei ripiani fissati a misura di bimbo. Ed ecco che il bambino può disporre in modo autonomo della sua prima libreria. Un luogo dove custodire libri e libretti e dove cercare il volume che si ha voglia di farsi leggere da mamma e papà.

Lo scaffale dedicato ai libri permette di conservare e tenere in ordine i suoi primi libri, ma soprattutto sottolinea simbolicamente l'importanza e il valore dei libri che hanno un proprio spazio anche fisico all'interno della casa e della famiglia.

Inoltre, se i libri sono sott'occhio, è più facile che al bimbo venga in mente di prendere l'iniziativa e sfogliarne uno in vari momenti della giornata. La vicinanza favorisce la confidenza, la confidenza fa crescere l'affetto…

Alcuni genitori ricorrono al fai da te e realizzano una piccola libreria con pannelli di compensato o adattano allo scopo mobiletti bassi e/o comodini (a cui vengono tolte le antine). In questo caso si potrà rendere partecipe il bimbo, ad esempio per la scelta della tinta con cui colorare i ripiani o per decorare con disegni e motivi che siano di suo gradimento le pareti laterali della sua libreria.

Altri genitori destinano i ripiani più bassi della libreria di casa, che ospita i volumi degli adulti, ai libri del bambino. Anche così si potrà coinvolgere il bimbo, facendosi aiutare a liberare i ripiani destinati a lui e a riporvi i suoi libretti.

Per quanto riguarda il 'patrimonio librario' del bebè, naturalmente è destinato a crescere con lui ed arricchirsi nel tempo, come raccomanda Gianni Rodari che vede nella mancanza di scelta uno dei modi "per insegnare ai ragazzi a odiare la lettura". "Noi non leggiamo il primo libro che ci capita per le mani – scrive Rodari –. Ci piace scegliere. Raramente, invece, al bambino è offerta una scelta sufficiente. (…) Ecco perché la bibliotechina, personale o collettiva, è indispensabile. Venti libri sono meglio di uno, e cento meglio di venti, perché possono suscitare curiosità diverse, appagare o stimolare interessi diversi, rispondere ai mutamenti di umore, alle svolte della personalità, della formazione culturale, della informazione"[32].

Le mamme raccontano

Valentina, mamma di Matilde (3 anni e mezzo): Custodisco con estrema gelosia i miei libri di quando ero piccola, che mia mamma mi leggeva prima del riposino pomeridiano. Da mamma ho cercato di trasmettere a mia figlia l'amore per i libri e per la lettura, e per il momento, sembra ci sia riuscita! Con l'aiuto di babbo e mamma, Matilde ha costruito e dipinto la sua personale libreria: alla sua altezza, colorata e disegnata a suo piacimento. Così che in ogni momento, sin da piccola, possa scegliere quando vuole cosa sfogliare. Ogni momento della giornata è buono per una lettura ad alta voce.

Daria, mamma di Alice (3 anni) e Elena (3 mesi): Alice ha una bella e fornita libreria con favole classiche, libretti di animali, libri gioco, riviste…

Daniela, mamma di Valentina (4 anni e mezzo): Ora Valentina ha una libreria di tutto rispetto nella sua stanza e libri dappertutto nel resto della casa.

Marta, mamma di Letizia (15 mesi): Dopo aver letto il libro di Grazia Honneger Fresco, abbiamo pensato di fare un mobile 'a misura di bambino' dove inserire libri e giochi, affinché Letizia li avesse tutti alla sua portata e decidesse lei cosa usare e quando. Ma quando ha scoperto che noi genitori teniamo i libri in appositi scaffali 'a misura di adulti', ha deciso che quello doveva essere il posto anche dei suoi libretti.

32 Rodari G., *Nove modi per insegnare ai ragazzi a odiare la lettura*, in *Come far leggere i bambini* di Roberto Denti, Editori Riuniti, 1982, p. 162.

Libretti fai da te

I libri destinati ai bimbi molto piccoli dovrebbero contenere immagini estremamente semplici e dai colori vivaci. Per questo non è difficile realizzare uno o più libretti fai da te per il proprio piccino, utilizzando del cartone spesso e resistente e disegnando volti umani, semplici oggetti che il bimbo può riconoscere (palla, sole, cappello, ecc.) o delle sagome stilizzate di animali[33].
Se il genitore non vuole cimentarsi con matita e pastelli, potrà ritagliare alcune immagini e applicarle sulle pagine. L'importante è che siano figure molto semplici e chiare che riproducono oggetti familiari per il bimbo.
Praticando due o tre fori sul bordo laterale delle pagine di cartoncino, si potranno assemblare copertine e fogli interni, utilizzando un nastrino colorato (fatto passare all'interno dei fori e annodato).
Oppure, si possono piegare a metà dei cartoncini per realizzare le pagine (da ogni cartoncino si ottengono due pagine, ovvero quattro facciate), sovrapponendo 3 o 4 cartoncini si ottengono 6 o 8 pagine, che poi si possono tenere insieme con un nastrino infilato nel centro del libro e annodato sotto, alla base della copertina.
Quando il bambino è un po' più grandicello, il genitore potrà coinvolgerlo in questa attività[34], ed ecco un gioco davvero entusiasmante: costruire insieme dei libri utilizzando vari materiali (incollando ad esempio inserti di stoffa, chicchi di caffè, foglie, bottoni, ecc.), decorandoli con lustrini, carte brillanti (come quelle delle caramelle), ritagli di giornale…
Nella guida realizzata dal gruppo di lavoro NpL della provincia di Sondrio, si suggerisce inoltre di costruire delle semplici storie basate sulla vita della famiglia o sulle esperienze dei genitori da piccoli, da illustrare con le proprie fotografie: "saranno libri molto letti dai bambini che [illegible] attribuiscono un forte valore affettivo"[35].

33 Nel libro di Grazia Honneger Fresco, *Una casa a misura di bimbo*, Red Edizioni, 2000, a pagina 35, viene descritto il procedimento per realizzare un libro in cartone e rilegarlo con nastro o cordoncino e per realizzare un libro in compensato di 4-6 pagine su cui disegnare o incollare soggetti adatti ai piccoli. Il libro in legno è particolarmente adatto ai più piccini perché l'alto spessore rende le pagine facili da voltare.
34 Costruire libri con i propri bambini è un'attività divertente, che stimola la loro creatività e permette di fare esperienze con diversi materiali. Per chi desidera approfondire, molti spunti sono contenuti ne *Il libro dei libri: manuale per giocare a costruire libri*, Salani, 2004.
35 "Nati per leggere", *Una guida per leggere ai bambini fin dai primi mesi di vita*, Provincia di Sondrio, 2006.

CONSIGLI DI LETTURA

Valentino Merletti R., *Libri e lettura da 0 a 6 anni*, Mondadori, 2001

Valentino Merletti R., *Leggere ad alta voce*, Mondadori, 2000

González C., *Bésame mucho*, Coleman Editore, 2005

Barbero N., Orecchia G., *Il libro dei libri. Manuale per giocare a costruire libri*, Salani, 2004

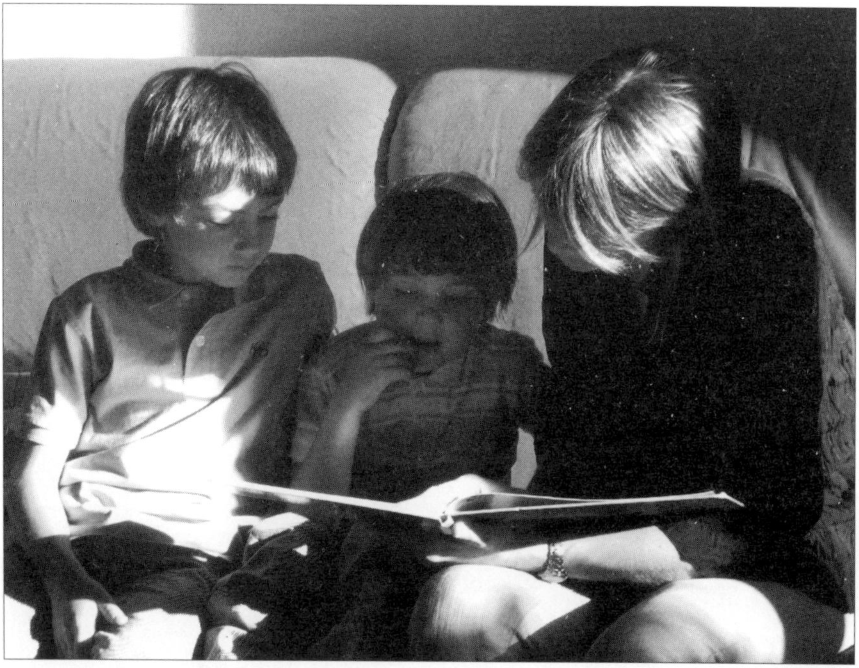

V

Voce che accompagna, dai 6 anni a...

Non esiste vascello che come un libro ci sa portare in terre lontane.
Né corsiero come una pagina di scalpitante poesia.
È un viaggio che anche il più povero può fare senza il tormento del pedaggio.
Quanto è frugale la carrozza che trasporta l'anima dell'uomo.
Emily Dickinson

Abbiamo letto con il nostro bambino sin da quando era piccolo piccolo. Gli anni sono volati, veloci e intensi come mai, ed ecco che il nostro piccino è diventato un bimbetto 'grande' che è pronto per fare il suo ingresso alla scuola primaria.

Presto conquisterà uno dei tesori più preziosi nella vita dell'uomo: la lettura. Imparerà a leggere. Presto diventerà padrone della chiave di molti grandi tesori: i libri, già suoi amici, grazie a noi e alla strada percorsa insieme, gli si riveleranno senza più segreti. Potrà leggere ogni pagina, ogni cartello, ogni scritta intorno a sé.

Ci vorranno un po' di pazienza e di esercizio, perché all'inizio leggere sarà impegnativo, ma i primi passi nel mondo delle lettere lo porteranno lontano.

E mentre sarà impegnato a perfezionare la tecnica sillabando i testi scolastici, ci saremo noi a leggere per lui e con lui gli altri libri, quelli che si leggono per piacere e che non c'entrano con la scuola e con i compiti a casa. Perché non debba rinunciare al piacere dell'avventura, perché non debba aspettare – magari molti mesi – di saper leggere senza sforzo per ritrovare i suoi eroi e le sue atmosfere preferite.

E quando saprà leggere in modo fluido, senza più fatica o difficoltà? Le nostre letture condivise? I nostri appuntamenti quotidiani, l'uno accanto all'altro, con un libro a unirci e portarci lontano?

Se abbiamo coltivato questa bella abitudine sin dalla prima infanzia, probabilmente potremo goderne ancora per qualche anno. Finché il nostro bambino cresciuto e ormai autonomo anche per quanto riguarda la lettura, avrà comunque piacere di condividere con noi le gioie e le emozioni che solo i libri ti sanno regalare.

L'amore per la lettura, di cui abbiamo gettato i semi tanto tempo addietro, uscirà rinforzato dalla nostra perseveranza e i libri diventeranno, anzi si confermeranno, per nostro figlio compagni irrinunciabili. Compagni che rendono la vita più ricca, che offrono sapere e divertimento, conoscenza e distrazione, umanità e un pizzico di magia.

LA LETTURA CONDIVISA IN ETÀ SCOLARE

Un'abitudine da non perdere

> *Ma prima di giungere alla sublime solitudine della lettura in proprio, il bambino chiede: 'Mi leggi?', una domanda così carica di promesse e di memoria che non può essere disattesa.*
> Silvia Vegetti Finzi

Quando un bimbo inizia a frequentare la scuola primaria muove i suoi primi passi nel mondo della lettura e della scrittura. Guidato dall'insegnante scopre le lettere, le sillabe, parole brevi e poi sempre più lunghe. Per qualche bambino è un'esperienza entusiasmante, per altri è una fase un po' faticosa, ma ognuno con i suoi tempi, entro la fine del primo anno di scuola, tutti i bimbi sono in grado di leggere più o meno scorrevolmente.

Sono in grado di leggere, ma per loro la lettura autonoma è ancora un'attività che richiede impegno e concentrazione. Far 'suonare' le lettere, accostare le sillabe, distinguere suoni e accostamenti (pensiamo alla lettera H che trasforma la dolce 'ci' in una dura C o la 'gi' in una G) è un vero e proprio esercizio, serve attenzione e serve pazienza per leggere in modo corretto.

Spesso poi la lettura 'tecnica', scolastica, si associa a un giudizio, poiché le competenze del bambino-alunno vengono messe alla prova e valutate e, ancora, la lettura è anche compito a casa, non sempre gradito, non sempre vissuto come un'opportunità divertente (spesso è il contrario).

Per queste ragioni è chiaro che la lettura scolastica ha poco in comune con la lettura condivisa, cioè la lettura di libri, fiabe, storie e racconti che il bimbo ha sempre vissuto con i suoi genitori. Un bambino di sei o sette anni non è in grado di leggere a lungo, e la sua competenza ancora 'fresca' lo sostiene fino alla lettura di storie brevi, testi semplici di poche pagine. Certo, volendo può leggere anche testi più lunghi o complessi, ma allora è probabile che la sua attenzione sia assorbita dagli aspetti tecnici della lettura e che quindi non possa comprendere o godere appieno di ciò che sta leggendo ad alta voce. È evidente quindi che mamma e papà non possono abbandonarlo a se stesso in questa fase di passaggio! C'è bisogno di loro perché lui possa continuare a leggere/ascoltare le storie che ama, perché possa assaporare avventure e magie, perché possa lasciarsi trasportare e viaggiare con la fantasia. Sereno, rilassato, senza fare fatica. Perché all'inizio per lui leggere è una fatica.

Ed ecco che proprio la lettura condivisa, la felicità e il piacere legati a questa abitudine familiare, possono mantenere il bambino 'ancorato' al libro, possono incoraggiarlo a proseguire nei suoi sforzi per imparare a leggere, ricordandogli che il premio in palio è un universo di libri. Conquistarsi la chiave di questo regno è faticoso, ma mentre lui si sforza e si impegna, questo universo non gli è precluso, i libri continuano ad essere una gioia, grazie a mamma e papà.

Daniel Pennac nel suo bellissimo libro *Come un romanzo*, fa risalire lo scarso attaccamento per la lettura proprio a questa fase di passaggio. Se il bimbo viene lasciato solo con il libro, quando ancora sta imparando a leggere o ha da poco imparato, ecco che tutto il suo amore per la lettura rischia di svanire... "Quale enorme tradimento! – scrive Pennac – Lui, il racconto e noi formavamo una Trinità ogni sera riunificata. Adesso lui è solo, davanti a un libro ostile. La leggerezza delle nostre frasi lo liberava dalla forza di gravità, ora l'indecifrabile brulichio delle lettere soffoca persino le sue tentazioni di sogno"[1].

1 Pennac D., *Come un romanzo*, Feltrinelli, 1996, p. 39.

• Lettura scolastica e lettura di famiglia

Il bambino di prima e seconda spesso legge in classe e a casa per svolgere il compito assegnato dall'insegnante.

Bene, ascoltiamo e lodiamo i suoi sforzi, incoraggiamolo a proseguire con impegno, sottolineiamo i suoi progressi, ma ricordiamo che le letture fatte per compito sono molto diverse dalle 'nostre' letture, quelle del genitore con il suo bambino, che possono trasformare un pomeriggio noioso in una festa e portano lontano, di sera, prima di dormire.

La scuola è scuola, preziosa, importante, che fa crescere.

Ma la lettura con mamma e papà è altro. Molto altro. Proprio un'altra cosa.

Leggiamo per lui, con tutto il nostro affetto, come abbiamo sempre fatto.

E se un giorno ci chiederà di alternarsi a noi, per leggere una pagina del suo libro preferito, bene, accogliamo con gioia la sua proposta spontanea. Sarebbe meglio però evitare il contrario, ovvero di chiedere a lui di sostituirci nella lettura. Cioè, proporre si può, certo, ma se il bimbo non sembra entusiasta dell'idea non interrompiamo la magia di un'avventura mettendogli il libro sotto gli occhi, magari con l'intento di fargli fare un po' di 'esercizio'!

Leggo da solo. Quali libri?

Quando un bambino che ha da poco imparato a leggere desidera cimentarsi con la lettura individuale, a casa, per il piacere di leggere, è importante mettere a sua disposizione dei testi adatti che facilitino i suoi primi tentativi di lettura in autonomia. Quali? Storie non troppo semplici o banali che rischiano di annoiarlo e storie non troppo lunghe o complesse che faticherebbe molto a leggere.

Testi scritti con un linguaggio comprensibile, concreto, non troppo ricercato o elaborato, trame interessanti ma lineari per favorire la comprensione (in una fase in cui buona parte della sua attenzione è necessariamente assorbita dall'impegno di 'decifrare' lettere, parole e frasi), belle illustrazioni che a loro volta facilitino la comprensione del testo.

Anche in questo caso, ogni genitore dovrà osservare il proprio bambino e cogliere le sue reazioni di fronte a vari libri, per calibrare l'offerta di testi in base alle competenze tecniche acquisite fino a quel momento e ai suoi gusti di giovanissimo lettore.

Il rituale della buonanotte

Mi sarei infilata nel letto con un buon libro, sarei diventata un piccolo lord o una povera sirena senza voce, sarei naufragata su un'isola deserta, avrei attraversato una brughiera con i capelli mossi dal vento o sarei andata a caccia di draghi.
Finché leggevo non c'era problema.
Potevo essere diversa, diventare qualunque cosa.
Katharina Hagena

Sapere che si ha qualcosa di bello da leggere prima di coricarsi
è una delle sensazioni più piacevoli della vita.
Vladimir Vladimirovič Nabokov

Oh, il ricordo di quelle ore di lettura rubate sotto le coperte
alla luce di una torcia elettrica!
Daniel Pennac

Chi ama i libri lo sa. Infilarsi sotto le coperte dopo una lunga giornata, con un libro che ci aspetta sul comodino è uno dei piaceri della vita.

Leggere prima di dormire rilassa, libera la mente dai tanti pensieri che la affollano, aiuta ad addormentarsi (o anche a stare svegli, se il libro scelto non si lascia chiudere perché è troppo, troppo coinvolgente).

Per il bambino, il piacere è ancora più grande, perché il suo appuntamento è doppio: con il libro e con le persone che ama di più al mondo, la sua mamma e il suo papà.

La consuetudine della lettura serale è preziosa per lui, ma anche per i suoi genitori che hanno la possibilità di staccare la spina, dedicarsi per un po' di tempo al proprio bambino e a lui solo, e godersi a loro volta le vicende narrate da una bella storia.

Se si lavora fuori casa tutto il giorno, o comunque quando il bambino inizia a frequentare la scuola e magari si dedica anche ad attività extrascolastiche, il tempo da trascorrere insieme inevitabilmente si riduce. L'appuntamento con il libro è quindi prima di tutto un appuntamento tra genitori e figli. Un appuntamento che, a volte, è l'unica opportunità per fermarsi e stare insieme senza fare altro. Certo, ci si è già visti anche prima, ma tra la cena da preparare, la cartella da controllare, qualche mestiere di casa da sbrigare, non si ha avuto il tempo di sedersi tranquilli e dedicarsi in modo esclusivo gli uni agli altri.

Bene, seduti accanto al suo letto, con un libro tra le mani, è il vostro momento. La lettura può durare solo dieci minuti, oppure mezz'ora, o magari di più, ma in ogni caso sarà un momento intenso per il bambino. Un ricordo di quelli che restano, che ti porti dentro quando sei ormai adulto e la memoria fatica a recuperare i dettagli dell'infanzia. Il tempo trascorso con un genitore che leggeva per noi prima di dormire è qualcosa che non si dimentica.

Ora siamo noi che stiamo regalando questi ricordi ai nostri bambini!

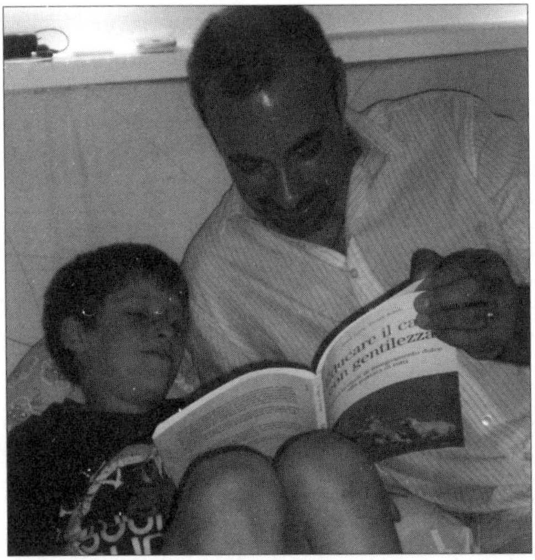

Un tempo di qualità

Un grosso vantaggio è che i figli tendono a indurvi a rallentare, e rallentando incominciate a riscoprire molti piccoli piaceri, che sono il loro dono. Il tempo dedicato ai figli non è mai sprecato.
Steve Biddulph

La cronica mancanza di tempo sta diventando il male del secolo per molti genitori. A risentirne sono soprattutto le mamme che si trovano a conciliare ruoli diversi – madre, moglie, professionista – e devono fare mille acrobazie per gestire i tanti impegni della giornata. Questa situazione viene vissuta in modo diverso da ogni donna; c'è chi è riuscita a trovare il proprio equilibrio ed è soddisfatta, chi vorrebbe più tempo da dedicare ai propri bambini, chi combatte con i sensi di colpa e di inadeguatezza. Non è questa la sede per lanciarsi in complesse indagini sociologiche o per stimolare una riflessione sulle contraddizioni di una società che non è amica di mamme e bambini, quindi ci concentriamo sul discorso lettura per constatare che il tempo dedicato alla lettura condivisa è sicuramente un tempo di qualità. Un tempo in cui l'attenzione del genitore è completamente rivolta al bambino, un tempo in cui si lasciano fuori pensieri e preoccupazioni, un tempo in cui ci si dedica a un'attività piacevole, si manifesta il proprio affetto e ci si conosce meglio. Sì, perché di storia in storia, cogliendo le preferenze del bambino, dando spazio ai suoi dubbi e alle sue curiosità, osservando le sue reazioni, i genitori hanno modo di comprendere sempre più a fondo i bisogni, le emozioni, il carattere del proprio bimbo che sta crescendo.

• Non l'hai mai fatto? Sei ancora in tempo!

Un aspetto molto bello della consuetudine di leggere e raccontare è che, se non lo hai mai fatto sei ancora in tempo!

Mentre altre modalità di accudire e relazionarsi con i figli, superata una certa età, non sono 'recuperabili' (penso all'allattamento, al contatto, al portare in fascia, modalità genitoriali legate alla primissima infanzia per cui spesso si dice "Oh, se avessi saputo avrei fatto diversamente", oppure "Con il prossimo figlio farò..."), le storie ci offrono molte *chance*. Se il tuo bambino ha quattro anni, sei anni, dieci anni e non avete mai letto insieme, be', potete iniziare ora. Adesso. Il tempo delle storie non è scaduto. Si poteva iniziare prima, certo. Ma non è troppo tardi. Potete iniziare proprio questa sera. Non è una bella sensazione quella di essere ancora in tempo?

Un bene senza prezzo a costo zero

Numerosi studi scientifici condotti per scoprire i bisogni del bambino dopo la nascita e nei primi anni di vita sottolineano la sua esigenza di contatto, vicinanza, presenza. Raggiunta l'età scolare, i bisogni fondamentali dei bambini non cambiano. A rendere davvero felice un bambino, piccolo o grande, è ancora l'amore dei genitori, la loro disponibilità, la loro vicinanza.

Certo, man mano che il bimbo cresce si sta insieme in modo diverso, il rapporto si evolve, nuove figure di riferimento si accostano ai genitori e nuovi rapporti sociali arricchiscono la vita del bambino, ma il legame genitore-figlio resta fondamentale per la formazione della personalità, per rinsaldare la sua sicurezza in se stesso e proteggere la sua serenità.

Nella nostra società, condizionata da una forte impronta consumista, si tende spesso a cercare negli oggetti, cioè nell'avere, la felicità. Una tendenza che riguarda anche l'approccio verso i bambini è la credenza che per renderli contenti siano necessari una vasta mole di giocattoli all'avanguardia, l'ultimo modello di telefono cellulare, accessori tecnologici di ultima generazione.

Tanti doni che molte volte arrivano anticipando o superando la richiesta, privando i destinatari di un'esperienza molto gratificante: quella del desiderio, dell'attesa e, infine, del coronamento del sogno.

Ma facciamo un passo indietro. Abbiamo visto che per i bambini ad essere davvero importanti sono ancora l'amore, la disponibilità, la guida affettuosa di mamma e papà. I momenti più felici sono in genere quelli trascorsi facendo qualcosa insieme, un gioco, due tiri al pallone, una passeggiata in bicicletta. Ogni attività fatta insieme è più piacevole, più significativa. In fondo è così anche per noi adulti: quando amiamo qualcuno non pensiamo che quel tramonto, quel successo professionale, quel film visto al cinema, sarebbe stato ancor più bello se condiviso con la persona amata?

A volte a rendere significativa un'attività per il bambino è proprio la condivisione; non conta tanto quel che si sta facendo, quanto il fatto di farla con mamma e papà. Perché la risposta ai bisogni, i bisogni veri, profondi e comuni a tutti gli esseri umani, non ha il cartellino del prezzo e non si acquista nei negozi specializzati per l'infanzia. In definitiva ciò che fa la differenza, nel rendere più bella la vita, sono i rapporti umani, sono gli affetti.

In questa riflessione trova posto e senso la consuetudine della lettura condivisa. Un dono senza prezzo che i genitori fanno ai loro bambini, un dono che non costa soldi, perché è fatto di disponibilità, tempo, amore.

Daniel Pennac sottolinea la gratuità di questo dono riferendosi alla lettura serale, accanto al letto del proprio bambino: "L'amore ne usciva rinato. Era gratis.

Gratis. Proprio così lo intendeva. Un regalo, un momento fuori da qualsiasi momento. Mollati gli ormeggi, lui si faceva portare dal vento, infinitamente leggero, e il vento era la nostra voce. (...) Qui tutto avveniva all'insegna della gratuità. La gratuità, che è la sola moneta dell'arte"[2].

Di padre (e madre) in figlio, l'amore per la lettura

Si è visto che la consuetudine di leggere ad alta voce con i nostri bambini fin dalla più tenera età favorisce il loro amore per la lettura, a breve e a lungo termine.

Leggere per il bambino è la miglior premessa per il suo futuro di lettore. La confidenza che si crea con l'universo delle storie, la consapevolezza del piacere che si può trarre dalle pagine di un libro, l'abitudine, sono le fondamenta di un amore che ha buone probabilità di rivelarsi solido e duraturo.

I genitori aprono le porte per il loro bambino di un mondo fantastico, lo accompagnano lungo i sentieri della fantasia, condividono con lui i primi, emozionanti, viaggi tra le pagine. Il libro si associa nella sua mente e nel suo cuore alla voce e all'affetto di mamma e papà. Un ottimo punto di partenza...

C'è un bel brano nella *Principessa sposa*[3] di William Goldman che mostra come la lettura condivisa possa far scoccare la scintilla dell'amore per i libri. Il protagonista ha la polmonite e deve trascorrere un lungo periodo a riposo. In questa occasione, il suo papà inizia a leggere per lui, ogni sera, qualche pagina di un libro che narra, appunto, la storia della Principessa sposa. "Per la prima volta in vita mia mi interessai attivamente a un libro. Io, fanatico degli sport; io, mostro dei giochi; io, unico ragazzino di dieci anni dell'Illinois con un odio cronico per l'alfabeto, volevo sapere *cosa succedeva dopo.* (...) Ogni sera mio padre leggeva, capitolo dopo capitolo, sempre lottando per pronunciare correttamente le parole, per afferrarne il senso. Anche quando fui in grado di leggere da solo, il libro rimase suo. Non mi sarei mai sognato di aprirlo. **Era la sua voce, il suono delle sue parole che io volevo.** In seguito, persino dopo anni, qualche volta gli chiedevo: 'Cosa ne dici del duello sul dirupo tra Inigo e l'uomo in nero?' e mio

2 Pennac D., *op. cit.*, p. 27.
3 Negli anni ottanta, è diventata famosa la trasposizione cinematografica di questo libro, ovvero il film fantasy *La storia fantastica*, diretto dal regista Rob Reiner.

padre, sbuffando e brontolando, prendeva il libro, si umettava il pollice per girare le pagine fino all'inizio della tenzone. Lo adoravo. Anche oggi è così che lo ricordo. (...) *La principessa sposa* apparteneva solo a mio padre.

Tutto il resto fu mio. Non ci fu storia di avventure al mondo che poté sottrarsi alla mia ingordigia"[4].

• E viceversa

I genitori possono trasmettere il loro amore per la lettura ai figli, questo è certo. Ma non sono pochi i genitori che hanno imparato ad amare la lettura grazie ai loro bambini! Grazie a questa semplice consuetudine hanno ritrovato quella confidenza con i libri che con gli anni, travolti da mille impegni quotidiani, avevano un po' perso. E così mentre i piccoli scoprivano la magia dei libri, i grandi la riscoprivano O, ancora, ci sono adulti che non hanno mai amato i libri, ma coinvolti dall'entusiasmo dei propri bimbi, hanno imparato a guardare la lettura con altri occhi. A fare da filtro, lo sguardo incantato dei piccoli...

• Dalle fiabe agli *e-book*

Non è raro, infine, che i bambini di ieri, grati a mamma e papà per aver loro tenuto la mano mentre muovevano i primi passi nel mondo della lettura, oggi ricambino il favore, mostrando qualcosa di nuovo ai genitori. Come racconta l'autore di una *blog-novel fantasy*, Sean MacMalcom: "Rammento con affetto la lettura ciclica e continua di un libro a cui costringevo mia madre quando, ancora bambino e incapace di leggere da solo, ero però già in grado di apprezzare una storia e, soprattutto, le belle illustrazioni presenti a corredo della medesima. Il libro in questione è *Pinocchio*. (...) a me piaceva... e piaceva parecchio, al punto da aver fatto quasi consumare il libro a mia madre a furia di leggerlo. (...) Oggi ho accolto con entusiasmo l'avvento degli *e-book reader*, orgoglioso possessore – e utilizzatore – di uno splendido Kindle 3. Simpatico e utile 'giocattolo' che, per dovere di cronaca, quando non è nelle mie mani, ricade puntualmente in quelle di mia madre, che fa a gara con me a chi lo sfrutta maggiormente, giorno e notte: l'amore per la lettura non ha da considerarsi, dopotutto, qual ereditario?"[5]

4 Goldman W., *La principessa sposa*, Marcos y Marcos, 2007, p. 16.
5 Sean MacMalcom, *blog-novel fantasy*, http://middaschronicles.blogspot.com/

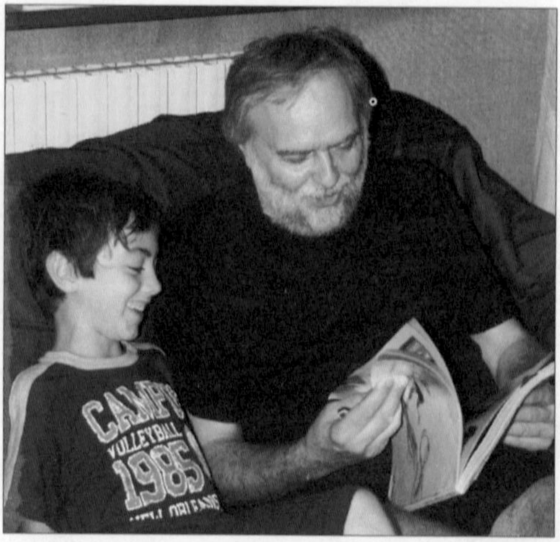

Il bambino che ama leggere

La mamma e il papà hanno letto per lui, sera dopo sera, per anni. La loro voce lo ha accompagnato con costanza e affetto lungo i sentieri del sogno, dell'avventura, della magia. E quei sentieri sono diventati per lui così cari che a un certo punto, ha sentito il bisogno di continuare a percorrerli da solo. Alla lettura condivisa si è accostata la lettura autonoma, tanti momenti di silenziosa avventura nel corso della giornata, magari per scoprire cosa succedeva in quel punto troppo avvincente per aspettare la sera e il ritorno del papà...

Per chi ama i libri vedere quell'amore nei propri figli è, diciamolo, una grande gioia.

Quando il bambino è in grado di leggere in modo scorrevole, senza fatica, continua ad amare il rituale della lettura condivisa, ma sempre più spesso legge anche da solo, legge altro, ha bisogno di nuovi libri e racconti.

Quello che possono fare mamma e papà a questo punto è continuare a leggere con lui, finché il bambino lo apprezza, e poi mettergli a disposizione un'adeguata scelta di volumi. Perché la sete di avventura, per gli amanti dei libri, ha bisogno di molti, molti volumi per essere placata. E le avventure più belle a un tempo soddisfano e sollecitano questo bisogno.

Lasciamolo leggere dunque. Racconti, libri, fumetti, quel che desidera. È giusto che ognuno possa scegliere le proprie letture sulla base delle preferenze e delle inclinazioni del momento. Non avrebbe senso imporre i proprio gusti o interferire, quando un bambino ama leggere e lo fa volentieri.

Naturalmente potremo proporre i titoli che noi stessi abbiamo amato o gli autori che ci sembrano interessanti e che pensiamo potrebbero piacergli, ma imporre no, mai.

Se nella nostra casa i libri non mancano, se ne regaliamo spesso al nostro bambino, la scelta non gli mancherà. Una valida alleata della lettura è la **biblioteca**: i suoi scaffali colmi di libri sono una continua promessa di varietà e grazie al prestito librario si possono leggere tutti i volumi che desideriamo!

• Leggere che passione!

Ci sono bambini per cui leggere diventa una vera e propria passione. Ogni momento libero è buono per immergersi nelle pagine di un libro, soprattutto se si tratta di un volume appassionante.

Non ci sono limiti di pagine, la mole di un testo non li spaventa (come invece può accadere agli adulti) se conoscono il suo protagonista e vogliono seguire le sue avventure. Ragazzini di dieci anni possono leggere saghe composte da più volumi se l'autore ha saputo conquistarli.

E la sera, in genere, è il momento principe per leggere. Finalmente tranquilli, liberi dai tanti impegni scolastici ed extrascolastici che si sono avvicendati nel corso della giornata, ecco che si apre il libro e ci si immerge nella storia. Il difficile a quel punto è fermarsi, chiudere il libro e spegnere la luce! Certo, riposare è importante, la sveglia suona presto al mattino. Ma ogni genitore saprà trovare i giusti compromessi e calibrare il 'coprifuoco' in base alle caratteristiche e alle esigenze del proprio bambino.

Se siamo stati lettori 'forti' da bambini o se i nostri figli sono lettori appassionati, ci ritroveremo in questa descrizione di Bastiano, tratta da *La Storia infinita* di Michael Ende: "Chi non ha mai passato interi pomeriggi con le orecchie in fiamme e i capelli ritti in testa chino su un libro, dimenticando tutto il resto del mondo intorno a sé, senza più accorgersi di avere fame o freddo; chi non ha mai letto sotto le coperte, al debole bagliore di una minuscola lampadina tascabile, perché altrimenti il papà o la mamma o qualche altra persona si sarebbero preoccupati di spegnere il lume per la buona ragione che era ora di dormire, dal momento che l'indomani mattina bisognava alzarsi presto; chi non ha mai versato, apertamente o in segreto, amare lacrime perché una storia meravigliosa era finita ed era venuto il momento di dire addio a tanti personaggi con i quali si erano vissute tante straordinarie avventure, a creature che si era imparato ad amare e ammirare, per le quali si era temuto e sperato e senza le quali d'improvviso la vita pareva così vuota e priva d'interesse; chi non conosce tutto questo (...) molto probabilmente non potrà comprendere ciò che fece allora Bastiano"[6].

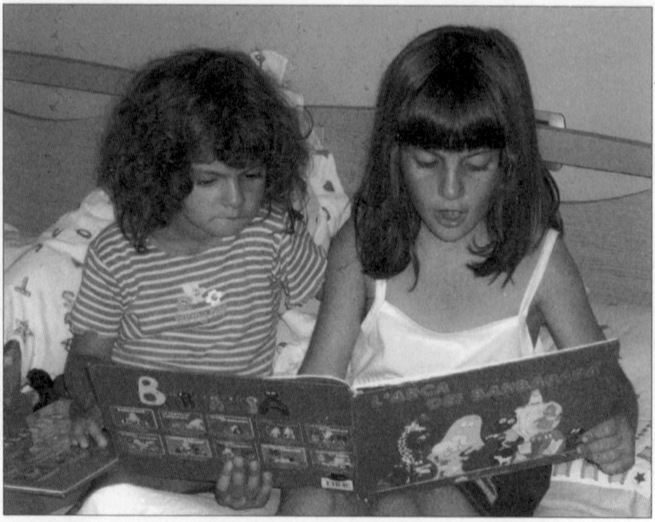

6 Ende M., *La storia infinita*, Tea, 1988, pp. 11-12.

E il bambino che non ama leggere

I bambini hanno bisogno di modelli più che di critici.
Joseph Joubert

(...) considerare l'intelligenza del bambino come un campo fertile in cui si possono gettare delle sementi, perché germoglino al calore fiammeggiante della fantasia. Il nostro scopo non è semplicemente di ottenere che il bambino capisca e ancor meno di obbligarlo a ricordare, ma di colpire la sua immaginazione, in modo da suscitare l'entusiasmo più acceso.
Maria Montessori

Così come ci sono bambini per cui la lettura diventa una passione, ci sono bambini che non si entusiasmano particolarmente di fronte a un libro. Magari apprezzano i momenti della lettura condivisa con un genitore, ma quando sono soli non prendono l'iniziativa e preferiscono dedicarsi ad altre attività. È normale che sia così, dato che ogni bambino è unico e originale.

Ma cosa fare in questi casi? Be', prima di tutto continuare a leggere insieme, per mantenere quel filo, fatto di affetto e consuetudine, che li lega al libro e ricorda loro, come un monito sussurrato direttamente al cuore, che la lettura è qualcosa di bello e di piacevole.

E poi aspettare. Rispettare i suoi tempi. Lasciandogli **tanti libri a disposizione, in bella vista, a portata di mano**. A sollecitare il suo desiderio di leggere (e qui intendiamo leggere da solo, oltre ai momenti di lettura condivisa con mamma e papà) possono essere anche un giornalino, una rivista che parla di una sua passione (animali, sport, natura, ecc.), il libro che racconta l'ultimo film di animazione che ha visto al cinema e che gli è tanto piaciuto.

Non ha senso imporre a un bambino la lettura[7], ma è normale **invitarlo a dare un'occhiata a quel libro** che ci è sembrato decisamente bello e che potrebbe interessargli perché... Non stanchiamoci di proporre, ma con

7 Daniel Pennac lo ha chiarito senza possibilità di dubbio: il verbo leggere, come il verbo amare, non ammette l'imperativo. Certo possiamo imporre al nostro bambino di leggere qualche paginetta di un libro, perché lo diciamo noi, ma lo spirito della lettura è un altro; si legge per piacere, non per dovere. I bambini devono già dedicarsi a varie attività per dovere, pensiamo alla scuola, lo studio o i compiti casa, sarebbe bellissimo se fossero per tutti gli studenti un gran piacere, abbracciato con entusiasmo, ma ad oggi, sappiamo che non è così. I testi scolastici si 'devono' leggere anche se magari non si ha tanta voglia, ma i libri che si leggono per diletto personale no! Altrimenti che piacere è?

l'entusiasmo di chi vorrebbe condividere qualcosa di bello, non con l'aria di chi sta muovendo un rimprovero o sta dando un ordine.

Ecco, a proposito di rimproveri, sarebbero proprio da evitare. Ricordiamo come scrive Jan Hunt, esperta in psicologia infantile, che "avere pienamente fiducia nei figli significa fidarsi del fatto che agiscono come meglio possono in ogni momento, in base all'età, alle esperienze che hanno vissuto in passato e alle circostanze del presente"[8]. Inoltre, se i libri ci attirano continue critiche, sarà difficile che li prendiamo in particolare simpatia...

Non sottolineiamo il fatto che il bambino non legge e/o non affermiamo che non diventerà mai un lettore[9]. Questo tipo di previsioni sono proprio da evitare, sia perché i bambini cambiano in fretta e così i loro interessi, sia per non incorrere nel rischio delle famose profezie auto-avveranti, ovvero quelle profezie che ripetute più e più volte poi si avverano perché, come spiega Steve Biddulph, "di solito i bambini, che sono tanto intelligenti e perspicaci, non tradiscono le nostre aspettative"[10].

E **per chi ha più di un figlio, mai fare confronti**. Un monito sempre valido, da non dimenticare in questa situazione. Affermazioni come "Eh, lui non legge come sua sorella" o "Suo fratello sì che è un gran lettore, lui invece..." possono mortificare molto il bambino e possono anche ingabbiarlo in un ruolo predeterminato, in questo caso quello del fratello che non legge.

Semmai conviene fare il contrario, ovvero mostrarsi sempre incoraggianti e fiduciosi. Leggere ci sembra un'attività così bella da credere che, da grande, il nostro bambino leggerà volentieri quanto e più di noi.

Ricordiamo il monito di Biddulph, a proposito del nostro modo di esprimerci (non riguarda la lettura, ma la comunicazione con il bambino in generale): "Esprimendovi in maniera positiva aiutate i vostri figli a pensare e ad agire positivamente, nonché a sentirsi capaci di affrontare una grande varietà di situazioni: in tal modo, penseranno e immagineranno di riuscire, e riusciranno. Le nostre parole di incoraggiamento li accompagneranno e li sosteranno per tutta la vita"[11].

8 Hunt J., *Genitori con il cuore*, Il leone verde, 2009, p.118.
9 Se continuiamo a sottolineare che il nostro bambino non ama leggere e/o non legge abbastanza, rischiamo che si adegui a questa descrizione e tenda a non discostarsene. Anziché sottolineare i punti deboli del piccolo lettore, evidenziamo le sue potenzialità presenti e future.
10 Biddulph S., *Il segreto dei bambini felici*, Tea, 2001, p.17.
11 *Ibidem*, p. 38.

• Creiamo delle condizioni favorevoli

Abbiamo detto che non si può imporre al bambino l'amore per la lettura. Però possiamo creare le condizioni perché, prima o poi, la scintilla scocchi!

Come? Continuando a leggere insieme a lui o iniziando a farlo se prima non avevamo questa abitudine (anche i bambini meno attratti dai libri difficilmente diranno no a un'attività condivisa con mamma e papà). Assicurandogli che continueremo a leggere con lui anche quando lo vedremo leggere da solo: a volte i bambini temono che la lettura in autonomia segni la fine di una consuetudine che amano; conviene sottolineare che non è così, che leggeremo insieme finché lui lo vorrà. Lasciando a sua disposizione una buona scelta di libri. Facendoci vedere mentre leggiamo (per noi stessi). Mostrando il nostro entusiasmo nei confronti del libro che stiamo leggendo con lui o per noi. Parlando di libri, regalando libri e chiedendo il suo parere sul volume da acquistare per l'amico, il compagno di classe, il cuginetto. Frequentando la biblioteca. Riservando ai libri e alle storie uno spazio adeguato all'interno della nostra casa e della nostra quotidianità.

Non scoraggiamoci, ma soprattutto non stanchiamoci di preparare il terreno perché i semi della lettura condivisa sin dall'infanzia prima o poi sboccino in un positivo e duraturo rapporto di amicizia con i libri.

Un libro sul comodino, un libro sulla mensola, un libro sul divano (con buona pace dell'ordine perfetto)... ed ecco che un giorno o l'altro il bambino incuriosito ne prende in mano uno, lo sfoglia, ne legge qualche pagina...

• Ognuno con i suoi tempi

Ricordiamo inoltre che non c'è un tempo prestabilito, una scadenza entro la quale tutti i bambini devono appassionarsi ai libri. Ognuno coltiverà questo interesse a modo suo, secondo il suo temperamento, con i suoi tempi.

Tra l'altro può accadere che lettori appassionati attraversino fasi di tiepidezza in cui la voglia di leggere si riduce o addirittura scompare. È normale, succede anche agli adulti. Quando la famiglia ha gettato solide basi e ci sono le condizioni favorevoli che invogliano alla lettura, si tratta solo di avere pazienza, prima o poi un libro tornerà a catturare la sua attenzione.

Un tempo per leggere

Chi ama leggere trova il tempo per dedicarsi a questa attività. Chi non ama molto leggere, in genere non ha tempo per farlo.

In effetti, pochi di noi ne avrebbero il tempo, visto che, per usare un'espressione di manzoniana memoria, siamo in "tutt'altre faccende affaccendati"[12] ma, come scrive Pennac "la questione non è di sapere se ho o non ho tempo per leggere (tempo che nessuno, d'altronde mi darà), ma se mi concedo o no la gioia di essere lettore"[13]. Ovvero, se ami leggere, il tempo lo trovi. Il discorso cambia, però, quando si parla di bambini in età scolare. Se un adulto viene catturato da un libro e non riesce a riemergere dalle pagine fino a notte fonda, al mattino avrà forse bisogno di un surplus di caffè, ma potrà comunque affrontare la sua giornata. Un bambino al mattino presto deve andare a scuola e, più è piccolo, più ha bisogno di riposare in modo adeguato. Creare delle condizioni favorevoli alla lettura vuol dire anche garantire al bambino dei tempi 'vuoti', dei momenti durante la giornata, che lui possa dedicare ai libri.

Se un ragazzino ha un'agenda più fitta di quella degli adulti, tra scuola, sport e attività extrascolastiche e, una volta tornato a casa, viene assorbito da tivù, computer e videogiochi, i tempi per la lettura sono effettivamente risicati.

Il discorso dei ritmi di vita a volte troppo frenetici dei nostri bambini naturalmente è ben più ampio e complesso, ma possiamo dire che anche alla lettura gioverebbe un po' di tempo libero e rilassato in più.

• La noia, preziosa alleata

Spesso si pensa male della noia. Si ha l'impressione che i bambini debbano sempre avere qualcosa da fare per essere adeguatamente stimolati, istruiti, intrattenuti. Tendiamo a riempire il loro tempo, ci premuriamo di non lasciare spazi vuoti. Ma gli esperti di sviluppo infantile ci mettono in guardia: la noia, i tempi vuoti, servono e servono davvero tanto. Lo psicoanalista austriaco Bruno Bettelheim lo sottolineava già negli anni ottanta: "I condizionamenti della vita moderna e l'atteggiamento dei genitori deru-

12 Giusti G., *Sant'Ambrogio*, vv. 24-26.
13 Pennac D., *op. cit.*, p. 100.

bano i nostri figli di quel bene prezioso costituito di lunghe ore, di giornate intere in cui pensare i propri pensieri, che è un ingrediente essenziale per lo sviluppo della creatività"[14].

Nessia Laniado, esperta di psicologia, ricorda che i bambini hanno diritto a "giochi, carezze, spensieratezza e lunghi pomeriggi di pigre fantasie"[15].

E ancora, Pennac, a proposito dei tanti corsi e delle tante attività extrascolastiche in cui viene impegnato il tempo libero dei bambini, scrive: "Nessunissima possibilità lasciata al più piccolo quarto d'ora di faccia a faccia con se stesso.

Guerra al sogno!

Dàgli alla noia!

La bella noia... Che rende possibile la creazione..."[16]

È in quei momenti liberi da impegni e attività, liberi dal fare, che la fantasia è sollecitata, che l'immaginazione può finalmente spiegare le ali e che, aggiungiamo noi, è più facile che il bambino o il ragazzino, allunghino la mano verso un libro.

Libri e televisione

In una società dove la maggior parte dei bambini è teledipendente, la proposta di spegnere il tubo catodico per raccontare una storia o leggere un libro risulta, nella sua semplicità, rivoluzionaria.

Silvia Vegetti Finzi

Computer, televisione, videogiochi. Sono numerose le attrattive tecnologiche che oggi si contendono tra loro e contendono alla lettura il tempo libero dei nostri bambini. Non credo che televisione e lettura si possano definire rivali, si tratta di mondi molto, molto diversi. E credo possa esserci spazio per tutti e due, se l'accesso agli intrattenimenti tecnologici è regolamentato dalla famiglia.

Non si tratta di vietare, attenzione. Ma di **gestire con buon senso questi strumenti** e di assumere un ruolo di guida per proteggere i bambini da-

14 Bettelheim B., *Un genitore quasi perfetto*, Feltrinelli, 1998.
15 Laniado N., *Tutte le frasi che fanno infuriare i nostri figli*, Red Edizioni, 2005, p. 135.
16 Pennac D., *op. cit.*, p. 53.

gli eccessi: un'eccessiva esposizione alla televisione di fronte alla quale il bambino è un soggetto fortemente passivo, un uso eccessivo dei videogiochi a discapito di altre forme di gioco più creativo, un eccesso di sedentarietà che non favorisce il benessere psico-fisico[17].

Ad ogni famiglia, il compito di individuare le proprie regole e spiegarle al bambino.

A proposito di televisione e lettura, la psicologa Anna Oliverio Ferraris scrive: "Un buon film può imprimersi nella memoria, fornire degli stimoli e degli spunti. Ciò accade soprattutto quando il regista è un artista. Nella lettura e nell'ascolto la mente deve, in più, costruirsi delle immagini mentali dei personaggi, dei paesaggi, delle situazioni: c'è un lavoro ulteriore, nell'ascolto, che stimola l'immaginazione e favorisce la costruzione di uno scenario interiore"[18]. Concorde la psicologa Silvia Vegetti Finzi: "Un cartone animato di buona fattura alimenta la fantasia, ma trasmette un cibo predigerito, un messaggio concluso; la narrazione orale invece suggerisce ma non satura, lascia all'ascoltatore il compito di rappresentare il contesto, di mettere in scena la situazione, di scegliere gli attori"[19].

Valentino Merletti e Tognolini comprendono la limitazione 'al minimo' del tempo in cui la televisione rimane accesa, tra i fattori favorenti l'amore per la lettura[20]. Naturalmente, una gestione ragionata della televisione dovrebbe essere fatta a prescindere dalla lettura. Ed è importante **non creare competizione tra libri e altri divertimenti che il bambino ama**. Altrimenti rischiamo di ottenere l'effetto contrario, come ben chiarisce Gianni Rodari, elencando i modi per insegnare ai ragazzi a odiare la lettura: "... non mi pare che negare un divertimento, un'occupazione piacevole (o sen-

17 A questo proposito Steve Biddulph suggerisce ai genitori un semplice esperimento: osservare i figli mentre guardano la televisione e giudicare se gli piace ciò che vedono. "Quando leggono un libro, sono impegnati in una vivace attività mentale perché immaginano ciò che le parole descrivono. (...) giocando in cortile, sono stimolati a reagire e a interagire, a «divorare» mentalmente il mondo. Ma guardando la televisione non tardano ad avere lo sguardo fisso e vacuo, mentre i processi attivi del loro cervello «vanno in vacanza»" (da *Il segreto dei bambini felici*, p. 145).

18 Oliverio Ferraris A., *Prova con una storia*, Fabbri, 2005, p. 14.

19 Vegetti Finzi S., *Lo scenario culturale del Progetto "Leggere per crescere"*. L'articolo è on line alla pagina http://www.leggerepercrescere.it/viewApprofondimento.php?id_content=906&argomento

20 Valentino Merletti R. e Tognolini B., *Leggimi forte*, p. 75.

tita come tale, che è lo stesso) sia il modo ideale di farne amare un'altra: sarà piuttosto il modo di gettare su quest'altra un'ombra di fastidio e di castigo"[21].

Quindi l'approccio non sarà 'spegni la televisione e leggi', ma 'spegni la televisione perché il programma che abbiamo deciso di seguire è terminato' o perché il tempo che quotidianamente si può concedere alla tivù è finito.

Una volta spento il televisore e/o il gioco tecnologico, il bambino deciderà a quale attività dedicarsi, che non sarà necessariamente la lettura, ma potrebbe esserlo. Se invece la televisione è accesa per tutto il pomeriggio (o non ci sono regole per quanto riguarda l'utilizzo di videogiochi e computer), resta decisamente poco spazio per la ricerca di alternative.

Così favoriamo l'amore per la lettura

- Leggiamo insieme al nostro bambino, anche quando è perfettamente in grado di leggere da solo.
- Ascoltiamolo se ha voglia di leggerci qualcosa. O se ha voglia di leggere per un fratellino o una sorellina più piccoli.
- Facciamo crescere la sua 'biblioteca' personale.
- Coinvolgiamolo nella scelta e nell'acquisto di libri destinati a lui o da regalare a parenti e amici.
- Leggiamo! Mostriamo il nostro amore per i libri.
- Non insistiamo perché legga se e quando non ne ha voglia. Non rimproveriamolo perché non legge o non legge quanto noi vorremmo. E non critichiamo i suoi gusti in fatto di letture (di libri e/o fumetti).
- Notiamo i suoi progressi di giovanissimo lettore. Non siamo avari di lodi.
- Frequentiamo la biblioteca del quartiere.
- Difendiamo il suo tempo libero, perché gli restino spazi e tempi da riempire con la lettura.
- Regolamentiamo l'uso dell'apparecchio televisivo, del computer, dei videogiochi, perché possa dedicarsi anche ad attività più creative.

21 Rodari G., *Nove modi per insegnare ai ragazzi a odiare la lettura* in *Come far leggere i bambini* di R. Denti, Editori Riuniti, 1982, p. 156.

Leggere con bambini di età diversa

Quando in famiglia c'è più di un bambino, la lettura condivisa diventa un rituale 'allargato': non più solo il genitore e un figlio, ma il genitore che legge per due o più bambini. Se i bambini sono molto vicini di età è più probabile che apprezzino la stessa storia; se hanno tre o quattro anni (o più) di differenza, le esigenze letterarie saranno inevitabilmente diverse. Ciò non significa che non si potrà leggere tutti insieme, ma che si dovranno proporre testi adatti ad ognuno dei bambini.

E a livello 'logistico', come organizzarsi, ad esempio per la lettura della sera?

Alcune mamme riescono ad accontentare tutti leggendo prima una storia scelta dal bimbo più piccolo, che in genere è anche la più breve, e poi il libro scelto dal fratello maggiore. In pratica si leggono insieme le storie preferite di entrambi.

Molti libri illustrati per bimbi in età prescolare sono belli e interessanti anche per i bambini più grandi, inoltre, "un medesimo libro può essere 'fruito' a diversi livelli in diverse fasi della crescita"[22].

Viceversa, l'ascolto di un libro 'da grandi', per il fratellino minore può essere l'occasione per cogliere nuovi vocaboli, seguire con entusiasmo qualche passaggio che ha destato la sua attenzione e poi magari perdere il filo se il testo è molto complesso e addormentarsi prima che la lettura serale sia conclusa...

Se però il libro scelto dal bambino più grande fosse troppo 'forte' per il piccolo, se il contenuto rischiasse di spaventarlo, allora sarà necessario posticipare la lettura a quando il fratellino minore si è addormentato. O, ancora, si potrà riservare il libro da grandi ai momenti in cui il piccolo non è in casa (ad esempio perché è alla scuola dell'infanzia) o è impegnato a giocare in un'altra stanza o in giardino.

Ancora una volta, il libro può essere uno strumento che unisce, la lettura diventa un'opportunità, l'opportunità di dedicare a ogni figlio qualche minuto di attenzione in esclusiva, di condividere i suoi interessi e fare qualcosa di importante con lui.

22 Valentino Merletti R., *Libri e lettura da 0 a 6 anni*, p. 40.

Altre famiglie si sono divise le letture: la mamma legge un libretto per il bimbo più piccolo, mentre il papà legge alcuni capitoli del romanzo preferito del fratello maggiore.

L'importante è non minimizzare le esigenze del figlio più grande, invitandolo ad 'arrangiarsi' visto che è in grado di leggere da solo. Leggere da soli è piacevole, ma come abbiamo già ribadito più volte, leggere insieme alla mamma o al papà, è altro, è condivisione, affetto, vicinanza. E di tutto questo il bambino continua ad aver bisogno anche se ha già imparato a leggere.

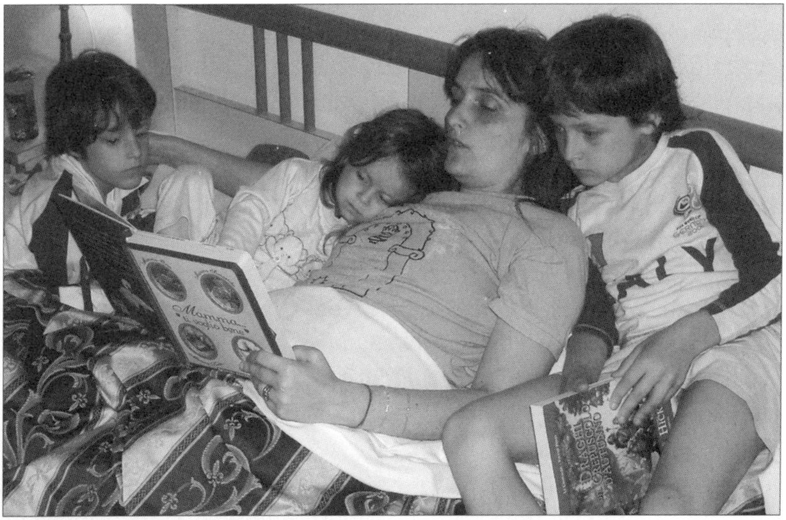

I NEMICI DELLA LETTURA

La lettura non si può imporre.

Non possiamo imporre a un bimbo di leggere. Cioè, possiamo farlo, ma cosa otterremo? Il nostro desiderio è che ami la lettura, non che legga qualche paginetta per farci contenti o perché glielo abbiamo ordinato.

I libri non si possono imporre

Nei primissimi anni di vita, lo abbiamo lasciato libero di scegliere i libri che più lo attiravano. Spesso era lui stesso a venire da noi con un libretto tra le dita e a chiederci di leggerlo e rileggerlo e rileggerlo… A volte eravamo noi a proporre alcuni libri e lui sceglieva quale desiderava in quel momento. Ottimo. Continuiamo così. Possiamo proporre, certo. Quel classico che secondo noi meriterebbe proprio di essere letto. O quell'autore che scrive in modo magistrale. O quel libro che per come conosciamo il nostro bambino potrebbe proprio piacergli. Ma poi, la scelta è sua. Perché? Per il solito discorso. Se leggere dev'essere un'occupazione piacevole, che senso ha imporre i nostri gusti letterari a un'altra persona? Io amo i romanzi *fantasy*; perché dovrei trascorrere le mie serate leggendo *thriller* che invece non mi piacciono?

Per lo stesso motivo, non ha molto senso insistere perché il bambino termini la lettura di un libro che proprio non l'ha catturato. Certo, potrà concedergli qualche pagina, possiamo spiegargli che ci sono libri un po' lenti ad 'ingranare' i quali, superate le prime pagine, cambiano ritmo e diventano una lettura più piacevole, ma dire a una persona (bambino o adulto che sia) che deve per forza concludere un libro che lo annoia o non gli trasmette nulla… Perché dovrebbe farlo?

• E non si possono vietare

Può capitare. Può capitare che il libro che ha chiesto in dono o che ha preso in prestito in biblioteca a noi sembri banale o poco interessante.

Ma se a lui piace… Avrebbe senso vietargli di leggerlo? Naturalmente non stiamo parlando di libri non adatti all'età dei figli e/o dal contenuto inadeguato (ad esempio perché troppo violento), in questo caso è ovvio che i genitori possano (e debbano) dire la loro. In tutti gli altri casi, lasciamolo leggere. Ci sarà tempo perché impari ad apprezzare romanzi più impegnati o autori più meritevoli. O anche no, dato che siamo tutti diversi, anche nella lettura.

Autorevole difensore della libertà e della capacità di scelta del bambino è stato Marcello Bernardi che rassicurava così i genitori: "È importante solo che il piccolo lettore *possa* scegliere. Non pensate ad altro, non interferite, non censurate. (…) Ma possono leggere proprio di tutto? Io credo di sì. In generale **il bambino va a cercare ciò che gli serve**, in qualsiasi campo, e non mi pare legittimo distoglierlo dalle sue scelte, né ostacolarlo, né imporgli qualche cosa. Ci sono ragazzini che concentrano la loro attenzione sul manualetto di istruzioni per l'uso del televisore o del computer, altri che si dedicano ai libri sugli animali, o di viaggi ed esplorazioni, di geografia e di storia, altri ancora che leggono storie fantastiche, vicende di mostri e vampiri, o racconti di avventure, moltissimi restano fedeli alla tradizione e divorano Cuore, Pinocchio, Piccole Donne e simili"[23].

Fumetti, perché no?

Il discorso vale anche per i fumetti. Tra gli esperti di letteratura infantile su questo tema ci sono pareri un po' discordanti. C'è chi li apprezza perché sono comunque uno strumento che avvicina il bambino o il ragazzino alla lettura e chi invece li accusa della scarsa propensione a leggere testi più impegnati.

Personalmente ho un passato di lettrice onnivora e ricordo di aver amato, ai tempi delle elementari, Nonna Papera e Paperon De' Paperoni forse quanto Zanna Bianca, Robinson Crusoe e Il piccolo lord...

In genere i bambini che amano leggere leggono comunque un po' di tutto: c'è la fase solo fumetti, ma c'è anche la fase volumoni di Harry Potter.

E se invece così non fosse? Se un bambino o un ragazzino leggono solo fumetti? In ogni caso non sarà proibendo la lettura dei giornalini che li si avvicinerà ai libri. Anzi. Tra i modi per far odiare la lettura ai bambini, Gianni Rodari cita proprio questo: presentare il libro come un'alternativa al fumetto. "Non c'è rapporto di causa ed effetto – scrive – tra la passione per i fumetti e l'assenza di interesse per le buone letture. Questo interesse evidentemente deve nascere da qualche altra parte, dove le radici dei fumetti non arrivano"[24].

Quindi lasciamo in pace i fumetti e, ancora una volta, creiamo le condizioni per stimolare la curiosità e l'interesse del bambino nei confronti di altri tipi di letture!

23 Bernardi M., *op. cit.*, p. 549.
24 Rodari G., *Nove modi per insegnare ai ragazzi a odiare la lettura* in *Come far leggere i bambini* di R. Denti, Editori Riuniti, 1982, p. 157.

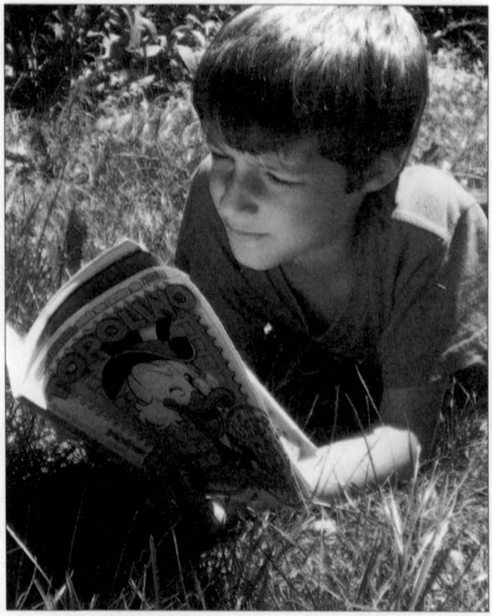

Riassunti, giudizi, quesiti...

I libri non sono stati scritti perché i giovani li commentino, ma perché, se ne hanno voglia, li leggano.
Daniel Pennac

Il tempo della lettura, scrivono Rita Valentino Merletti e Bruno Tognolini, deve essere: "libero, da ricatti e baratti, da distrazioni e costrizioni, da insincerità e superficialità, da rimproveri e divieti, da compiti e valutazioni"[25].

Ovvero: quando un bambino legge, lasciamolo in pace. Non chiediamogli di riassumere, analizzare, commentare il testo. Se ha voglia di raccontarci la storia, bene, saremo felici di ascoltarlo. Così come possiamo chiedergli un parere personale, per sapere se il libro gli è piaciuto. Ma attenzione, stiamo parlando di normale dialogo tra genitore e bambino.

25 Valentino Merletti R. e Tognolini B., *Leggimi forte*, p. 53.

Non chiediamogli di più. A noi piacerebbe dover fare il riassunto scritto o l'analisi letteraria del romanzo che stiamo leggendo? O ancora, se dovessimo dimostrare a qualcuno più esperto di noi di aver letto con attenzione e di aver colto tutti i significati reconditi dell'opera?

Ai bambini e ai ragazzini questo succede spesso. A scuola, quando le insegnanti chiedono di compilare una scheda di lettura per ogni libro letto, ma a casa, no... non dovrebbe proprio capitare.

Ecco l'autorevole parere di Gianni Rodari a questo proposito: "(...) riassumere, mandare a memoria, descrivere le illustrazioni, ecc. Tutti questi esercizi moltiplicano le difficoltà della lettura, anziché agevolarle, fanno del libro un pretesto togliendogli ogni capacità di divertire, se originariamente ne possedeva, di commuovere se ne era capace, d'interessare se era concepito per interessare"[26].

E la raccomandazione di Pennac: "Non erigere alcun bastione di conoscenze preliminari intorno al libro. (...) Non dare alcun compito. Nessun giudizio di valore, nessuna spiegazione del lessico, nessuna analisi testuale, nessuna indicazione biografica... Proibirsi assolutamente di 'parlare intorno'. Lettura-regalo. Leggere e aspettare. **Non si forza la curiosità, la si risveglia**.

Leggere, leggere, e avere fiducia negli occhi che si aprono, nelle facce che si rallegrano, nella domanda che sta per arrivare e che provocherà altre domande".

Rifiutarsi di leggere con lui

Ma quanti hanno la pazienza di leggere una favola ai figlioli,
magari anche quando già sanno leggere da soli,
o saprebbero ma sono pigri per farlo, o lo fanno abitualmente,
ma pure hanno bisogno, di quando in quando, di non essere soli con la favola?
Gianni Rodari

Concludiamo questa riflessione sui nemici della lettura, tornando al punto di partenza: la lettura condivisa.

26 Rodari G., *op. cit.*, p. 157.

Rifiutarsi di leggere una storia per il nostro bambino, ricordandogli che sa leggere e quindi può farlo in modo autonomo. O rifiutarsi di rileggere la sua storia preferita. Ecco un modo per farlo disamorare della lettura.

Siamo partiti insieme in questa bellissima avventura. Tutto è iniziato sulle nostre ginocchia, quando quel bambino, quel ragazzino, era uno scricciolo piccino piccino. Sarebbe un vero peccato abbandonarlo lungo il sentiero dopo aver fatto tanta strada. Se il nostro bambino ne ha piacere, se leggere con noi è stato – ed è – così bello e così importante per lui, perché non farlo felice?

D'altronde lo sappiamo bene che quando un genitore legge insieme a un figlio non si tratta solo di lettura. C'è ben altro. Emozioni, sentimenti, desiderio di vicinanza.

E se è ormai un ragazzino? Be', a maggior ragione, godiamoci questi momenti, perché con molta probabilità sono gli ultimi appuntamenti con la lettura condivisa, con questa caratteristica forma di vicinanza fisica ed emotiva, che resterà nei suoi ricordi, ma anche nei nostri (e di cui un giorno avremo nostalgia!).

• ... e di rileggere

Cosa leggiamo stasera? Ed ecco che il bambino ci porge, ancora, proprio quel libro, proprio quella storia che abbiamo già letto insieme almeno una decina di volte. Non potremmo cambiare? Certo, possiamo fare la nostra proposta, ma se lui ci tiene e vorrebbe proprio quella storia (che in questo periodo della sua vita è la 'sua' storia, quella di cui ha bisogno), be' sarebbe meglio accontentarlo.

Secondo Pennac l'amore per la rilettura in età adulta, affonderebbe le sue radici proprio in quell''Ancora!' di quanto eravamo piccini. Quell''ancora!' che voleva dire prolungare un'esperienza piacevole, allungare il tempo trascorso sulle ginocchia di mamma e papà, poter ascoltare ancora per un po' la loro voce rivolta a noi e a noi soli e, naturalmente, lasciarsi cullare da una storia amata...

Errori da evitare

- Criticare le sue preferenze in fatto di libri e fumetti e imporgli le nostre scelte.
- Rimproverarlo se non legge abbastanza. Criticarlo di fronte ad altre persone.
- Insistere perché finisca un libro che non gli piace.
- Quando legge chiedergli di analizzare, spiegare, dimostrare di aver compreso il testo.
- Fargli interrompere un'attività per lui piacevole, perché 'deve' leggere.
- Rifiutarsi di leggere insieme perché ormai è in grado di leggere da solo.
- Rifiutarsi di rileggere le storie che il bambino ama perché le ha già ascoltate tante volte.

QUANDO IL BAMBINO DIVENTA UN RAGAZZINO

Insegnerai a Volare, ma non voleranno il Tuo Volo.
Insegnerai a Sognare, ma non sogneranno il Tuo Sogno.
Insegnerai a Vivere, ma non vivranno la Tua Vita.
Ma in ogni Volo, in ogni Sogno e in ogni Vita,
rimarrà per sempre l'impronta dell'insegnamento ricevuto.
Madre Teresa di Calcutta

Non c'è una data prestabilita, un'età uguale per tutti, che segna la conclusione della lettura condivisa. Ci sono bambini che non appena si sentono sicuri nella lettura individuale spiegano le ali e cominciano ad esplorare in autonomia i mille sentieri che si dischiudono al loro passaggio, quando lo sguardo si posa sulle pagine. Di libro in libro, arrivano lontano e non sempre si fermano ad aspettare mamma e papà. Qualche appuntamento con la lettura condivisa può rimanere, magari qualche pagina alla sera, per ritrovarsi dopo una giornata impegnativa e stare un po' insieme. Ma sempre più spesso si mettono in viaggio da soli o prolungano il viaggio iniziato con il genitore, continuando là dove la mamma o il papà, stanchi e assonnati, hanno detto: "Per stasera basta". È un processo fisiologico, che per fortuna in genere avviene in modo graduale, così che anche il genitore ha il tempo di abituarvisi.

Ma ci sono anche bambini che continuano ad apprezzare a lungo quel ritrovarsi insieme con un libro tra le mani. Bambini e ragazzini che prediligono l'aspetto della condivisione e trovano che eroi, avventure e mondi lontani siano più attraenti se accanto a loro ci sono la mamma o il papà. Anche questo è normale, e bello. Ogni bambino è diverso, ogni ragazzino è differente.

Noi, che quel bambino-ragazzino lo conosciamo bene, saremo felici di fare ancora un po' di strada insieme, così come saremo felici poi, di vederlo spiccare il volo...

Dalla lettura condivisa alla condivisione di letture

I libri servono a capire e a capirsi...
Susanna Tamaro

In una famiglia dove la consuetudine di leggere insieme è stata a lungo coltivata, i libri continuano a rappresentare uno strumento di relazione e di comunicazione, anche quando il bambino si trasforma in un ragazzino, lasciandosi alle spalle i tratti caratteristici dell'infanzia.

Come succede per altri aspetti della relazione, anche l'abitudine della lettura si evolve e si trasforma, e dalla lettura condivisa si passa alla condivisione di letture. Ancora una volta i libri possono rappresentare un'occasione per confrontarsi, per muoversi su un terreno comune, per mantenere vivo il dialogo anche in una fase della crescita decisamente particolare. Durante l'adolescenza i figli vivono dei cambiamenti profondi e il cambiamento investe (e a volte travolge) anche la loro modalità di relazionarsi con il nucleo famigliare.

In un periodo in cui non è sempre facile comprendere i nuovi bisogni e le nuove esigenze di nostro figlio (spesso fatica a comprenderle lui stesso!), mantenere aperti dei canali di comunicazione diventa fondamentale.

I libri sono ottimi spunti per aprire un dialogo. Possiamo confrontarci a proposito del tale autore che abbiamo letto entrambi e/o chiedere l'opinione di nostro figlio su quel romanzo che ha appena terminato. Si può iniziare parlando di libri e poi finire a parlare di altro, di concetti, di situazioni, di valori.

Anche nel momento in cui dovesse sembrarci di avere davvero poco in comune con questo figlio che sta crescendo e sta prendendo le distanze dal bambino che era, i libri ci offrono una base comune, perché il loro è un linguaggio che abbiamo condiviso per anni e che può essere d'aiuto per ritrovarci.

Non solo. La lettura può essere d'aiuto anche per comprendere meglio nostro figlio, per conoscere i suoi gusti di giovanissimo, per scoprire cosa lo entusiasma e cosa, invece, lo annoia. Come? Condividendo le sue letture. Ad esempio, se è letteralmente innamorato di un certo scrittore, se si è appassionato a una saga… possiamo provare a leggere anche noi i romanzi che tanto apprezza. Anche se magari non è esattamente il nostro genere, il suo libro preferito può rivelarci qualcosa di lui.

Un tempo lo abbiamo messo a parte del nostro mondo, condividendo con lui i libri che più abbiamo amato nell'infanzia o che sono stati importanti per noi; ora la condivisione diventa reciproca. E arricchente. Per nostro figlio, ma forse – adesso – ancor più per noi perché, come ha scritto Kahlil Gibran, rivolgendosi ai genitori: "Potete dare alloggio ai loro corpi, ma non alle loro anime, poiché le loro anime dimorano nella casa del futuro, che voi non potete visitare neppure in sogno"[27].

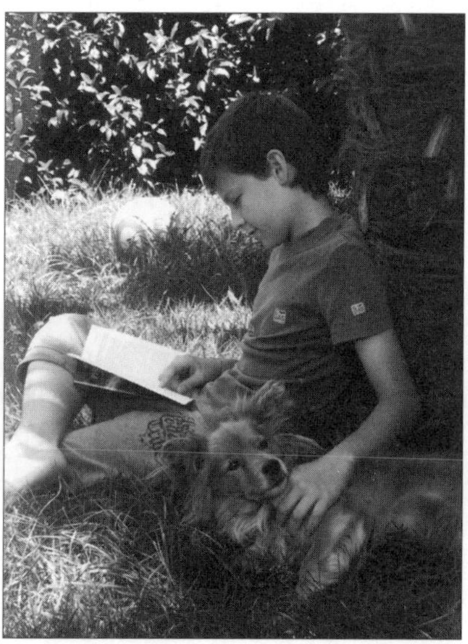

27 Gibran K., *Il profeta*, Feltrinelli, 1992, p. 18.

VOCI DI MAMME E PAPÀ

Leggiamo tantissimo, tutti i giorni, prima di andare a dormire. Ho sempre letto per Jonathan perché non poteva leggere da solo e a forza di ascoltarmi ha compensato le difficoltà di lettura. Ho letto a Camilla da quando aveva pochi mesi. Mentre il fratello faceva logopedia noi eravamo lì ad aspettarlo con una decina di libri da leggere e osservare. Non c'è una festa in cui non venga regalato almeno un libro, non c'è giornata di acquisti in cui non si passi in libreria. I libri sono una cosa meravigliosa, un dono prezioso. I genitori di bambini con DSA[28] leggano tanto per i figli, leggano non solo i libri di scuola, leggano storie piene di avventure perché tutti i bambini hanno diritto di ascoltare e non c'è un'età in cui valga la pena smettere di leggere ai figli.

Francesca, mamma di Jonathan, 9 anni, e Camilla, 5 anni

In casa nostra siamo dei gran lettori e le nostre bambine hanno sempre potuto familiarizzare coi libri fin dai primi mesi. La mia esperienza da bambina è stata molto negativa. Vedevo i libri soltanto come un 'obbligo scolastico'. Verso l'adolescenza ho cominciato spontaneamente ad essere attratta dai libri e a leggerne qualcuno d'estate. Ho cominciato e sceglierli io e non a dover leggere per forza ciò che era stato deciso da qualcun altro. Col tempo la lettura è diventata una vera passione e quando sono diventata mamma ho cercato di trasmettere questo interesse alle mie bambine. Ricordo che Bianca a un anno sfogliava i suoi libri e diceva: "Bla, bla, bla, bla" seguendo col ditino le righe scritte! All'ingresso al nido le maestre si sono sorprese di come a diciotto mesi scegliesse i libri e si appartasse a leggerli a modo suo: per me è stata una grande soddisfazione. Ora che Bianca ha frequentato la prima elementare posso dire che ha accettato molto bene il cambiamento dall'asilo e che finalmente può leggere da sola i suoi libri con grande soddisfazione!

Da psicologa penso che il libro sia un ottimo veicolo di relazione fra genitori e figli. Senza bisogno di altro, leggere un libro coi propri bambini

28 Disturbi Specifici di Apprendimento.

aiuta a stare insieme in tranquillità e a stimolare la fantasia di tutti!

Alessandra, mamma di Bianca, 7 anni, e Irene, 3 anni

Leggo storie tutte le sere da quando la mia prima bimba aveva due anni: lo trovo un momento speciale di tutta la famiglia, a cui di solito partecipa anche mio marito. Il piccolo non sembra apprezzarlo più di tanto ma ascolta, la grande invece lo adora e credo che questa consuetudine l'abbia aiutata molto al suo ingresso alla scuola primaria, infatti legge molto bene! Quando doveva leggere per compito e a scuola, lo faceva molto volentieri, rispettando la punteggiatura e cambiando toni di voce da un personaggio all'altro. Giorgia diceva che lei quando c'era il punto si fermava e i suoi compagni no: ne ho dedotto l'abbia imparato da come le leggo io! Inoltre, ha sviluppato una fantasia molto fervida, lo aveva notato anche la sua maestra della scuola materna.

Ah, penso che sia rilevante anche il fatto che li porto spesso in biblioteca e ovviamente vengono a casa con un libro o due ogni volta. Anche all'asilo c'era l'angolo della biblioteca e a Giorgia è sempre piaciuto, sceglieva sempre le stesse favole, storie di un coniglietto che spiegava le sue emozioni, ogni libro un'emozione nuova.

Rossana, mamma di Giorgia, 7 anni, e Lucas, 2 anni

Abbiamo letto libri tattili, profumati, di carta, di stoffa, di plastica (quelli acquatici per intenderci), con le finestrine e le sorprese. Molti sono stati regalati da Babbo Natale e Santa Lucia, da sempre portatori di un gioco e di uno o due libri, molti sono stati doni di compleanno, molti sono stati acquistati in occasione di un giro in libreria. Abbiamo frequentato spesso anche la biblioteca, sia restando lì a leggere sia portando a casa i libri.

Alice adora semplicemente leggere e il suo genere preferito è il *fantasy*, ma le piace leggere anche altro. Francesca per tutta la classe prima ha avuto problemi di lettura, nel senso che non aveva una lettura scorrevole, e quando è così leggere non è un piacere. Ora va molto meglio, io leggo ancora con lei, ma comincia a voler leggere da sola sempre più spesso.

Anna, mamma di Alice, 11 anni, e Francesca, 7 anni

Mio figlio frequenta la prima elementare. Già dalla fine dell'asilo ha iniziato a leggere le singole parole e poi nel giro di pochi mesi ha cominciato ad avere una lettura fluente e abbastanza scorrevole. Ma facendogli qualche domanda mi sono resa conto che effettivamente non sempre capiva quello che stava leggendo o comunque non del tutto. Così al momento della lettura serale, prima di andare a letto, ho iniziato a far leggere direttamente lui, mentre io e il fratellino stiamo ad ascoltarlo. In questo modo Davide può chiedermi il significato delle parole che non capisce e soprattutto, stuzzicato dalle mille domande del fratellino è comunque obbligato a stare più attento anche al significato di quello che legge. Sono bastate poche settimane e ora abbiamo un piccolo lettore da manuale (il fratellino comunque non ha alcuna intenzione di smetterla con le domande…).

Anna, mamma di Davide, 6 anni, e Riccardo, 4 anni

Noi abbiamo due maschietti di 3 e 8 anni e ogni sera c'è la "discussione" su cosa leggere perché ovviamente hanno gusti un po' diversi. Tendenzialmente lasciamo la scelta a loro che, a turno, una sera per uno (più o meno), ci chiedono di leggere i loro libri preferiti. Il grande è appassionato di Geronimo Stilton, anche se io e la mamma cerchiamo di inframezzare ogni tanto con Pinocchio o altri romanzi un pochino più impegnativi. Il piccolo adora le filastrocche con i disegni di Tony Wolf e in generale le fiabe della buonanotte con i cuccioli. Il rito della lettura serale è molto importante per tutta la famiglia ed è davvero raro che si salti…

Gianfranco, papà di Andrea, 8 anni, e Diego, 3 anni

Da quando sono cresciuti, la postazione di lettura, per lo più serale, è il divano. Io o il papà al centro, loro ai lati con la testa spesso appoggiata alla mia spalla.

Col passare del tempo, certe vicende o certe espressioni che abbiamo trovato nei libri sono entrate a far parte del lessico famigliare. Ad esempio, qualche giorno fa, Davide per dirmi che aveva fatto un incubo, mi ha detto: "Mamma stanotte mentre dormivo qualcuno mi ha soffiato un troglogoblo", espressione che usa il "GGG" di Roald Dalh. E ce ne sarebbero tante di queste espressioni che mi sono care perché parlano della nostra intimità famigliare che si è mescolata con le storie che abbiamo letto in questi anni.

Carla, mamma di Miriam, 9 anni, e Davide, 7 anni

Sto leggendo con loro il primo libro di Harry Potter. Parola dopo parola li accompagno in un mondo di avventure emozionante e fantastico. Sono lì con loro, pregusto le loro emozioni, le vivo con loro arricchendo le mie. La prima volta che Harry è salito su una scopa, non vedevo l'ora di portarli lì per aria, di salire sulla scopa insieme a loro. "Ragazzi stasera prendiamo quota" pensavo fra me. Wow! Bello!

Anna, mamma di Alessandro, 9 anni, e Lorenzo, 5 anni

Da piccola ero una lettrice compulsiva, e col tempo non sono migliorata. Conservavo i libri della mia infanzia e coltivavo nel cuore il grande desiderio di poter condividere con le mie figlie, un giorno, le emozioni che mi avevano dato. A Sofia sono sempre piaciuti tanto i libri, fin da piccolissima. Ora ha da poco compiuto otto anni e vederla spalmata sul divano per un intero pomeriggio a leggere un libro mi rende felice. E, dopo averlo letto, va a leggerlo a Silvia, che ancora non sa leggere. Ogni tanto le trovo accucciate in un angolo, immerse in qualche mondo fantastico costruito intorno a loro dalle parole di un libro, rese reali dalla voce della mia bambina.

Giovanna, mamma di Sofia, 8 anni, Silvia, 6 anni, Anita, 2 anni

Quando erano piccoli alla sera io preferivo cantare per loro, ma spesso erano i bambini stessi che mi chiedevano di leggere. E allora ecco che mi impegnavo a interpretare al meglio il testo, variando voci e toni, in base ai personaggi e alle situazioni.

Oggi Giorgia è una lettrice "forte", legge davvero un sacco. Matteo chiede libri in regalo a Natale e per il suo compleanno e legge, legge, legge… Marco, dipende, se un libro gli piace può finirlo in un giorno (o in un pomeriggio!), ma non prende l'iniziativa di andare a cercarsi un libro, devo essere io a dirglielo. Anche Gaia deve essere un po' stimolata, poi però è contenta, leggere le piace e quest'anno, nella sua classe, è la bambina che ha letto più libri.

Io ho sempre cercato di aiutarli portandoli spesso in biblioteca. E a favorire l'amore per la lettura credo sia stato vedere che in casa si legge e il fatto di aver tenuto spenta la tivù (quest'ultima cosa secondo me è molto importante!).

Monica, mamma di Giorgia, 18 anni, Marco 15, Matteo 13, e Gaia, 10

Con Matteo non esiste più il "mamma me lo leggi", ma di solito questo è il dialogo: "Matteo, sto leggendo un libro, senti come è bello questo passaggio" e così inizio a leggere, in lui nasce la curiosità, fa domande sulla storia e il tutto finisce con "Eh, quando hai finito me lo presti" oppure "Sì, mi sa che lo leggerò".

Oppure altra scena. Matteo rovista fra i libri e chiede: "Mamma com'è questo libro?". Io racconto, riassumo, abbellisco e lui decide se può essere adatto a lui oppure no.

Rosa, mamma di Matteo, 13 anni, e Andrea, 9 anni

CONSIGLI DI LETTURA

Pennac D., *Come un romanzo*, Feltrinelli, 2003

Denti R., *Come far leggere i bambini*, Editori Riuniti, 1982

Denti R., *Lasciamoli leggere. Il piacere e l'interesse per la lettura nei bambini e nei ragazzi*, Einaudi, 1999

Denti R., Pitzorno B., Ziliotto D., *100 Libri*, Salani, 1999

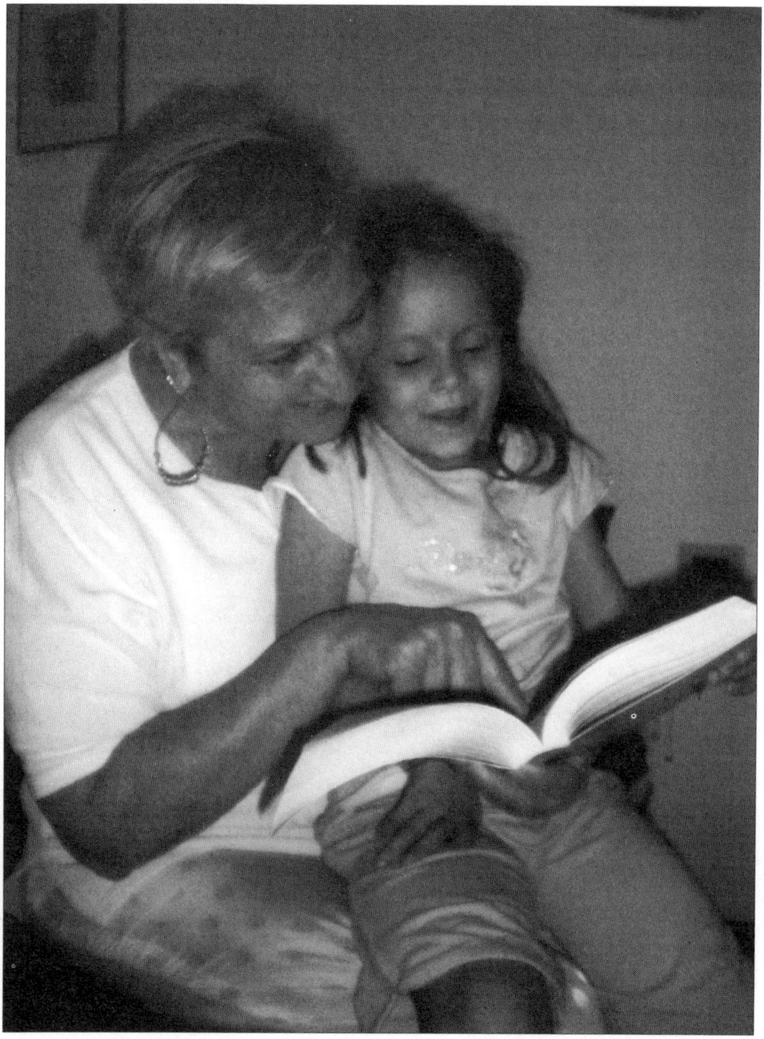

VI

Voce che fa bene:
quando una storia ti aiuta

Io non ho mai avuto una tristezza che un'ora di lettura non abbia dissipato.
Charles Louis Montesquieu

Il vero valore di un libro è determinato solo in relazione alla quantità di luce che porta nella vita di chi lo legge.
Eliane Moss

Leggere un libro per il nostro bambino è un gesto d'amore. La lettura condivisa è un'opportunità per stare insieme, dedicandosi ad un'attività molto piacevole. I libri sono porte per altri mondi, ci svelano luoghi e tempi lontani, a volte mai esistiti. Ma non solo. I libri possono essere anche dei validi alleati per affrontare un momento difficile, per prepararsi a vivere serenamente un cambiamento importante o un problema passeggero, per risolvere una paura o capire meglio la realtà.

Un appuntamento rassicurante

Le storie, i racconti sono 'strumenti' a vostra disposizione, medicine naturali ed efficaci.
Carmen Valentinotti

Il primo modo in cui la lettura condivisa favorisce la serenità del bambino è rassicurandolo. La consuetudine in sé, il rituale della lettura quotidiana, che si ripete giorno dopo giorno in determinati momenti della giornata, ha un effetto rassicurante. Per il bambino è una costante riconferma di un fatto per lui importantissimo: la mamma e il papà lo amano e hanno tempo per lui.

Naturalmente un genitore dimostra il proprio amore per il suo bambino in mille modi e in mille momenti, ma sappiamo che la lettura condivisa è uno strumento potente per riaffermare questa semplice quanto vitale verità: "Ti vogliamo bene".

E quando il bimbo è in difficoltà, perché non sta bene o perché si trova ad affrontare una situazione che lo turba o lo spaventa, ecco che la voce che lo ha coccolato, cullato, accompagnato sin dalla nascita (anzi, da prima), rivela anche il suo potere curativo e diventa voce che fa bene, che aiuta a superare ogni ostacolo confermando al bambino che la mamma e il papà ci sono e che può contare su di loro.

La voce che fa bene lenisce il dolore, allevia la paura, incoraggia a trovare dentro di sé la forza e l'entusiasmo per affrontare il nuovo.

È una voce che consola e allo stesso tempo aiuta a capire meglio la realtà e noi stessi, è una voce che dà un volto ai timori del bambino e lo autorizza a farsi voce a sua volta, per esprimere quello che pensa, prova e desidera.

Libri per i grandi e libri per i piccoli

I libri possono rivelarsi preziosi alleati di genitori e figli in due modi.

Ci sono libri che, destinati agli adulti, permettono al genitore di chiarirsi le idee, comprendere meglio i bisogni e le paure del loro bambino in determinate situazioni (è vero che la mamma è la migliore esperta perché nessuno conosce il suo bambino come lei, ma a volte qualche conferma che giunge da un buon libro aiuta) e sperimentare le soluzioni che meglio rispondono alla propria realtà familiare. Qualche esempio. Se i neogenitori sono alle prese con le prime notti insonni, un manuale che spieghi la fisiologia del sonno del neonato può aiutarli a calibrare le proprie aspettative e, rassicurati sulla normalità della situazione, affrontare i risvegli notturni con maggior serenità. A volte l'utilità di un libro è quella di incoraggiare i genitori a fidarsi di se stessi e delle proprie intuizioni.

Se invece c'è un nuovo bimbo in arrivo, un libro sull'argomento può essere utile per capire meglio quali sono le paure e le sensazioni del primogenito.

E poi ci sono libri che parlano direttamente ai bambini. Libri che affrontano specifici argomenti, a cui possiamo ricorrere nei momenti di bisogno. Ci sono storie adatte alle diverse fasce d'età che toccano ogni argomento: le paure, la malattia, la nascita di un fratellino, l'inizio della scuola. Libri illustrati che aiutano il bambino a capirsi meglio e che presentano possibili soluzioni o aiutano il piccolo lettore a trovarla da sé, la soluzione più giusta per lui. Può capitare che i suggerimenti contenuti in un libro per l'infanzia, tornino utili anche ai genitori.

Infine ci sono libri che aiutano grandi e piccoli allo stesso tempo. Sono quei libri che affrontano temi difficili (come il divorzio dei genitori, la malattia, la morte), e offrono una risposta ai 'grandi perché', a quegli interrogativi che un figlio pone in varie fasi della crescita e a cui non sempre è facile dare una risposta!

QUANDO LA LETTURA SEMPLIFICA LA VITA

I migliori compagni di viaggio sono i libri: parlano quando si ha bisogno, tacciono quando si vuole silenzio. Fanno compagnia senza essere invadenti. Danno moltissimo senza chiedere nulla.

Tiziano Terzani

La lettura condivisa può semplificare (e di molto) la routine quotidiana con un bambino. Un libro può calmare gli animi in una 'giornata no', può intrattenere il bimbo in una situazione potenzialmente noiosa, può saziare il bisogno di attenzioni in esclusiva quando la mamma rientra dal lavoro, può trasformare in una vacanza il riposo forzato di un'influenza…

Per una nanna serena

È uno dei rituali serali più graditi ai bambini di ogni età. Superati i primi mesi di vita, quando il piccolo si addormenta al seno della mamma, cullato dalle sue braccia o rassicurato dalla sua vicinanza, la lettura di un libro può dapprima accostarsi a queste modalità e poi a poco a poco diventare il rito 'ufficiale' della buonanotte.

Che bello aspettare la mamma o il papà sotto le coperte, con un libro pronto sul comodino, e chiudere una lunga giornata ascoltando la loro voce e lasciandosi cullare dalle gesta di eroi, maghi e principesse. O, ancora, che momenti indimenticabili, quelli in cui il genitore fa rivivere la sua storia preferita e rileggendo permette al bambino di rincontrare volti, nomi e atmosfere tanto amate.

Per il bimbo, il bambino e il ragazzino è un modo di addormentarsi davvero piacevole.

Per i genitori, oltre ad essere un appuntamento piacevole, è anche un bell'aiuto! Molti bambini che alla sera non avrebbero affatto voglia di interrompere le proprie attività e andare a letto, si preparano più volentieri per la nanna (e quindi sono necessarie meno 'sollecitazioni'), grazie al pensiero della lettura serale.

La luce tenue dell'*abat-jour*, la voce quieta del genitore (meglio riservare eventuali letture animate con voci diversificate, toni concitati, versi e suoni ad altri momenti della giornata!), la serenità della situazione accompagnano il bambino nel sonno e fanno sì che si addormenti felice!

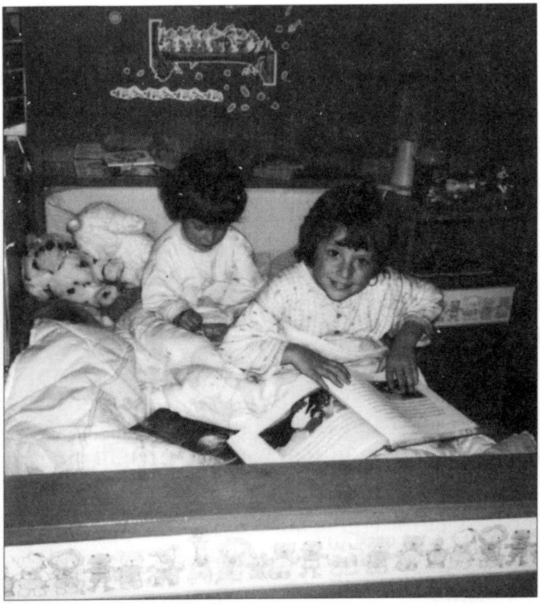

Ritrovarsi con un libro

Quando si ha un bimbo molto piccolo, separarsi da lui per recarsi al lavoro non è sempre facile. Anzi. Per quanto la nostra attività professionale possa essere soddisfacente, il distacco comporta una serie di sensazioni con cui dobbiamo venire a patti. Stare lontani, magari per diverse ore, è faticoso. Il nostro bambino ci manca. E c'è la preoccupazione relativa al suo benessere: starà bene senza di noi? E se dovesse cercarci mentre non ci siamo? E se piangerà? Tante domande che sono comuni, tante preoccupazioni destinate a sciogliersi come neve al sole quando torniamo a casa e il nostro piccolo ci accoglie con uno dei suoi magnifici sorrisi o ci corre incontro con il suo passo traballante (cosa che non avviene sempre, sia chiaro, ma quando succede sicuramente è un balsamo per lo spirito).

Per ritrovarsi e fare il 'pieno' di vicinanza affettiva e fisica, alcune coppie mamma-bambino si concedono una bella poppata. Per i bimbi che non ciucciano o hanno smesso, ci sono tante coccole, abbracciati sul divano. Ma quando il bimbo è un po' più grandicello, spesso è la lettura a coronare questo momento. Bastano un paio di libretti illustrati, in posizione da lettura condivisa (ovvero con il bimbo sulle ginocchia della mamma o seduto vicino vicino a lei) e si ha l'impressione di recuperare il tempo trascorso stando lontani. Per la mamma è un momento di relax, per il bimbo è un momento di attenzione esclusiva, in cui ha la mamma tutta per sé.

Qualche minuto dedicato a lui, quando la mamma torna a casa o lui arriva dall'asilo, è davvero un'esigenza per il bambino. Se la mamma si occupa prima di altre faccende, molto probabilmente il piccolo cercherà di attirare la sua attenzione, moltiplicando i tentativi e, spesso, interferendo con l'attività a cui la madre avrebbe voluto dedicarsi.

Può essere molto più pratico leggere qualcosa insieme e poi, saziato il bisogno di mamma del piccolo, occuparsi della cena o delle altre faccende domestiche!

• Un rimedio anti-stress

Certe giornate sono proprio lunghe. Si comincia a correre al suono della sveglia e ci si divide tra mille impegni (il lavoro, la casa, la spesa, il bimbo da 'ritirare' da scuola o da accompagnare al corso tal-dei-tali), mentre il tempo da dedicare a noi stessi e al nostro bambino è davvero poco. Anche a sera, quando si torna a casa, ci sono ancora tante incombenze da svolgere... Ecco, è in queste situazioni che una pausa-libro può davvero rivelarsi un toccasana.

Lasciamo perdere per dieci minuti la cena da cucinare e la casa da riordinare e proponiamo al nostro bambino di scegliere un libretto, poi accoccoliamoci in una posizione confortevole, vicini vicini a lui e via... Tiriamo il fiato e prendiamoci il nostro tempo! Quando ci sembra che il tempo ci sfugga, quando ci sembra di non averne abbastanza... Facciamolo fruttare dedicandoci qualche momento di relax.

Lettura 'tranquillizzante'

Dopo un pomeriggio di giochi molto vivaci, corse e capriole, una pausa lettura, seduti sul divano, è l'ideale per tranquillizzare l'atmosfera. Dai giochi movimentati, passando tramite il libro, si scivola in una nuova fase, pronti per svolgere i compiti a casa, per uscire a fare la spesa o per aiutare ad apparecchiare la tavola in vista della cena.

Un libro può essere un buon rimedio anche quando il bambino è particolarmente lamentoso, inquieto e poco o nulla collaborativo (in pratica, in quelle situazioni in cui il genitore rischia di perdere la pazienza)... Molto spesso il nervosismo dei bambini è dovuto alla stanchezza, un sonnellino mancato o durato troppo poco, un eccesso di stimoli, una giornata particolarmente impegnativa ed ecco che il bambino può diventare difficile da gestire. In questo caso, invitare il piccolo sul divano, con qualche bel libretto, sedersi accanto a lui o prenderlo in braccio e leggere... Può aiutare lui e noi. Il bambino si rilassa, riposa un po' e il momento di tregua gli permette di tornare a dedicarsi ai suoi giochi con maggior tranquillità.

Libri e 'pupù'

Cosa c'entrano i libri con l'argomento 'cacca dei bambini'? Ebbene, c'entrano moltissimo! Ci sono testi illustrati decisamente divertenti dedicati alla pupù (di bambini ma anche di cuccioli e animali vari, pupù di ogni forma, dimensione e colore) e all'uso del vasino.

Per i bimbi che faticano ad abbandonare il pannolino e per quelli che hanno qualche problema di stitichezza questi libri possono essere un toccasana. Seriamente, può capitare che il bambino ignori lo stimolo o trattenga volontariamente le feci perché non vuole fare pupù nel vasino, o perché in un'occasione ha sentito male mentre andava di corpo e ora ha paura di spingere. Il rischio è che si crei un circolo vizioso (le feci sono dure, il bimbo sente male, trattiene, e le feci sono dure anche la volta successiva) che comporta un notevole disagio – fisico ed emotivo – per il bambino.

Quando l'oggetto della difficoltà è la cacca (o l'uso del vasino), un libro che tratti l'argomento in modo buffo – mi viene in mente la talpa a cui qualcuno 'l'ha fatta in testa' che, basandosi sulle caratteristiche della pupù, cerca di risalite al colpevole[1] o l'elefante maldestro che tenta di usare il vasino[2] – può esorcizzare ansie e paure e aiutare il bambino a 'fare pace' con questa funzione corporale…

Accudire due o più fratellini

Accudire due o più fratellini quando sono ancora piccoli richiede una certa dose di energia e fantasia.

Se l'ultimo nato è un bebè, può capitare di non poter accogliere la richiesta del primogenito di dedicarsi a qualche gioco movimentato o di uscire per andare a fare una passeggiata, ad esempio perché il piccolo sta dormendo o perché in quel momento sta poppando.

Cosa fare per intrattenere il bambino più grande e dimostrargli che abbiamo a cuore le sue esigenze? In molti casi un bel libro è la soluzione più immediata, comoda e apprezzata.

Se invece i bambini sono un poco più grandicelli, l'offerta di leggere per loro può evitare o risolvere eventuali momenti critici in cui un fratellino vi chiede di portarlo al parco e l'altro vorrebbe giocare con le macchinine.

In genere, la lettura condivisa mette tutti d'accordo, soprattutto se il genitore assicura che leggerà il libro preferito di entrambi (o due libretti a testa, o tre… A seconda del patto che si stringe prima di iniziare).

1 Holzwarth W., Erlbruch W., *Chi me l'ha fatta in testa?*, Salani, 2006.
2 Königslöw A.W. von, *Chi la fa nel posto giusto*, Il Castoro, 2004.

E, ancora, la lettura è d'aiuto anche in quelle situazioni in cui la mamma vorrebbe dedicare del tempo ai suoi bimbi, ma (ammettiamolo, succede!) non ha proprio voglia di giocare a spade, pongo e gormiti. Leggendo, il genitore fa qualcosa per loro e con loro. E nello stesso tempo può rilassarsi per qualche minuto sul divano e riposare le orecchie, dato che i giochi più chiassosi, movimentati o sporchevoli, per il momento sono sospesi...

Quando il bimbo non sta bene

Cosa succedeva nella vostra famiglia quando, da bambini, vi ammalavate? Io ho il ricordo di coperte calde, mela grattugiata e una pila di libri e giornalini per terra accanto al mio letto. Quante ore trascorse a leggere... veniva quasi voglia di prendere l'influenza più spesso!

Questo per sottolineare l'utilità del libro (e degli album da colorare, dei fumetti e degli audiolibri) quando il bambino si ammala e deve stare un po' tranquillo. Leggendo (con mamma e papà o da soli se si è più grandicelli) non solo non ci si annoia, ma si passa il tempo in modo divertente. Se poi ci si lascia conquistare dalla storia, be' allora all'improvviso il tempo potrebbe mettersi a volare...

Un libro per affrontare le paure

È normale che un bambino di due anni provi ansia per la separazione o paura nei confronti degli estranei, così come è altrettanto normale che un bambino di quattro o cinque anni abbia paura dei fantasmi o di altre figure della fantasia.
José Gil

La paura dei fantasmi è indubbiamente una cosa seria per un bambino.
Marcello Bernardi

Esistono vari modi per aiutare i bambini a superare le paure: parlandone, giocando, oppure raccontando delle storie.
Anna Oliverio Ferraris

Nei primi anni di vita, la maggior parte dei bambini si trova a convivere con una serie di paure che possono rendergli davvero difficile affrontare luoghi, situazioni o particolari momenti della giornata. La paura in sé non è un male; può infatti essere un monito alla prudenza e alla cautela. Molti dei timori del piccolo sono però decisamente infondati e sono tanto forti proprio perché ancora non distingue nettamente la realtà dalla fantasia. Per questo mostri e fantasmi possono impedire a un bimbo di addormentarsi tranquillamente e il buio può spaventarlo tanto da bloccarlo all'ingresso di una stanza in cui la luce è spenta. Il motivo di tanto terrore non è reale, ma i sentimenti del bambino lo sono eccome.

"La paura è un fatto tangibile, che crea reazioni fisiologiche – scrivono Nessia Laniado e Gianfilippo Pietra ne *Le grandi paure dei piccoli* –. È un sentimento che non può essere negato, anche se basato unicamente su una fantasia, esiste: i battiti del cuore aumentano, la pupilla si dilata, si suda. Se pure il pericolo è presunto, nel senso che è presente solo nella testa del bambino impaurito, lo stato emotivo di apprensione è reale"[3].

Per questo è fondamentale non burlarsi di lui e non minimizzare ciò che prova. Al contrario il piccolo deve avere la possibilità di esprimere i suoi timori e sentirsi compreso ed accettato. "(...) orchi, streghe, uomini neri, spettri, mostri feroci, e altri personaggi di questo tipo – scriveva Marcello Bernardi – si aggirano torvi e minacciosi nel buio intorno al letto del bimbo e si annidano per ogni dove quando egli è solo e indifeso. È inutile di solito spiegare al piccino che tutti questi individui malefici non esistono: quando lui rimarrà solo i fantasmi torneranno puntualmente a terrorizzarlo. (...) Dovrete dargli la sensazione che voi siete sempre a sua disposizione per neutralizzare ogni minaccia, per fantastica che sia"[4].

La comprensione dei genitori è d'aiuto a breve, ma anche a lungo termine perché, come scrive Lawrence Shapiro, psicologo dell'infanzia: "Quando i bambini sanno di essere capiti e di poter fare affidamento sui genitori per superare gli alti e bassi della vita, sviluppano un senso di sicurezza e fiducia in se stessi che costituisce la base della loro autostima"[5].

E ancora una volta, oltre a far sentire il proprio bimbo accolto e compreso, i genitori possono provare ad aiutarlo con un libro.

Per i piccolissimi, il mercato editoriale propone una ricca scelta di titoli, in cui il protagonista (bambino o animale) ha paura di qualcosa (il buio, la

3 Laniado N., Pietra G., *Le grandi paure dei piccoli*, Sfera Editore, 2005, p. 13.
4 Bernardi M., *op. cit.*, p. 417.
5 Shapiro L., *Il linguaggio segreto dei bambini*, Rizzoli, 2008.

notte, il lupo, ecc.) e pian piano, con l'aiuto dei famigliari o degli amici, riesce a superarla.

E per i bambini più grandicelli, le fiabe tradizionali sono utili strumenti per esorcizzare la paura (la paura dell'abbandono, dell'insuccesso, della morte, ecc.): le vicende di principi orfani, bambini abbandonati, matrigne e sorellastre mettono in scena i timori, più o meno consapevoli, dei bambini, le fantasie più temibili prendono forma, hanno un nome e soprattutto, alla fine, vengono sconfitte.

• Le paure dei più piccini

Vediamo insieme alcune delle paure più comuni in età prescolare.

Paura del buio, ci sono tanti libri che toccano questa tematica. Il genitore potrà leggerne più di uno al bimbo, affinché possa trovare quello che fa per lui, quello che meglio interpreta le sue sensazioni e che lo rassicura di più.

Paura degli animali, per scongiurare la paura si possono leggere storie in cui l'animale temuto viene presentato in modo buffo o veste i panni del protagonista positivo. Anche sfogliare insieme un'enciclopedia illustrata degli animali (sottolineando le caratteristiche più simpatiche dell'animale in questione) può essere d'aiuto per superare pian piano la paura.

Paura dei fenomeni naturali. Quello del temporale è un timore classico, tuoni, lampi e vento forte possono spaventare parecchio il bambino. Spiegare tramite semplici storie l'origine di tali fenomeni (ad esempio raccontando che la nuvoletta rosa sempre sbadata, si scontra con quell'azzurra e il risultato è il tuono) può aiutare il bimbo a capire meglio cosa succede. E naturalmente, un bel libro che abbia per protagonista una simpatica nuvoletta[6] o in cui ci sia un temporale può essere d'aiuto…

Paura degli estranei. Se a spaventare è un estraneo, vedere che i propri genitori gli parlano e gli sorridono farà sentire più sicuro il bambino. Se a far paura è il medico ci si può preparare alla visita pediatrica leggendo una storia in cui il protagonista va dal dottore[7].

6 Una nuvola molto amata dai bambini è la nuvola Olga di Nicoletta Costa, una nuvoletta così ben educata che prima di fare la pioggia chiede il permesso e che è spaventata dal temporale! È la protagonista di una serie di libretti, edita da Emme Edizioni.

7 Nel testo *Io non ho paura del dottore* di A. Baumann (Mondadori, 2005), indicato dai 4 anni, il bimbo è invitato a seguire Paolo e Sara nell'ambulatorio del pediatra, del dentista e

• Ti leggo, ti ascolto, ti sono vicino

Topo Tip sale sulle ginocchia del papà e, da quel comodo rifugio, dice beato: "Ora però non ho paura: con te e la mamma vicini, non ho paura di niente!"
da Topo Tip *Che paura mamma!*[8]

La prima necessità quando un bambino sperimenta delle sensazioni negative (ansia, angoscia, rabbia, paura) è quella di sentirsi accolto e accettato. Ha bisogno che i suoi genitori diano ascolto al suo disagio e mostrino di prenderlo in considerazione. Purtroppo però una reazione comune è proprio quella di minimizzare o non dare il giusto peso alle paure apparentemente illogiche e immotivate del bambino. La tentazione di cambiare discorso e/o sottolineare che non c'è motivo di aver paura è forte. Ma così il bambino resta 'solo' con i suoi timori, sente di non essere compreso o peggio ancora, si sente inadeguato per quello che prova.

Per questo un libro può essere d'aiuto. Leggere un libro che parla della sua paura è prima di tutto una dimostrazione di accoglienza: il genitore dimostra di aver capito il problema. Il bambino sa che è stato ascoltato e preso in considerazione. E così impara, anche per il futuro, che con la mamma e il papà si può parlare, si può parlare di tutto.

E venendo alla lettura in sé, il fatto che il libro narri una vicenda che rievoca il vissuto del bambino già 'normalizza' la situazione. Non è soltanto lui che ha paura del buio/del lupo/dei mostri sotto il letto. E questo è già consolante. La paura resta, ma forse comincia ad avere un aspetto meno sinistro e minaccioso. Spesso poi, le vicende del protagonista contengono degli spunti interessanti per tenere a bada e poi pian piano superare quella specifica paura. Proprio come avviene nel libro, dove il lieto fine sancisce senza possibilità di dubbio che la paura è un mostro che si può sconfiggere.

E infine, la lettura offre al bambino la possibilità – se lo vuole, se si sente pronto per farlo, – per parlare di quello che prova con il genitore.

dell'oculista. Sono adatti anche ai più piccini, *Buongiorno dottore* di M. Escoffier e M. Maudet, (Babalibri, 2010) che vede un simpatico dottore alle prese con i pazienti più improbabili, dal coccodrillo con il mal di denti all'elefante con un chewing-gum nella proboscide, e *Pandi dottore* di S. D'Achille (Dami Editore, 2008) che sa cacciar via tutti i malanni.

8 Casalis A., *Che paura mamma!*, Dami Editore, 2010.

La lettura crea le condizioni per raccontare e per ascoltare: il bimbo può fare domande e/o dire qualcosa di sé, il genitore può consolare e dimostrare la propria partecipazione emotiva, la propria empatia. E se anche il bimbo non dicesse nulla (nel qual caso, meglio non forzarlo!), già il fatto di leggere quel libro è una dimostrazione di attenzione nei suoi confronti.

Ancora una volta il libro non è soltanto un libro, ma è un messaggio profondo: "Ho colto il tuo disagio, ti capisco e ti accetto, ti sono vicino".

• Le paure indotte

Sono le paure che non nascono da dentro, ma sono provocate da qualcosa che abbiamo visto o sentito che ci colpisce e ci spaventa. Per i bambini l'esempio classico sono le paure scatenate dalla visione di un film o di un telegiornale.

Certo nel caso del film, possiamo almeno rassicurarlo spiegandogli che certe creature (mostri, alieni, fantasmi) non sono reali, mentre nel caso della violenza vera, quella di cui si parla al telegiornale, il discorso si fa un po' più complesso. L'ideale sarebbe preservare i più piccoli, evitando di esporli a scene che possono far loro paura e non guardando il telegiornale in loro presenza (ricordiamo che, anche se sono impegnati in altre attività, se stanno giocando o disegnando o guardando altrove, i bambini sono molto recettivi, sentono anche quando sembra che non stiano ascoltando).

Se il bambino ha meno di sei anni, occorre 'prudenza' anche con i film di animazione che narrano le vicende a loro ben note e apparentemente innocue, di Biancaneve, Cenerentola, Bambi...[9]. Molto meglio essere al suo fianco quando guarda un cartone animato per la prima volta, per rassicurarlo ed essere pronti a cogliere le sue reazioni. A questo proposito Laniado e Pietra spiegano: "A differenza della fiaba raccontata a voce dalla mamma o dal papà, che dà al bambino la possibilità di elaborare e completare nella sua fantasia il racconto, nel film il bambino si trova davanti a immagini che superano la sua capacità di elaborazione e di sopportazione emotiva"[10].

9 A proposito di Bambi, io ho ancora il ricordo del cerbiattino che chiama la madre, uccisa dai cacciatori, quel 'mamma mamma' straziante è ancora lì, dopo trent'anni...

10 Laniado N., Pietra G., *op. cit.*, p. 60.

Mamma, che paura!

Come aiutare un bimbo a gestire e superare le proprie paure?
• **'Mettersi in ascolto' con grande pazienza,** cercando di comprendere cosa lo spaventa e cosa sta cercando di dirci con il suo comportamento. Rimproveri e sgridate non servono e rischiano solo di peggiorare la situazione.
• **Un surplus di coccole e rassicurazioni**: sapere che la mamma e il papà lo amano, sempre e comunque, lo aiuta a sentirsi più sicuro di sé e più fiducioso nei confronti del mondo esterno.
• **Fiabe e storie:** raccontare o leggere[11] una vicenda simile a quella che sta vivendo lui e che si conclude con un lieto fine gli permette di esorcizzare tensioni e paure inespresse e al tempo stesso ha un effetto rassicurante.

UN LIBRO PER I MOMENTI 'FORTI'

La nascita di un fratellino

Alice è contenta quando Nino beve il latte,
perché lei e la mamma si siedono vicine e fanno delle belle cose insieme.
da *Alice sorella maggiore*[12]

Lilli doveva dividere la sua stanza con Leo.
"Quando se ne sarà andato, potrò riavere la mia camera?" chiese.
Lilli si divertiva a spaventare Leo con ingegnosi travestimenti, oppure cercava di farlo sparire con improbabili magie.
da *E se mi nasce un fratellino?*[13]

La nascita di un fratellino è un evento forte nella via di un bambino. Si tratta di un'occasione di gioia, ma allo stesso tempo è un momento delicato, in cui si devono creare dei nuovi equilibri e il bambino deve rivedere

11 Qualche segnalazione. Per i piccolissimi *Filastrocche scaccia paura* di M.L. Giraldo (Giunti Kids, 2006) e *Lupodrillo e la paura* di O. Texier (Motta Junior, 2008). Per i bambini in età scolare *Anche gli orchi hanno paura* di C. Scataglini (Centro Studi Erickson, 2008) e *Le sette paure di Ciripò* di G. Franchini e G. Maiolo (Centro Studi Erickson, 2005).
12 Cozza G., Agnelli M.F., *Alice sorella maggiore*, Il leone verde, 2011.
13 Henkes K., *E se mi nasce un fratellino?* Piemme, 2002.

il suo ruolo all'interno della famiglia. Per affrontare al meglio il cambiamento c'è bisogno di un po' di aiuto da parte degli adulti e di tanta, tanta rassicurazione.

Coinvolgere il primogenito già durante la gravidanza, informarlo e renderlo partecipe è molto importante. L'arrivo di un bambino è un evento di grande gioia, per tutta la famiglia. E se il fratellino ha modo di respirare questa gioia e questa serenità, sarà contento lui stesso. In questa fase leggere insieme dei libretti che raccontano la nascita di fratellini e sorelline può essere d'aiuto per prepararsi ad accogliere il nuovo nato.

Alcuni bambini sono incuriositi dagli aspetti 'tecnici' della gravidanza, vogliono sapere cosa mangia il fratellino, cosa fa tutto il giorno e se fa pipì nella pancia della mamma… Altri sono interessati a come sarà dopo: quando potranno giocare con il bebè e cosa sarà in grado di fare una volta nato? Altri ancora sono entusiasti all'idea di diventare fratelli maggiori.

Libri sull'argomento ce ne sono tanti e **il suggerimento è di prenderne in considerazione più di uno, per trovare quello giusto per il proprio bambino e per la propria famiglia**.

Se il bambino è sereno, meglio evitare testi che presentino il fratellino che nascerà come un intruso o libri in cui il primogenito è alle prese con un'intensa gelosia. Magari potranno essere utili dopo, ma finché il nuovo bimbo è nella pancia e il fratello maggiore è contento perché turbare il suo entusiasmo? In questa situazione può essere molto utile la biblioteca, che dà la possibilità al genitore di prendere visione di vari testi per scegliere i titoli che più si adattano alle esigenze del bambino.

E una volta nato il fratellino, la lettura condivisa continua a rappresentare un valido strumento di supporto.

In base al bisogno del nostro bambino, potranno essere utili storie in cui il protagonista è soddisfatto di essere diventato un fratello maggiore nonché l'aiutante della mamma e storie in cui il protagonista è alle prese con la gelosia e fatica ad accettare la novità. Il lieto fine che viene sempre proposto, insieme a tanti spunti per vivere al meglio questo momento di cambiamento, possono aiutare il bambino (ma anche i genitori!).

Come già detto per le paure (e la gelosia altro non è che l'espressione della paura di perdere l'affetto dei genitori), leggere al bambino dei racconti che gli permettono di immedesimarsi, è un modo per sostenerlo, incoraggiarlo (il libro lo promette: alla fine andrà tutto bene) e farlo sentire accolto e compreso, con le sue ansie, i suoi timori, i suoi sentimenti ambivalenti nei riguardi del fratellino.

Anche le fiabe tradizionali che hanno per protagonisti dei fratelli possono esorcizzare paure e rivalità. Un esempio classico è quello dei tre porcellini che alla fine, grazie alla riscoperta alleanza tra fratelli, non solo si salvano, ma riescono a liberarsi definitivamente del lupo cattivo. Questa storia si può trovare in varie versioni, alcune adatte anche ai piccolissimi. In genere risulta molto gradita ai fratelli maggiori che assistono con piacere al 'trionfo' del porcellino primogenito che con la sua saggia operosità garantisce il lieto fine per tutti.

• L'angolo poppata&lettura

Nelle prime settimane successive alla nascita, le poppate al seno saranno numerose e, a seconda dei ritmi del bebè, potranno durare anche piuttosto a lungo. Come intrattenere il fratellino mentre la mamma allatta, perché non si annoi, non si senta escluso, e non combini pasticci per richiamare l'attenzione? Trasformando il momento della poppata in un appuntamento con la lettura: mentre il piccolino succhia al seno, la mamma può leggere al primogenito libri, racconti, fiabe che avranno preparato insieme, scegliendo i suoi libri preferiti e portandoli nell'angolo poppata. Sarà un modo per tenerlo vicino a sé, dedicargli un po' di tempo e rassicurarlo, dimostrandogli che la mamma c'è ancora per lui e che la loro consuetudine della lettura condivisa non si interrompe, anzi…

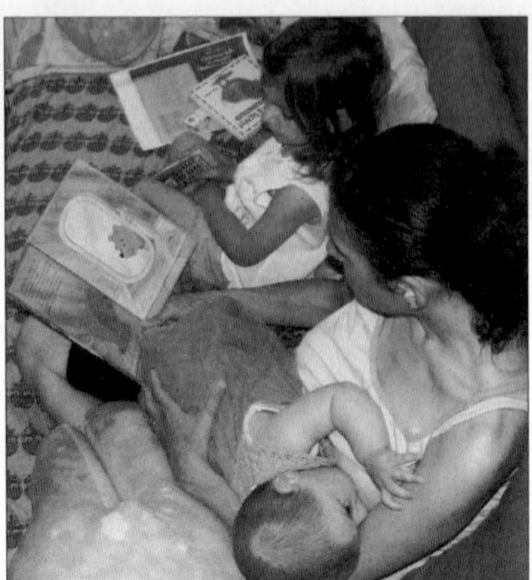

• Se il primogenito è in difficoltà

Ci sono bambini che vivono con serenità la nascita di un fratellino e altri che fanno più fatica ad accettare la novità. Le variabili che determinano reazioni tanto diverse sono numerose (l'età del bambino, il carattere, il contesto, ecc.). Quello che possono fare i genitori per aiutare il loro bambino è, ancora una volta, accogliere il suo disagio, farlo sentire accettato e compreso e ricordarsi che la paura del primogenito in questa situazione è quella di perdere l'affetto dei genitori. Siamo pronti ad accettare anche eventuali dichiarazioni di ostilità nei confronti del fratellino: accogliamo lo sfogo del primogenito, stando attenti a non banalizzare o minimizzare ciò che prova[14].

In questo caso possiamo proporre libri in cui il protagonista sia in difficoltà, lui stesso alle prese con una gelosia molto intensa. Per il bambino sarà consolante ritrovare quegli stessi sentimenti di avversione che lo fanno sentire in colpa, aumentando così il suo disagio, nelle pagine di un libro. E sarà liberatorio e rassicurante constatare che i genitori accettano questi sentimenti, non li condannano, non si scandalizzano. La certezza di essere accettato da mamma e papà, così come si è, spesso ha il duplice effetto di alleviare il disagio del bambino e di smorzare la sua gelosia.

Citiamo a questo proposito una bellissima riflessione del pediatra spagnolo Carlos González: "I genitori possono aiutare il proprio bimbo dimostrandogli il loro affetto incondizionato. Lui deve sapere che non ha bisogno di mostrarsi geloso per ottenere la loro attenzione, ma deve anche sapere

14 Per comprendere meglio i timori che a livello più o meno inconscio, possono cogliere un bimbo quando nasce un fratellino, in *Bambini smettetela di litigare,* Adele Faber e Elaine Mazlish, esperte in tecniche di comunicazione, invitano i genitori a partecipare a un gioco di immedesimazione un po' particolare in cui la moglie (o il marito) deve accettare la decisione del consorte di prendere una seconda moglie. "Immaginate che vostro marito vi abbracci e vi dica: 'Cara ti amo così tanto e sei così meravigliosa che ho deciso di avere un'altra moglie come te'. Il genitore è quindi chiamato a rileggere in questa nuova chiave varie situazioni della vita quotidiana, dalla richiesta di condividere gli oggetti personali con la nuova arrivata, alle reazioni della gente incontrata per strada che si lancia in esclamazioni di rapita ammirazione nei confronti della seconda consorte e chiede alla prima: "Ti piace la nuova moglie?" Non è difficile immaginare le nostre reazioni che, probabilmente, non sarebbero troppo dissimili da quelle del bambino… Edito da Frassinelli nel 1988, *Bambini smettetela di litigare* è una lettura ricca di spunti interessanti, purtroppo oggi un po' difficile da reperire.

che loro continuano a volergli bene anche quando si mostra geloso"[15].

Ricordiamo comunque che anche quando il bimbo è palesemente insofferente, di regola quello che prova non è solo ostilità: è geloso del fratello ma allo stesso tempo gli è affezionato ed è contento del suo arrivo. E soprattutto, la gelosia non è per sempre. Nella maggior parte dei casi viene elaborata e risolta, per poi magari ripresentarsi in altri momenti della vita, spesso in concomitanza con delle tappe significative dello sviluppo e della crescita del fratellino. Ma se la gelosia va e viene, l'amore, la complicità, il profondo legame che unisce i fratelli, restano, e li accompagnano per tutta la vita.

Arriva un fratellino!

Ecco qualche suggerimento per coinvolgere il primogenito nell'attesa e nell'accoglienza del fratellino.

• Renderlo partecipe già **durante la gravidanza**, spiegandogli che è in arrivo un fratellino.
• Invitarlo a parlare **con il fratellino nella pancia** e quando il piccino scalcia, raccontargli che quello è il suo modo per rispondere e salutarlo.
• **È il momento**... Spieghiamo al primogenito che stiamo andando in ospedale e che appena il fratellino sarà nato, il papà (o la persona a cui lui è affidato) lo porterà in reparto perché possano conoscersi.
• Mentre la mamma è in ospedale, lasciare un pensierino per lui a casa e/o fargli trovare una **piccola sorpresina**, in occasione delle sue visite in reparto.
• Dopo le dimissioni, quando si festeggia l'arrivo del bebè con parenti e amici, sottolineare anche un altro evento, ovvero il fatto che il primogenito è diventato fratello maggiore, in questo modo anche lui si sentirà importante e considerato.
• Affidargli dei **semplici incarichi** e ringraziarlo sempre per l'aiuto che ci dà, ad esempio, portandoci il pannolino, o controllando se il fratellino dorme, o ninnando la carrozzina.
• **Permettergli di coccolare il fratellino** se lo desidera, lasciando che lo accarezzi (è anche un modo per conoscerlo) e permettendogli di tenerlo in braccio (ovviamente con la mamma vicino).
• Organizzare qualcosa di importante solo per lui, **valorizzando il suo nuovo ruolo di fratello grande**, ad esempio portandolo al cinema, o a fare un giro in bicicletta con il papà.
• Ricordarsi sempre che, con eventuali capricci o comportamenti regres-

15 González C., *Bésame Mucho*, Coleman Editore, 2006, p. 100.

sivi (tornare a bagnare il letto, chiedere di essere portato in braccio, ecc.), il bambino cerca di riconquistare l'attenzione che, improvvisamente, si trova costretto a dividere. In questa fase ha bisogno di essere **rassicurato** il più possibile, poiché la sua paura è quella di perdere l'amore dei genitori.

• **Leggere con lui,** prima e dopo la nascita, uno o più libretti in cui il protagonista diventa fratello maggiore.

L'ingresso alla scuola materna

Al mattino Alice si sveglia e si prepara per andare alla scuola dell'infanzia. Ha anche lo zainetto, proprio come i bambini grandi. È emozionata e orgogliosa, ma anche un po' preoccupata. Le dispiace lasciare la sua mamma. Prima di uscire, la mamma dà un regalo ad Alice. È un fazzoletto azzurro. Alice lo riconosce, è il fazzoletto della mamma.
da *Alice e il primo giorno di asilo*[16]

Alla scuola materna, la maestra legge libri straordinari... e si fanno anche giochi veramente speciali.
da *Vado alla scuola materna*[17]

Se il bambino non si è mai separato dalla mamma, l'inizio della scuola coincide con il primo distacco dalla sua principale figura di riferimento. Un passo non da poco, per un bimbo di tre anni! Ma in generale per tutti i piccoli (sia che abbiano frequentato l'asilo nido, sia che siano stati affidati alle cure dei nonni o di una tata) si tratta di un momento delicato che comporta una serie di novità e cambiamenti non indifferenti.

Come aiutare il proprio bimbo ad affrontare con serenità l'ingresso alla scuola materna?

Già qualche tempo prima che inizi l'anno scolastico si può iniziare a parlare della scuola in termini molto positivi, presentandola al bambino come una grande conquista e un segno che sta diventando grande. I genitori potranno spiegargli cosa farà a scuola, sottolineando il fatto che imparerà cose nuove e troverà tanti amici con cui giocare.

16 Cozza G., Agnelli M.F., *Alice e il primo giorno di asilo*, Il leone verde, 2010.
17 Costa N., *Vado alla scuola materna*, Emme Edizioni, 2002.

In questo può essere d'aiuto la lettura di **libretti che raccontano la giornata del piccolo protagonista alla scuola materna** e mostrano i giochi e le attività divertenti che si fanno all'asilo.

Se il bambino sta affrontando con un po' di ansia o preoccupazione la novità, si potranno scegliere dei libri (o inventare una storia) in cui il protagonista è un po' spaventato perché non sa bene cosa aspettarsi e perché deve separarsi dalla mamma. Le soluzioni trovate dal "bambino di carta", con l'aiuto della mamma, del papà, della maestra, possono essere di grande aiuto anche per il bambino vero!

E, in ogni caso, ascoltate il vostro bambino: se si mostra preoccupato o inquieto aiutatelo a esprimere le proprie paure senza minimizzare quello che prova. Solo così si sentirà compreso e accolto e gli sarà più facile affrontare questa nuova esperienza.

E alla scuola 'dei grandi'

La cosa più bella che ti insegnano a scuola è leggere.
Al mondo ci sono tanti, tantissimi libri.
Appena hai imparato a leggere, non ti resta che l'imbarazzo della scelta!
da *L'alfabeto della scuola*[18]

L'inizio della scuola primaria è una tappa di crescita molto importante nella vita di ogni bambino.

Frequentando l'asilo, il bimbo ha già sperimentato la separazione dalla mamma e il legame che si crea con le insegnanti e con i coetanei. È in grado di stare in società e rispettare le regole scolastiche. E, naturalmente, ha sviluppato tantissime competenze e capacità.

Detto questo, ogni cambiamento, ogni fase di passaggio da una realtà a un'altra, è sempre qualcosa di forte, di emozionante.

La scuola dei 'grandi' è spesso vissuta come una conquista, ma il nuovo, quello che non conosciamo, fa anche un po' paura.

L'entusiasmo e la voglia di iniziare questa avventura si mescolano con un pizzico di inquietudine e qualche domanda (ci si chiede come sarà la

18 Costa N., *L'alfabeto della scuola*, Emme Edizioni, 2004.

scuola, se la maestra sarà brava, se troveremo dei nuovi amici, se saremo capaci di...).

Ancora una volta, i libri ci accompagnano in una nuova conquista. Libri in cui bambini e cuccioli iniziano a frequentare la scuola, libri in cui i piccoli scolari imparano a leggere o a far di conto, si divertono molto con i compagni, ascoltano felici le belle storie che la maestra legge per loro...

• I libri dei numeri e delle lettere

Per i bambini che sono incuriositi dalle lettere dell'alfabeto e dal fascino dei numeri, ci sono tanti libretti che permettono di prendere confidenza con lettere e numeri, divertendosi.

Alcuni testi sono in rima e affidano alle filastrocche la successione dei numeri da uno a dieci (e oltre), altri giocano sulle iniziali creando frasi in cui le parole iniziano tutte con una determinata lettera.

Questi libri permettono di prendere confidenza con alfabeto, lettere e numeri e/o potenziare le competenze del bambino in vista dell'ingresso a scuola. Ma soprattutto gli offrono una piccola anticipazione – in chiave divertente – di quello che potrà imparare andando a scuola.

• Verso la lettura!

Un tempo a scuola si imparava principalmente a leggere, scrivere e far di conto. Oggi, tutti sappiamo che i programmi scolastici e le numerose discipline garantiscono una formazione decisamente più varia e articolata, ma... Per un bambino che sta per iniziare la scuola dei grandi, qual è la più grande, emozionante, rivoluzionaria conquista?

Imparando a leggere, ogni bambino conquista una chiave importante per conoscere, comprendere e interagire con la realtà che lo circonda. Una chiave che gli svela i segreti del suo mondo, ma che gli apre anche le porte per molti, molti altri mondi! Un lasciapassare per l'universo infinito delle storie!

Sappiamo che ci vorrà un po' perché il bambino lo possa sfruttare appieno, servono molti mesi (spesso un paio di classi) per arrivare a padroneggiare la parola scritta, ma questo è l'inizio. La stazione di partenza. Per un viaggio memorabile, un viaggio senza fine.

Ricordiamo sempre ai nostri bambini che questa conoscenza è preziosa, un dono grande. E che, purtroppo, non è affatto scontata: quanti bambini e (ancor di più quante bambine) sulla Terra non avranno l'opportunità di imparare a leggere?

Un ricovero in ospedale

Quella dell'ospedalizzazione può essere un'esperienza molto difficile per il bambino che si trova ad affrontare un ambiente tanto diverso da quello domestico, tra visite mediche, eventuali esami e terapie.

Se il ricovero è programmato, ad esempio, perché il bimbo deve sottoporsi a un *day hospital* o perché deve eseguire un piccolo intervento, il genitore potrà prepararlo a questa esperienza leggendo dei libri in cui il piccolo protagonista va in ospedale. Le illustrazioni che descrivono in modo semplice e rassicurante il reparto ospedaliero e le azioni raccontate nella storia (il medico visita il bimbo, l'infermiera gli dà la medicina che lo fa guarire, ecc.) permettono al bambino di dare un volto a luoghi e realtà per lui sconosciuti. Poiché a far paura, in genere, è proprio quello che non si conosce, un libretto può rassicurare il bambino (e anche i genitori).

Se il bambino dovrà sottoporsi a un intervento chirurgico, si può ricorrere a testi *ad hoc*, in cui viene spiegato in modo simpatico e avventuroso il 'mistero' dell'anestesia.

Infine, se invece il ricovero è un evento improvviso, la lettura di un libro che 'racconta l'ospedale' può essere utile anche una volta tornati a casa, per rielaborare l'esperienza vissuta e superare eventuali ansie sorte in seguito all'ospedalizzazione.

• Leggere in corsia

Le ore in ospedale scorrono più lente che a casa. Questo è vero per gli adulti e ancor di più per i bambini. Come intrattenere il piccolo ricoverato e come rallegrarlo, in una situazione non facile? Per i bambini che sono abituati a leggere insieme a mamma e papà, i libri sono una risorsa preziosa per occupare il tempo, distrarre la mente, portare un po' di 'aria di casa' in corsia. Un bell'aiuto per il bambino, ma anche per il genitore che lo assiste!

E per le famiglie che ancora non hanno questa consuetudine, ebbene può essere l'occasione per avvicinarsi ai libri e scoprire la bellezza di fiabe e storie!

• Genitori sempre vicini, è un diritto!

Qualunque situazione il bimbo debba affrontare – dalla normale visita medica, agli esami del sangue, fino a un ricovero ospedaliero – c'è una regola che resta sempre valida: i bambini hanno bisogno di avere accanto i genitori. È stato dimostrato che la presenza di mamma e papà è la più potente strategia psicologica per il controllo del dolore, dell'ansia e della paura del bambino. In caso di ricovero ospedaliero bambini e adolescenti hanno diritto di avere accanto i genitori per tutto il periodo della degenza (giorno e notte), e quando si sottopongono a esami, visite e accertamenti. A sancire questo diritto è la "Carta dei Diritti dei Bambini e degli Adolescenti in Ospedale" redatta nel 2008 da ABIO (Associazione Bambino In Ospedale), in collaborazione con la Società Italiana di Pediatria[19].

Piccoli pazienti più sereni con un libro

La casa editrice Giunti-Progetti Educativi ha pubblicato diversi testi dedicati ai bambini che devono affrontare l'esperienza dell'ospedalizzazione. Ecco alcuni titoli:
* *Che ci faccio in ospedale* (testi e illustrazioni di R. Luciani): illustrazioni, testi e giochi per favorire il benessere dei piccoli ricoverati.
* *Mi prendo cura di te. L'ospedale e i tuoi diritti* (testi F. Capelli, illustrazioni P. Cardoni), è stato ideato per i bambini in età scolare nell'ambito del progetto *Carta dei Diritti dei Bambini e degli Adolescenti in Ospedale* di Fondazione ABIO Italia.
I tre titoli seguenti sono stati realizzati in collaborazione con la Regione Toscana e la Fondazione Meyer[20]:
* *Non chiamarmi passerotto! I diritti dei bambini in ospedale* (testi A. Sarfatti, illustrazioni S. Fatus), un libro di filastrocche che tramite le rime affronta in modo originale il tema del ricovero.
* *Billi acchiappapaura. Le paure dei bambini* (testi M.L. Giraldo, illustrazioni G. Orecchia) per aiutare i bimbi a parlare dei loro timori.
* *Ziri sulla luna. Il viaggio dell'anestesia*, (testi A. Sarfatti, illustrazioni S. Frasca), realizzato con la collaborazione degli operatori del servi-

19 Per saperne di più è possibile visitare il sito di ABIO (www.abio.org) o contattare la Fondazione ABIO Italia Onlus: tel. 02/45497494, e-mail info@abio.org.
20 Per informazioni, consultare il sito della Fondazione Meyer alla pagina http://www.meyer.it/notizia_2.php?IDNotizia=6448&IDCategoria=959

zio di terapia del dolore dell'Ospedale pediatrico Meyer di Firenze, per spiegare l'anestesia ai bambini che devono affrontare un'operazione chirurgica.
Infine, un titolo prodotto per ABIO da Carthusia Edizioni:
* *Filippo e gli altri. Storie per una buona notte* (testi R. Piumini, illustrazioni P. La Porta e V. Petrone), nove storie pensate per i più grandicelli perché possano vivere il ricovero con maggiore serenità.

La morte di un nonno

Ogni bambino reagisce a modo suo e con intensità diversa alla perdita di un nonno o di un bisnonno. A seconda dell'età, la percezione della morte e la consapevolezza del bambino è differente, ma naturalmente tocca al genitore essere vicino a lui, pronto a rispondere a eventuali domande, chiarire dubbi, offrire accoglienza e conforto.

Ricordiamo che anche i bimbi più piccoli percepiscono le emozioni dei genitori, sentono la loro tristezza e se ne rattristano a loro volta. Se il disagio che avvertono intorno a loro non ha un perché, assume dei connotati molto più inquietanti. Per questo il suggerimento è di spiegare sempre ai bambini, con parole semplici e chiare, adeguate all'età, cosa succede nella sua famiglia. Poiché parlare della morte può non essere facile, possiamo farci aiutare da un libro…

Oggi ci sono vari titoli dedicati alla scomparsa di un nonno (vista la delicatezza dell'argomento conviene sempre che prima il genitore legga il libro da solo per valutare se è adatto al proprio bambino, per la sua età, ma anche e soprattutto per la sua sensibilità): la lettura condivisa offre l'opportunità al genitore, ma anche al bambino, di entrare in argomento, di chiedere, di raccontarsi[21].

Il ricorso a un libro in cui il protagonista affronta la morte di un nonno può tornare utile sul momento, ma anche e forse soprattutto nelle settimane successive, se si nota che il bambino ha bisogno di rielaborare quanto accaduto e/o sente molto la mancanza della persona cara che non c'è più.

21 Segnaliamo un paio di titoli. *Un paradiso per il piccolo orso* di D. Verroen e W. Erlbruch (edizioni e/o, 2005) è adatto dai 6 anni. Per i bimbi più grandicelli (dai 9 anni) *Mattia e il nonno* di R. Piumini (Einaudi, 2011).

La separazione dei genitori

Difficile, molto difficile, da vivere, da raccontare, da spiegare ai figli. Come per tutte le situazioni complesse che mettono alla prova genitori e bambini e hanno un prezzo emotivo molto alto, il dialogo, l'accoglienza, l'attenzione ai sentimenti e ai bisogni dei più piccoli sono fondamentali.

E come sempre, la lettura di un libro 'mirato'[22] può offrire l'opportunità per tirare fuori l'argomento, per condividere emozioni e paure, per sentirsi più vicini.

QUANDO UN LIBRO TI AIUTA A TROVARE LE RISPOSTE

Il mondo è fatto per finire in un bel libro.
Stéphane Mallarmé

Ci sono argomenti di cui non è facile discutere. Argomenti che rappresentano un mistero anche per noi, argomenti che possono creare imbarazzo, argomenti su cui proprio non ci sentiamo preparati.

Eppure tocca proprio a noi – mamme e papà – raccontare, spiegare, rispondere alle domande, alle curiosità, ai dubbi dei nostri figli. Ai dubbi facili (ma a cui magari non è altrettanto facile rispondere in modo comprensibile) di quando sono piccolini, assetati di mondo, desiderosi di conoscere e capire, e alle domande da cento milioni di dollari, quelle fatte dai ragazzini sul senso dell'esistenza, sul destino, sulla morte...

A partire da quando sono piccolissimi e attraversano la fase dei perché (perché il fuoco brucia? perché l'auto si muove? perché l'erba è verde?), nel corso dell'infanzia e con l'affacciarsi all'età dell'adolescenza, i figli si aspettano che noi possediamo la risposta a ogni loro domanda.

È bello spiegare il mondo ai nostri bambini, con parole semplici e adeguate all'età. E se non troviamo quelle parole, se non ci vengono spontanee e immediate, è rassicurante sapere che possiamo prendere in prestito quel-

22 Anche qui qualche titolo dedicato all'argomento: *Due di tutto* di A. Papini (Fatatrac, 2004) è indicato dai 4 anni, e *Mi chiamo Nina e vivo in due case* di N. Talsma e M. De Smet (Clavis, 2009) dai 5 anni. Per tutti *Le fiabe per parlare di separazione. Un aiuto per grandi e piccini* di A.G. Miliotti (Franco Angeli, 2009).

le di un libro che ci aiuterà a soddisfare la loro curiosità. Non si tratta di delegare, sia chiaro. Ma di usare uno strumento valido come la lettura per svolgere al meglio il nostro ruolo.

I libri offrono risposte, ma spesso offrono anche lo spunto per intavolare un argomento. A volte servono da rinforzo, per ampliare un messaggio che abbiamo già dato, ma che vogliamo assicurarci sia stato ben compreso.

I libri e le storie, se lo vogliamo, possono diventare anche portavoce dei nostri valori. Desideriamo far comprendere ai nostri bambini l'importanza del rispetto della natura e di comportamenti eco-sostenibili? La bellezza della diversità e l'arricchimento reciproco garantito dall'accettazione dell'altro? Vogliamo educare i nostri figli alla solidarietà? Il nostro esempio (indispensabile! Senza l'esempio le parole possono davvero poco, forse nulla) e le nostre spiegazioni, trovano eco e conferma in libri e racconti mirati, dove i piccoli protagonisti mettono in atto i comportamenti che noi insegniamo ai nostri bambini.

A volte la forza dei libri è quella di possedere il linguaggio giusto, di saper presentare in modo semplice e chiaro (un linguaggio per immagini, comprensibile anche ai più piccoli), ma che non rinuncia alla correttezza dell'informazione, concetti altrimenti molto complessi (è quasi più facile esporre i meccanismi della combustione o il processo di fotosintesi clorofilliana a uno studente delle elementari che a un bimbo di tre anni che ci incalza con un susseguirsi di 'perché?').

• La malattia e la morte

A volte la domanda nasce da un'esperienza che tocca il bambino direttamente. Una malattia che colpisce un familiare. La morte di un nonno. A volte a sollecitare l'interesse è una notizia che il piccolo ha sentito, ascoltando i discorsi degli adulti. E, ancora, a volte non si capisce come gli vengano in mente certe domande, ma succede e così dobbiamo rispondere.

Se, dopo aver spiegato con parole adatte all'età la realtà della malattia e della morte (e qui ogni famiglia offrirà al bimbo la propria interpretazione di questo evento), ci accorgiamo che il bambino ha bisogno di tornare sull'argomento, possiamo ricorrere a qualche libro mirato. La lettura sarà l'occasione per chiarire eventuali dubbi residui, approfondire, permettere al bambino di rielaborare quanto ha appena scoperto e compreso.

• Affettività e sessualità

Parliamo d'amore con i nostri bambini sin da quando sono piccolissimi, sin da quando appena nati gli diciamo quanto li amiamo.

Ogni bambino cresce immerso nelle relazioni d'amore, l'amore dei genitori per lui, il suo amore per loro, l'amore tra fratelli, l'amore dei nonni... Poi la cerchia delle relazioni si amplia e il bambino sperimenta l'affetto che può legarlo a una maestra, a un amico, ai compagni.

Dell'amore tra uomo e donna conosce quello che ha visto: il legame che unisce il papà e la mamma e le altre coppie della cerchia famigliare.

Ogni genitore trasmette la sua visione dell'amore nella quotidianità: gesti, parole, azioni raccontano al bambino come mamma e papà vivono e interpretano le relazioni amorose. Credo non servano libri per parlare di affetti a un bimbo, piccolo o grande che sia.

Però, forse, i libri possono tornare utili per parlare di sessualità, dato che affrontare o approfondire questo argomento può risultare parecchio imbarazzante. Naturalmente non è così per tutti, alcuni adulti si sentono a loro agio nel parlare di sessualità e riescono a rispondere con immediatezza e spontaneità a ogni domanda dei figli, ma ci sono anche genitori (e non sono pochi) che hanno bisogno di un attimo di riflessione per ponderare le proprie risposte...

Dato che è importante che il bambino oggi, e l'adolescente domani, sappia che ai genitori può chiedere tutto e che si rivolga a loro quando vuole saperne di più, le mamme e i papà che sono un po' in difficoltà possono trovare dei validi alleati nei numerosi testi pubblicati sull'argomento, praticamente per ogni fascia di età[23].

Una volta individuato il testo o i testi, che risultano più in sintonia con la visione e la sensibilità dei genitori (in questo caso è **indispensabile** la lettura preventiva di mamma e papà!), si potranno sfruttare in tre modi:

- per la **lettura individuale dei genitori** che grazie agli spunti trovati nel testo poi affrontano l'argomento con il bambino calibrando informazioni e linguaggio sulla base di quanto letto;

23 Per i bimbi dai 3 anni *Mamma, come sono nato?* di E. Prato (Giunti, 2007), dai 5 anni *Io sono un bambino/Io sono una bambina* di R. Giommi (De Agostini, 2007). Per i ragazzini *I nati ieri e quelle cose lì (ovvero tutto quello che i ragazzini vorrebbero sapere sul sesso)*, di L. Magni e R. Lucani (Carthusia, 2007).

- per **la lettura condivisa**, il genitore legge insieme al suo bambino e il libro è il punto di partenza per confrontarsi sull'argomento;
- per la **lettura individuale del bambino/adolescente**. Il genitore può proporre il testo al figlio spiegando che sarà a sua disposizione per rispondere a eventuali dubbi, offrire informazioni aggiuntive e confrontare pareri e sensazioni.

• Adozione, affido, fecondazione assistita e altro…

In base alle esperienze vissute dalla famiglia e quindi dal bambino, ci sono varie tematiche che i genitori possono aver bisogno di spiegare. Affido, adozione, fecondazione assistita[24], perdita di un bimbo prima della nascita, famiglia allargata… Oggi non è difficile trovare testi che illustrano in modo semplice e delicato tutte queste situazioni, testi utili per il bambino (che ha la possibilità di identificarsi, ritrovare e rielaborare i propri dubbi e le proprie emozioni), ma spesso anche per i genitori.

• In biblioteca, consulenze e consultazione

Per trovare i titoli che ci interessano possiamo rivolgerci alla nostra libreria di fiducia, a internet o alla biblioteca. La biblioteca, in particolare, garantisce la possibilità di leggere e valutare i testi prima di procedere con un eventuale acquisto (oltre al fatto che ci si può avvalere della consulenza del bibliotecario).

24 Mammeonline nel 2007 ha dedicato un libro ai bambini nati grazie alla procreazione medicalmente assistita: *Mamma raccontami come sono nato* attraverso fiabe e filastrocche racconta questa modalità di nascita un po' speciale.

VOCI DI MAMMA

L'anno scorso dopo il nostro arrivo a Jakarta, per un periodo piuttosto lungo, Xeni amava farsi leggere e rileggere un unico libro mentre io ero al lavoro. Si intitola *Le scarpe della mamma*. Nulla di particolare, ma siccome parla di un oggetto quotidiano che lega la bimba alla mamma e lei ha sempre sofferto molto del mio lavorare fuori casa, era un modo per pensare alla mamma.

Silvia, mamma di Xeni, 3 anni, e in attesa del secondo bimbo

I libri che ci sono stati d'aiuto? *Mammatonda* di Ludovica Cima. Gabriele è passato dal chiedermi quattro volte al giorno una lettura completa quando ero incinta, a zero volte quand'è nata la sorellina. Più chiaro di così che avesse funzionato…

E *Il coraggio di essere cuore* di Domenico Barrilà: Gabriele è molto emotivo, era un periodo in cui si teneva tutto dentro e "da fuori" si vedeva solo una grande irrequietezza. Leggerlo rasserenava entrambi…

Stefania, mamma di Gabriele, 5 anni, e Letizia, un anno

La nuvola Olga e il sole pigrone, ci serve per rispondere alle domande sul perché piove, dov'è il sole, ecc.

Margherita, mamma di Daniele, 2 anni, e in attesa del secondo bimbo

Per me la lettura è stata fondamentale per creare una routine del sonno. Mia figlia ha sempre avuto grosse difficoltà ad addormentarsi, adesso invece accetta con gioia di andare a dormire perché, come dice lei, "Prima la storia, poi a nanna".

Chiara, mamma di Serena, 30 mesi

I libri ci hanno aiutato tantissimo nel rituale della buonanotte: ogni sera le bimbe ne scelgono uno a testa e tutti insieme nel lettone li leggiamo.

Alessandra, mamma di Bianca, 7 anni, e Irene, 3 anni

Molte volte leggo per creare un po' di relax dopo un gioco movimentato.

Paola, mamma di Federico, 6 anni, e Elisabetta, 3 anni

Leggiamo spesso mentre allatto Elena, così Alice sta tranquilla…

Daria, mamma di Alice, 3 anni, e Elena, 3 mesi

Quando Vittoria era neonata li allattavo insieme e leggevo o inventavo storie per entrambi. Per me allattare e leggere/raccontare è stato un modo per aiutarli ad accettare serenamente la nuova esperienza che stavano vivendo: per Vittoria la sua "nuova" vita (fuori dal pancione) e per Edoardo il ruolo di fratello maggiore.

Francesca, mamma di Edoardo, 2 anni, e Vittoria, 7 mesi

Un mese e mezzo fa Federico ha avuto la sua prima febbre a 39°, fortunatamente durata poco, solo ventiquattro ore. Durante il pomeriggio di febbre, abbiamo letto accoccolati sul divano il librino di Bambi, guardando bene e spiegando tutte le figure. A un certo punto c'è una figura dove Fiorellino (la puzzola amica di Bambi) si fidanza, e c'è il disegno delle puzzole che si baciano, da quel giorno, quando gli dico: "Dov'è il libro con le puzzole che si baciano?", non solo me lo indica, ma fa anche il verso del bacio. È come se si fosse affezionato a quel libro che gli ha tenuto compagnia in quelle ore, per lui sicuramente difficili…

Cristina, mamma di Federico, 14 mesi

Quando ho perso il mio terzo bimbo, all'undicesima settimana dell'attesa, Mattia e Nicola avevano rispettivamente quattro e due anni. Sapevo di voler condividere questo evento con loro ma, dico la verità, mi trovavo in grande difficoltà. Faticavo a trovare le parole. Mi sembrava molto difficile per loro, così piccoli, riuscire a capire. Soprattutto perché non sapevano che una gravidanza si può interrompere, che si può 'perdere' un bambino. Così ho preparato il terreno con una storia. La mamma del folletto Bo – il piccolo protagonista dei nostri racconti serali di quel periodo – era in attesa di un fratellino che però non era nato, dal pancione era andato nel paradiso dei folletti. Affidarmi a un racconto inventato per affrontare l'argomento per me era stato di grande aiuto, mi aveva permesso di parlarne con una certa serenità. Il passo successivo era stato quello di spiegargli di noi, del nostro bambino perso…

Giorgia, mamma di Mattia, 11 anni, Nicola, 9 anni e Maddalena, 5 anni

CONSIGLI DI LETTURA

Brazelton T.B. e Sparrow J.D., *Il tuo bambino e la gelosia. Una guida autorevole per contenere le rivalità tra fratelli*, Raffaello Cortina Editore, 2007

Carquain S., *Piccole storie per diventare grandi. Da leggere di sera per affrontare le paure, le preoccupazioni, le domande del proprio bambino*, Elledici, 2008

Vincere le paure. Giochi, favole, riti che portano in superficie e sdrammatizzano le segrete inquietudini dei bambini, Red Edizioni, 2010

Maùti E., *Una fiaba per ogni perché. Spiegare ai bambini perché succedono le cose*, Centro Studi Erickson, 2007

Pellai A., *Col cavolo la cicogna!* Centro Studi Erickson, 2009

Santagostino P., *Le domande dei bambini. Per rispondere nel modo giusto anche ai perché più complessi e imbarazzanti*, Red Edizioni, 2008

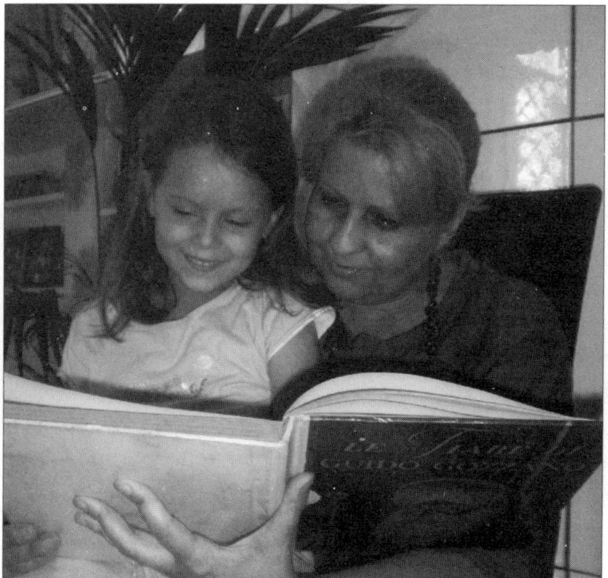

VII

Voce che racconta favole e fiabe

Il ricordo di un adulto che ci ha regalato una storia
quando eravamo bambini è diverso da tutti gli altri:
è più forte e persistente perché porta con sé la certezza di essere stati amati.
Rita Valentino Merletti

Se volete dei figli intelligenti raccontate loro le fiabe
e se volete dei figli molto intelligenti raccontate loro molte fiabe.
Albert Einstein

Voce che racconta. Fiabe, favole, storie e leggende… Che dono grande un adulto che racconta una storia a un bambino. Io ho pochissimi ricordi della mia prima infanzia, ma ricordo bene quando il mio babbo raccontava una storia per me. Non saprei dire che storia fosse, le parole si sono perse nel tempo, ma l'atmosfera no, è ancora lì custodita nella mente e nel cuore, sempre disposta a lasciarsi rievocare con le sue emozioni.

Mi piace pensare che un giorno i miei bambini, ormai adulti, ricorderanno i momenti trascorsi oggi, raccontando una storia.

Quando un genitore narra una storia, quella che si crea è una vicinanza intensa: occhi negli occhi, seduti vicini o abbracciati, la voce dell'adulto che narra, la voce del bambino che domanda, commenta o magari tace con il fiato sospeso. Il genitore impegnato a cercare le parole per dar vita a luoghi, personaggi e azioni, il bambino impegnato a creare immagini nella propria mente, per dare un volto alla realtà evocata dal genitore.

C'è uno scambio intenso e profondo quando raccontiamo una storia ai nostri figli. E, di storia in storia, si creano tradizioni, rituali e ricordi. In una parola, si fa la storia della propria famiglia.

Lo esprime assai bene Gianni Rodari, quando scrive: "La voce della madre, del padre (e del maestro) ha una funzione insostituibile. Tutti obbediamo a questa legge, senza saperlo, quando raccontiamo una favola al bambino che ancora non sa leggere, creando, per mezzo della favola, quel 'lessico familiare' nel quale l'intimità, la confidenza, la comunione tra padri e figli s'imprimono in modo unico e irripetibile"[1].

La voce che ha cullato il bambino sin dalle origini della vita, quando era ancora nascosto e custodito nel grembo materno, ora lo accompagna, giorno dopo giorno, negli anni della crescita. Da sussurro si è fatta ninnananna, poi filastrocca e ora storia.

L'oggetto del raccontare in fondo conta poco, fiabe, favole, leggende, storie inventate... Ma è il gesto del raccontare che lascia un segno profondo nelle nostre vite. Con una storia possiamo crescere bambini più felici. Una felicità destinata a illuminare il cammino di nostro figlio anche per molti, molti passi a venire. La nostra voce che racconta lo accompagnerà nell'età adulta, con la sua eco profonda, che gli parla ancora una volta e sempre, del nostro amore per lui.

Fiabe, un patrimonio dell'umanità

Il linguaggio della fiaba sembra essere il linguaggio internazionale di tutta l'umanità, di tutte le età e di tutte le razze e le civiltà.
Marie-Louise von Franz

Quante generazioni di bambini sono cresciute ascoltando la voce di un adulto, un genitore, più facilmente un nonno, che raccontava loro delle fiabe?

Bambini di ogni tempo e paese, hanno sognato, temuto e sperato, con gli intramontabili personaggi delle fiabe.

Le origini delle storie che sono state tramandate fino a noi sono così lontane che gli esperti faticano a ricostruirle. Pensiamo a Cenerentola, le cui vicende sono state affidate alla parola scritta per la prima volta nel nono secolo avanti Cristo. Questo accadeva in Cina, ma una versione della fiaba compare anche in una raccolta di racconti dell'Egitto faraonico, nel settimo

1 Rodari G., *Nove modi per insegnare ai ragazzi a odiare la lettura* in *Come far leggere i bambini* di R. Denti, Editori Riuniti, 1982, p. 161.

secolo avanti Cristo[2].

Fiabe, favole, ninnananne, leggende, contribuiscono a definire l'identità dei popoli e allo stesso tempo hanno un carattere di universalità che permette loro di abbattere le distanze e le diversità. Forse perché sono profondamente umane, forse perché da tanti secoli accompagnano la crescita degli esseri umani…

"Le fiabe – spiega Italo Calvino nella sua introduzione a *Fiabe italiane* – sono, prese tutte insieme, nella loro sempre ripetuta e sempre varia casistica di vicende umane, una spiegazione generale della vita, nata in tempi remoti e serbata nel lento ruminio delle coscienze contadine fino a noi. Sono il catalogo dei destini che possono darsi a un uomo o a una donna, soprattutto per la parte di vita che appunto è il farsi di un destino: la giovinezza dalla nascita, che sovente porta in sé un auspicio o una condanna, al distacco dalla casa, alle prove per diventare adulto e poi maturo, per confermarsi come essere umano"[3].

Quando raccontiamo una fiaba, la nostra voce va a unirsi e ad arricchire un coro di voci che viaggia nei secoli. Peculiarità del patrimonio di fiabe e favole è infatti, tra le altre, quella di aver vissuto una lunga e continua evoluzione, perché ogni adulto che ha raccontato quella specifica fiaba vi ha messo qualcosa di suo e qualcosa del bambino a cui l'ha raccontata. Come scrive Bruno Bettelheim, la fiaba tradizionale "è il risultato di una rielaborazione di una storia raccontata da adulti diversi a ogni tipo di adulti e bambini". E non potrebbe essere altrimenti, poiché il racconto di una fiaba, nonostante i suoi contenuti universali, è qualcosa di molto personale: il racconto si inserisce in una relazione unica ed esclusiva, quella tra il genitore (che è diverso da tutti gli altri genitori) e il bambino (che è unico e originale). La fiaba narrata diventa la "loro" fiaba perché il modo e le parole con cui quell'adulto l'ha raccontata sono diversi dal modo di tutti gli altri, ma anche le emozioni che la fiaba (e il rapporto con il narratore) ha suscitato nel bambino che ascolta sono diverse e uniche… "La narrazione della storia a un bambino, per ottenere la massima efficacia – scrive Bettelheim –, deve essere un fatto interpersonale, plasmato da coloro che vi partecipano".

2 Bettelheim B., *Il mondo incantato. Uso, importanza e significati psicoanalitici delle fiabe*, Feltrinelli, 2000.
3 Calvino I., *Fiabe italiane*, Einaudi, 1956.

• Fiabe e favole, lette o raccontate?

Meglio leggere o raccontare, quando si vuol narrare una fiaba? Entrambe le modalità sono valide e permettono di entrare in relazione con il bambino e vivere insieme a lui momenti felici.

Il racconto orale ha, però, il pregio di una maggior flessibilità, il genitore narra le vicende con parole sue, seguendo il filo dei propri ricordi. Spesso il bambino interagisce con domande o commenti e la narrazione si sviluppa in modo molto personale. Secondo Bettelheim, questa sarebbe la modalità preferibile: "Perché possa comunicare appieno i suoi messaggi consolatori, i suoi significati simbolici, e, soprattutto, i suoi significati interpersonali, una fiaba dovrebbe essere raccontata piuttosto che letta". Ovviamente ciò non significa che non si possa ricorrere all'aiuto del libro, soprattutto se il genitore non ricorda il testo di una certa fiaba o se desidera far conoscere al proprio bambino fiabe di autori e Paesi diversi. In questo caso, scrive Bettelheim: "chi legge dovrebbe essere coinvolto emotivamente sia dalla storia sia dal bambino, provare un senso di empatia per quanto la storia può significare per lui"[4]. Ben vengano quindi le raccolte di fiabe, da leggere insieme per 'ripassare' le storie della nostra infanzia e conoscerne di nuove. Leggere e raccontare non sono formule antagoniste, ma complementari. Una fiaba che è stata letta poi può essere ri-raccontata a voce in occasioni diverse. Ci sono momenti giusti per la lettura condivisa e momenti giusti per raccontare. Le situazioni che si creano sono differenti, ma ugualmente piacevoli e arricchenti per il bambino e per il genitore.

L'importanza della fiaba

Io credo che le fiabe, quelle vecchie e quelle nuove, possano contribuire a educare la mente. La fiaba è il luogo di tutte le ipotesi: essa ci può dare delle chiavi per entrare nella realtà per strade nuove, può aiutare il bambino a conoscere il mondo.
Gianni Rodari

Abbiamo detto che le origini delle fiabe si perdono nella notte dei tempi e che le fiabe sono un patrimonio dell'umanità. Eppure nella nostra cultura,

4 Bettelheim B., *op. cit.*, p. 147.

si nota una certa disaffezione verso queste narrazioni. Tutti conosciamo la versione disneyana delle vicende di Biancaneve, Cenerentola, la Bella Addormentata, ma quanti conservano memoria della versione originale di queste fiabe? Quanti genitori ancora leggono e raccontano le fiabe classiche ai loro bambini?

Alle volte si trascurano questi testi perché ritenuti troppo forti, per i contenuti spesso duri e violenti, altre volte si tralasciano perché si preferiscono storie più moderne, pensate *ad hoc* per i nostri bambini.

A volte, infine, e spiace dirlo, sembra non ci sia più tempo per raccontare…

Lo scrittore Dario Spada, riferendosi alle leggende del Piccolo Popolo (elfi, gnomi, folletti, fate e tante altre creature della tradizione irlandese), osserva: "Tutto il patrimonio tradizionale che va comunemente sotto il nome di folklore si sgretola giorno dopo giorno sotto il micidiale rullo compressore della cultura di massa e scompare per sempre con il frenetico ritmo di vita imposto dalla società moderna, che obbedisce soltanto alla dura legge della moda e del consumismo. A ben pochi importa se le leggende muoiono, se qua e là ne restano frammenti sparsi che si ricordano con nostalgia"[5].

Ma perdere la memoria di leggende, fiabe e favole sarebbe una privazione troppo grande per chi verrà dopo di noi. Non possiamo essere proprio noi a spezzare una tradizione che si conserva da secoli!

A perderci più di tutti, tra l'altro, sarebbero proprio i bambini. Perché è soprattutto a loro che la fiaba offre tanto a livello consapevole, ma anche a livello inconscio. La fiaba, con i suoi personaggi racconta la vita e le emozioni di ogni essere umano, e le racconta con il linguaggio giusto, usando simboli, immagini e metafore, ovvero usando il linguaggio dei bambini.

E così la fiaba aiuta il bambino a interpretare e mettere ordine nella realtà che lo circonda, ma ancor prima, lo aiuta a capire se stesso e ad accettarsi con le sue paure, i suoi sentimenti ambivalenti, la sua umanità.

"L'abitudine di raccontare fiabe ai bambini si va un po' perdendo a favore di un'informazione più tecnica, razionale e realistica – scrive a questo proposito la psicologa Paola Santagostino –. Si trascura così il fatto fonda-

5 Spada D., *Le creature del Piccolo Popolo*, Armenia, 2007, p.18.

mentale che *il bambino non è un adulto in miniatura*: è un bambino! La realtà che lui vive è una realtà prevalentemente simbolica e le spiegazioni che hanno più senso per lui sono le spiegazioni per immagini. Abbandonare i racconti di fiabe significa abbandonare la migliore via di accesso a quel mondo fantastico in cui il bambino è immerso, significa privarlo di un supporto utile, anzi indispensabile, per affrontare e risolvere le sue angosce"[6].

• Una fiaba per vincere la paura

Ogni lettore, quando legge, legge per se stesso. L'opera dello scrittore è soltanto una specie di strumento ottico che è offerto al lettore per permettergli di discernere quello che, senza libro, non avrebbe forse visto in se stesso.
Marcel Proust

Mentre la favola è un racconto, in genere breve e con animali come personaggi, che nasce per insegnare una precisa morale espressa in modo esplicito nel testo, la fiaba racchiude in sé molti messaggi 'nascosti'. Secondo Bettelheim la fiaba parla al bambino a vari livelli: si rivolge al suo io consapevole e a quello inconscio.

E quello che la fiaba racconta è tutta la realtà: quella fuori, ma soprattutto quella dentro di noi; ci sono le paure e le speranze, i sentimenti negativi e positivi, la forza d'animo e la debolezza. "Le fiabe – scrive Carmen Valentinotti, insegnante steineriana – sono come i sogni. Quando voi sognate di incontrare qualcuno, sognate l'incontro con una parte di voi stessi, e nelle fiabe è la stessa cosa. L'uomo è rappresentato in tutte le sue parti"[7].

Insomma, le fiabe parlano di noi. Ed ecco perché una fiaba può aiutare un bambino a tirare fuori e alleviare le proprie paure (in primo luogo la paura di essere abbandonato, il terrore di perdere l'amore dei genitori) e a superare un momento o una situazione emotivamente difficili.

"La fiaba prende molto sul serio le ansie e i dilemmi esistenziali – scrive Bruno Bettelheim – e s'ispira direttamente ad essi: il bisogno di essere amati e la paura di non essere considerati, l'amore della vita e la paura della morte"[8].

6 Santagostino P., *Guarire con una fiaba*, Feltrinelli, 2008, p. 27.
7 Valentinotti C., *Fiabe toccasana*, Red Edizioni, 2008, p.13.
8 Bettelheim B., *op. cit.*, p. 16.

Le angosce e le paure del bambino sono rappresentate nella fiaba sotto forma di orchi, streghe divoratrici e matrigne cattive. E nella fiaba, orchi, streghe e matrigne vengono sconfitte! La fiaba esercita una funzione liberatoria, consola, offre speranza al bambino.

Ed ecco perché ci sono periodi in cui il bambino vuole ascoltare sempre la stessa fiaba, sempre quella, senza mai cambiare: ne ha bisogno. "In quel momento quella è la 'loro fiaba' – scrive la Santagostino –, quella che parla del problema che al momento li riguarda. Cambieranno fiaba preferita quando cambieranno momento evolutivo"[9].

Ma non solo. La fiaba rende accettabili ed 'esorcizza' anche i sentimenti negativi (la gelosia per il fratellino, la rabbia verso l'adulto, ecc.) che il bambino prova, ma che gli causano profondi sensi di colpa.

• Una fiaba per diventare grandi

Le fiabe insegnano ad affrontare creativamente i problemi e a risolverli.
Paola Santagostino

Il succo delle fiabe non è la morale, ma piuttosto la fiducia di poter riuscire.
Bruno Bettelheim

La fiaba presenta una struttura ricorrente. Abbiamo una situazione iniziale (in cui, spesso, l'equilibrio mostra già segni di precarietà), la crisi (quando si presenta la prova da superare/il problema da risolvere/il nemico da sconfiggere) e la soluzione. Il protagonista conquista il suo lieto fine grazie all'intelligenza, la perseveranza, il coraggio e, nella maggior parte dei casi, l'aiuto di alleati che gli forniscono consigli o talismani.

Nella sua semplicità, **la fiaba è un'importante lezione di vita: insegna che le difficoltà ci sono, ma che si possono superare**. Assicura che non è indispensabile essere grandi eroi o ricchi principi per farcela (spesso il protagonista delle fiabe è il fratello più piccolo, quello meno considerato o addirittura oggetto di scherno) e ricorda che prima o poi, chi si comporta bene trova sempre qualcuno che gli dà una mano. Possono essere la fata, l'animaletto parlante, il vecchio saggio che dispensa consigli, la codina di

9 Santagostino P., *op. cit.*, p. 27.

una lucertola che indica la via... In ogni caso non siamo soli ad affrontare le difficoltà del percorso.

Ai bambini che sono all'inizio della vita, la fiaba affida dunque **un messaggio di grande speranza**. Li incoraggia a perseverare e promette a chi non si arrende il premio del lieto fine. Direi che non è poco!

Tra l'altro, nelle fiabe i bambini sono spesso protagonisti: bambini orfani, bambini poveri, bambini abbandonati. La loro riuscita è la riuscita di tutti i bambini che ascoltano la storia. Non solo. Il racconto contiene spesso spunti e suggerimenti per risolvere problemi e paure. Bettelheim osserva: "La fiaba offre soluzioni in modi che il bambino può afferrare in base al proprio livello intellettivo"[10].

E in ogni fiaba c'è un percorso di crescita, il protagonista affronta pericoli e sfide, supera prove e sconfigge nemici, e alla fine della storia ha migliorato (e di molto!) la sua situazione: conquista l'amore e si sposa, diventa il padrone di un castello o trova un tesoro e risolve tutti i suoi problemi economici, vive felice e contento...

Ed ecco l'altra promessa: crescere e diventare grandi è una bella avventura, può costare fatica, ma alla fine ci troveremo contenti...

Fiabe troppo 'paurose'?

Le fiabe non dicono ai bambini che esistono i draghi: i bambini già sanno che esistono. Le fiabe dicono ai bambini che i draghi possono essere sconfitti.
Gilbert K.Chesterton

Se leggiamo le fiabe tradizionali con gli occhi della razionalità vi troveremo passaggi molto violenti, paurosi, addirittura crudeli. Ma la fiaba non è realtà, sfugge ai parametri e al giudizio della ragione: il suo regno è quello dell'immaginario, il regno dove un lupo può divorare in un solo boccone sei capretti, e dove i sei capretti vengono estratti dalla pancia del lupo e sono tutti sani e salvi. E ancora, certo, fa impressione pensare alla nonna e a Cappuccetto Rosso mangiate dal lupo, ma tutto si sistema quando nonna e nipotina saltano fuori dalla pancia, anche loro, incolumi e contente.

10 Bettelheim B., *op. cit.*, p. 16.

È ovvio che non possiamo commentare le fiabe sulla base della ragione. Ma come abbiamo già detto, queste storie parlano la lingua dei bambini, che infatti non si stupiscono e non mettono in dubbio le mirabolanti imprese narrate (un bimbo di cinque anni è soddisfatto di sentire che Cappuccetto Rosso è sana e salva, non analizza e non si chiede come questo sia possibile!).

E i cattivi? Gli orchi, le streghe, le matrigne? Non sono forse un po' troppo... cattivi? Gli esperti garantiscono di no, perché i cattivi delle fiabe hanno una funzione fondamentale: quella di incarnare le paure, le angosce, i sentimenti negativi che tutti i bambini prima o poi si trovano a sperimentare.

Le fiabe danno corpo alle ansie e alle paure, indicano come combatterle e mostrano la loro sconfitta. La strega finisce nel calderone, al lupo viene aperta la pancia. I cattivi sono sconfitti e non potranno più fare del male.

Se si priva la fiaba dei suoi cattivi, la si priva anche della sua funzione liberatoria, il racconto non riesce più ad esorcizzare le paure e i fantasmi del bambino.

Ovviamente, dato che certi passaggi un po' impressionanti in effetti lo sono, si potranno proporre determinate fiabe quando il bimbo sarà un po' più grandicello e cominciare con fiabe più 'tranquille' (come Cenerentola, la Bella addormentata, le fiabe di Guido Gozzano, la scelta è comunque molto vasta!).

Un'osservazione a proposito del lieto fine che per essere tale deve comprendere la vittoria dell'eroe e la punizione del cattivo. Secondo alcuni il castigo che subiscono i cattivi delle fiabe è troppo crudele (pance aperte, streghe cotte, matrigne mutate in pietra) e quindi può impressionare i piccoli ascoltatori. Secondo Bettelheim, però, è vero esattamente il contrario: "questo castigo rassicura il bambino sull'adeguatezza della punizione al crimine. (...) più è severa la punizione comminata ai cattivi, più egli si sente protetto"[11].

E sempre a proposito delle fiabe e del timore che possano inquietare i bambini o creare loro delle ansie, citiamo un'ultima interessante osservazione di Bettelheim: "Se la fiaba contrasta con i loro bisogni emotivi i bambini modificano la storia e la ricordano in modo diverso dalla sua versione

11 *Ibidem*, p. 138-139.

originaria, o aggiungendovi dei particolari”[12].

Insomma, non resta che iniziare… Possiamo partire con una fiaba e vedere la reazione del nostro bambino. Se non la gradisce ne racconteremo una diversa e poi un’altra ancora e forse un giorno troverà la fiaba che fa per lui, che gli piace e lo emoziona (e lo aiuta). Va da sé che ogni genitore racconterà (e ri-racconterà) le fiabe che risultano gradite al suo bambino: come sempre sono le sue preferenze, reazioni e richieste a guidare la mamma e il papà.

Un tempo per raccontare

In una società che va di corsa come la nostra, l’immagine del nonno, seduto davanti al camino, che racconta storie nelle sere d’inverno non è che il ricordo ormai sbiadito di un tempo che fu e che, noi, probabilmente neppure abbiamo conosciuto. Ma il gesto di raccontare non ha perso nulla della sua utilità e della sua potenza e oggi – nell’era della televisione, del computer, della tecnologia che accelera la vita a dismisura – è forse ancor più urgente recuperare questa consuetudine.
Perché raccontare una storia significa fermarsi. Significa sedersi vicini, guardare il bambino negli occhi, regalargli un po’ di tempo. Un po’ di quel tempo prezioso che a noi adulti sembra sempre mancare.
Be’, un racconto può fermare il tempo. Con un racconto possiamo finalmente tirare il fiato, quel tempo donato al nostro bambino – all’improvviso ci accorgiamo – è donato anche a noi. Ed è un dono grande, perché il tempo è vita.
Raccontiamo una storia al nostro bambino. Sarà una piccola, grande, dichiarazione d’amore.

E se non sono capace?

E se non sono capace? Se non ho mai raccontato una storia a qualcuno? Niente paura. Non è necessario essere narratori professionisti per intrattenere un bambino raccontando una storia.

Basta sedersi vicini e… cominciare. “C’era una volta…” e poi le parole arrivano. E chi se ne importa se magari non sono le più ricercate o le più

12 *Ibidem*, p. 148.

precise. Il nostro bambino amerà il nostro modo di raccontare perché ci vuole bene e perché sente e vive il nostro raccontare come un dono. Ci sono tante cose che non avevamo mai fatto prima di diventare genitori. Poi è arrivato il nostro bambino e abbiamo imparato, facendo. E con il suo aiuto.

E se non ricordiamo nessuna fiaba? Le leggiamo. Le leggiamo per noi stessi o insieme al nostro bambino e una volta lette, qualche storia ci resterà in mente. E poi non siamo tenuti a recitare la fiaba passo passo con il timore di dimenticare qualche particolare! Il bello del racconto orale è proprio la flessibilità, la possibilità di mettere qualcosa di nostro nella storia, di cambiarla per inserire qualche particolare che – sappiamo – piacerà al nostro bambino, di inventare laddove non ricordiamo, e così renderla originale e irripetibile.

Ricordiamo che qualunque storia noi raccontiamo, regaleremo una felicità grande al nostro bambino!

Non solo fiabe e favole

Ma quando si parla di raccontare non ci si riferisce solo a fiabe e favole! Le storie da raccontare sono infinite, e tantissime ne conosciamo senza magari rendercene conto. Tutti i libri che abbiamo letto nell'infanzia e in età adulta sono potenziali storie da raccontare.

I miei bambini sono rimasti incantati dalle vicende (ovviamente un po' sintetizzate) di Renzo e Lucia: i *Promessi Sposi* hanno tutti gli ingredienti per piacere, gli innamorati che subiscono ingiustizie, il cattivo di turno, gli amici dei 'buoni' (come il mitico Fra' Cristoforo) e gli alleati del cattivi (gli indimenticabili bravi). E che dire delle splendide avventure e degli intramontabili valori narrati ne *Il Signore degli Anelli*? E del lungo viaggio di Ulisse e della costante fedeltà dell'astuta Penelope?

I classici che abbiamo letto e amato (o magari amato no, ma potremmo riscoprirli proprio ora!) si prestano bene ad essere raccontati. Naturalmente rievocheremo solo i passaggi principali, quelli che ricordiamo meglio e sono più comprensibili in base all'età dei nostri bambini.

Mattia quando affrontiamo un viaggio un po' lungo in auto, chiede sempre: "Ci racconti l'ultimo libro che hai letto?" E così ho scoperto che anche i romanzi per adulti possono essere resi a misura di bambino. E ho scoperto che raccontando il tempo passa molto più velocemente!

VOCI DI MAMMA

Amo tantissimo leggere storie e fiabe classiche e moderne sia ai miei alunni sia ovviamente a mio figlio! Tra le fiabe classiche mi piacciono quelle in cui il più piccolo dei fratelli, bistrattato da tutti, alla fine ha successo (come accade ne *La regina delle api*), o grazie alla sua intelligenza salva tutti (*I sette capretti*). E quelle dove la figlia maltrattata diventa regina (*Cenerentola*), oppure ancor meglio, le fiabe liberatorie dove la strega finisce nel sacco (come *Il bambino nel sacco*, che ha anche delle tiritere divertenti) e i poveri orfani si salvano (*I tre cani*). In genere a tutti i miei alunni piacciono tanto le fiabe che fanno un po' paura, come *Barbablù*.

Ilaria, mamma di Filippo, 14 mesi

Abbiamo letto insieme tante, tantissime fiabe, nella loro versione originale: fratelli Grimm, Calvino, un po' meno Andersen scegliendo le storie meno didattiche, Afanas'ev, Basile e fiabe di altri Paesi.

Anna, mamma di Alice, 11 anni, e Francesca, 7 anni

Ho recuperato i vecchi libri di fiabe della mia infanzia da leggere a Paolo. Naturalmente ho aggiunto anche le fiabe e i racconti moderni.

Marcella, mamma di Paolo, 10 anni

I tre cani di Calvino, bellissima, anche a Flavia è piaciuta molto. Ma la favola classica che preferisce è *Il Soldatino di Piombo*, sarà sicuramente per il finale romantico! Ora Flavia ha sei anni ma il soldatino di piombo lo leggiamo da quando ne aveva tre!

Simona, mamma di Flavia, 6 anni

Io sarò tradizionalista, ma mi piacciono le fiabe classiche. Finalmente ho trovato la mia vecchia versione di Biancaneve, quella vera, che racconta anche la storia del corsetto e del pettine avvelenato che tutti hanno dimenticato (io compresa), perché ormai si conosce solo la versione della Disney (ma i fratelli Grimm non erano americani!). La leggiamo o la raccontiamo a seconda se abbiamo il libro disponibile oppure no. E soprattutto la mettiamo in scena! Scambiandoci i ruoli, diventando la regina cattiva, lo specchio, il principe, Biancaneve, un nano… Cédric di solito è Cucciolo! I libri moderni ormai raccontano solo l'episodio della mela e di solito è il principe che dà il bacio a Biacaneve che si sveglia. Invece nella versione dei fratelli Grimm il principe chiede di portarla al suo castello, i nani acconsentono ma la cassa cade e a Biancaneve esce il pezzetto di mela avvelenato dalla bocca così si sveglia.

Joelle, mamma di Estelle, 3 anni, e Cédric, 2 mesi

CONSIGLI DI LETTURA

Bettelheim B., *Il mondo incantato. Uso, importanza e significati psicoanalitici delle fiabe,* Feltrinelli, 2000

Valentinotti C., *Fiabe per star bene*, Red Edizioni, 2010

Rodari G., *Favole al telefono*, Einaudi, 2007

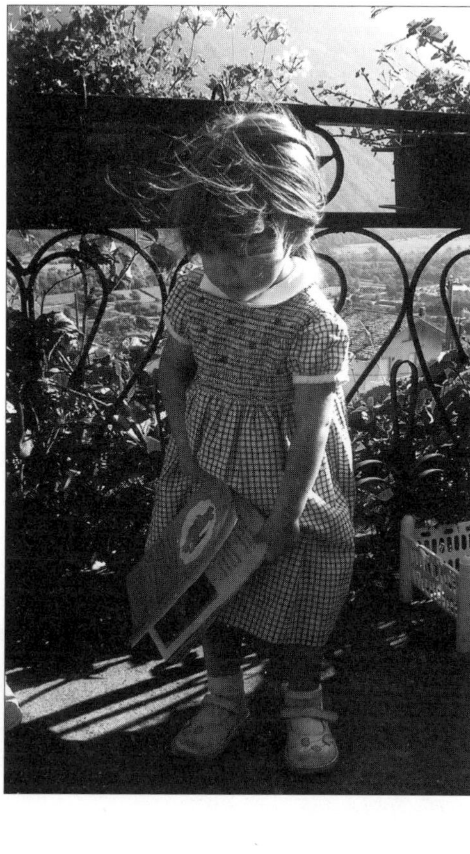

VIII

Voce che inventa storie di fantasia

Allevare i figli è un'impresa creativa, un'arte più che una scienza.
Bruno Bettelheim

Dal primo sbocciare in lui del linguaggio abbiamo incominciato a raccontargli delle storie. Era un talento che ignoravamo di avere.
Ma il suo piacere ci ispirava, la sua felicità ci dava le ali.
Al confine tra il giorno e la notte siamo diventati il suo romanziere.
Daniel Pennac

Voce che inventa. Che inventa storie lunghe tre minuti, che servono per alzarsi dal letto con un sorriso e storie lunghe mezz'ora che aiutano a scivolare nel sonno sereni. E ancora, voce che inventa storie che durano un'ora e anche di più per colorare di allegria un viaggio in auto, per vincere la noia di una lunga attesa, per non sentire la fatica di una camminata in montagna.

Storie speciali, perché nessuno le ha mai ascoltate prima e nessuno le ha mai raccontate.

Storie più belle di tutte le storie, perché sono fatte di fantasia e di voce, la fantasia e la voce di mamma e papà, e perché sono dedicate a loro: ai bambini e alle bambine che le hanno ispirate.

Racconti inventati da mamma e papà

C'è chi ama leggere libri e libretti, chi ama raccontare fiabe, magari quelle di quando era bambino, e chi le storie se le inventa.

Per il bambino ogni storia, letta, raccontata o inventata è un dono. Di tempo, di presenza, di amore.

Ma a rendere meravigliosa ai suoi occhi una storia inventata, rispetto a tutte le altre, è che è 'fatta' dalla sua mamma o dal suo papà. E tutti sappiamo quanto le cose fatte da papà e mamma siano più belle e più speciali delle altre. E poi è una storia fatta apposta per lui!

Per mamma e papà inventare storie può essere una piacevole scoperta. O meglio, può essere molto piacevole scoprire di saper inventare storie. Forse prima non ci avevano mai provato e ora si ascoltano un po' stupiti mentre la loro voce narra le incredibili avventure di folletti, animali, pirati e cavalieri.

Inventare storie può diventare così divertente e ai bambini piace così tanto che val la pena provare. Tanto tentare non costa nulla.

Non è necessario essere dei romanzieri o avere chissà quale fantasia per creare delle storie a misura di bimbo. A volte lo facciamo senza neppure rendercene conto...

Pensiamo ai genitori che, sfogliando insieme al loro bimbo piccolissimo quei libretti senza parole, commentano le figure pronunciando il nome degli oggetti raffigurati e mettendoli in relazione. Quando accompagnano delle semplici illustrazioni come quella di un bambino e di una palla, raccontando: "Questa è la palla del bimbo. Il bimbo la cerca, dov'è la sua palla? Ecco che l'ha trovata! Ora il bimbo va a giocare con la sua palla", hanno inventato una piccola storia.

Altre storie possono nascere spontanee, prendendo spunto da quello che al bambino piace, dalle esperienze che vive. Storie semplici che raccontano quei gesti che il bimbo stesso compie (giocare, lavarsi, mangiare, passeggiare, ecc.) e hanno per protagonisti bambini e/o simpatici cuccioli.

Man mano che il piccolo cresce, le storie possono farsi più ricche e articolate, e il genitore può introdurre elementi che non fanno strettamente parte dell'esperienza del bambino.

Talora i bimbi si affezionano a una storia in particolare e chiedono al genitore di raccontarla più e più volte, facendo attenzione a ripetere tutti gli eventi nel giusto ordine. Altre volte invece sono i protagonisti di una certa storia a conquistare il bambino, e in questo caso il genitore è chiamato a inventare vicende sempre nuove con cui i personaggi amati possano cimentarsi.

E per una storia inventata, ogni momento è quello giusto. Basta un attimo di riflessione per raccogliere le idee e 'partire' ed ecco che la storia è servita, in ogni luogo e in ogni situazione.

Una storia inventata può rivelarsi un'utilissima alleata quando si è in una sala d'attesa senza un libro con sé, o quando siamo in fila al supermercato o, ancora, se stiamo guidando l'auto e il bimbo è stanco e insofferente...

Una storia sconfigge la noia dell'attesa, coinvolge, conquista, fa passare il disagio e la stanchezza. E pensare che eravamo sicuri di non saperne inventare!

• Storie di tutti i giorni

Sono quelle che raccontano azioni e situazioni che il bambino conosce perché fanno parte della sua esperienza quotidiana. Il bambino Piripicchio che voleva sempre mangiare il gelato, il cagnolino Amedeo che giocava con la sua sorellina, il folletto Fagiolino che andava a fare la spesa con la nonna. Piccole storie che narrano vicende semplici e situazioni buffe, a misura di bimbo, che si diverte a immaginare i personaggi inventati da mamma e papà.

• E incredibili avventure

Si comincia con un lontano castello, un cavaliere coraggioso, un drago che sputa fuoco e chissà dove si può arrivare... L'importante è calibrare il proprio racconto sull'età e sulle preferenze del proprio bambino. Se ama i pirati, via libera alle storie di arrembaggi, ricchi tesori e intrepidi bucanieri. Se ha un debole per i cavalieri, facciamo entrare in scena veloci destrieri, scudi e spade. Non ci sono limiti alla fantasia. Una sera può essere l'emozione di un'avventura, il cuore che batte più forte, la preoccupazione per il nostro eroe e infine l'entusiasmo e il sollievo del lieto fine. Una sera possono essere le risate, perché il protagonista non ne combina una giusta: non sa cavalcare e casca di sella, è un po' imbranato e si dà una 'spadata' in testa, inciampa e schiaccia la coda a un drago (ahi... ahi).

Il bello delle storie inventate è che vanno dove vogliamo noi. E dove vogliamo noi è dove piace ai nostri bambini. Si fa presto ad aggiustare il tiro e cambiare scena lasciandosi guidare dalle reazioni dei nostri piccoli ascoltatori.

Come inventare una fiaba

Quando il bimbo è molto piccolo, la trama della storia consisterà in una breve successione di semplici azioni compiute da uno o più personaggi (bambini, animali, oggetti).
I bambini più grandicelli sono in grado di seguire storie via via più lunghe e articolate. Inventare una fiaba non è difficile, è sufficiente scegliere i protagonisti (pirata, cavaliere, bambino, principessa) e seguire uno schema che prevede:
• la **situazione iniziale** in cui si presentano i personaggi e c'è un equilibrio un po' instabile (che infatti presto verrà rotto);
• il **momento critico**: in cui l'equilibrio iniziale si rompe perché si verifica un problema che il protagonista deve risolvere;
• l'**avventura** vera e propria in cui il protagonista affronta il problema/la prova da superare/il nemico, in genere con l'aiuto di alleati incontrati lungo il percorso. Ad aiutare il protagonista possono essere parenti, amici, creature magiche o, ancora, talismani e oggetti dotati di particolari poteri;
• il **lieto fine**, a cui si giunge grazie al coraggio/l'intelligenza/la furbizia/la fortuna del protagonista e all'aiuto dei suoi alleati[1].
Partendo da questo schema si possono sviluppare moltissime storie o creare una storia lunga lunga, in cui la fase dell'avventura vede il protagonista impegnato in una considerevole serie di prove da affrontare e superare. L'importante è che ogni racconto abbia, sempre e comunque, il suo bel lieto fine.

Racconti a due voci

"Infine Luigino il cavaliere cavalca verso il suo castello" racconta il papà avviandosi verso il finale della storia, con uno sbadiglio.

"Ma poi arriva il drago!" salta su ad avvisarlo il suo bambino. Il papà è perplesso. Non sapeva ci fosse un drago in questa storia, non lo aveva proprio previsto. Ma il suo bambino è deciso, lui lo sa, sta proprio arrivando il drago. "Ma sì, papà, arriva il drago grande, tutto verde, che sputa il fuoco

1 Questo schema è stato teorizzato da Vladimir Propp (1895-1970), l'antropologo russo che ha studiato le origini storiche e le funzioni delle fiabe di magia. La sequenza individuata da Propp (equilibrio iniziale, rottura dell'equilibrio iniziale, peripezie dell'eroe, ristabilimento dell'equilibrio) è comune a tutte le fiabe, appartenenti a culture, tradizioni e Paesi diversi. Per saperne di più si rimanda al suo celebre saggio *Morfologia della fiaba* (Einaudi, 2000).

dal naso". Il papà sospira, non c'è modo di evitare l'ennesima battaglia al povero cavalier Luigino. Gli tocca!

"Ma all'improvviso un'ombra compare nel cielo" riprende allora il papà, mentre il suo bambino gli rivolge uno sguardo di approvazione. "Luigino il cavaliere alza gli occhi e vede un enorme drago, così sfodera la sua spada e..."

La particolarità delle storie inventate è che si prestano proprio bene ad essere narrate a più voci. Ed è bellissimo raccontare insieme, mescolare emozioni, idee, aspettative e fantasia in un'unica, magica, storia.

Il racconto, tanto più se si tratta di un racconto inventato lì per lì, non soffre per le interruzioni dei bambini, ma al contrario si nutre delle loro osservazioni. Spesso cresce e diventa ancor più bello proprio grazie ai loro interventi. E la storia si fa opportunità: occasione di relazione, momento di intenso scambio comunicativo e ancor prima affettivo. Bambini e genitori insieme, collaborano alla creazione di una storia. E qualunque avventura stiano narrando, quella che raccontano è prima di tutto la storia del bene che si vogliono.

Racconti inventati dal bambino

"Sai mamma, stanotte ho fatto un sogno. C'era un castello e noi eravamo nella torre, ma arrivavano i cattivi e allora..." Cominciavano così a casa nostra i lunghi – a volte lunghissimi! – racconti dei nostri bambini. All'epoca Mattia aveva forse cinque anni e Nicola tre. Partiva uno, con il suo "sogno" rocambolesco fatto di spade, assedi e battaglie (eravamo in epoca cavalieri sempre e comunque) e, quando riusciva a prendere la parola, l'altro replicava il tutto con un racconto molto simile.

Questo per dire che... ai bambini piace inventare storie. E naturalmente non è necessario sottolineare il fatto che la disponibilità all'ascolto e l'interesse con cui mamma e papà accolgono questi racconti è fondamentale. Fondamentale affinché quella del raccontare sia una bella esperienza (se ti accorgi che la persona a cui parli non ti sta ascoltando o si annoia non è una sensazione molto piacevole...) e perché la voglia di inventare (e così esercitare l'immaginazione e le competenze linguistiche) non si spenga, ma anzi cresca insieme al bambino.

Giocare con le storie

Giocare con le storie è un passatempo molto divertente, sempre pronto, adatto a ogni occasione e situazione. A questo gioco possono partecipare tutti, genitori, bimbi e ragazzini di ogni età. Basta adeguare le storie all'età dei piccoli.

Nella mia famiglia questa consuetudine ha accompagnato i lunghi viaggi in auto per andare a trovare i parenti che abitano lontano. Ricordo con nostalgia quell'alternarsi di voci, quei racconti che prendevano sentieri inaspettati quando la parola toccava al più piccolo e passavano dai toni più battaglieri (i preferiti dei miei bambini) a quelli più quieti con cui cercavo di riportare la pace nella storia. Non era solo un modo per passare il tempo, era anche un modo per conoscersi meglio: raccontando ognuno di noi apriva la porta sul suo mondo interiore, mostrava agli altri i disegni della propria fantasia.

Ma come si fa a giocare con le storie? Di modi ce ne sono tanti, e altri ancora se ne possono inventare. Ogni famiglia troverà il suo, in base all'età e alle preferenze del proprio bambino. Se il bimbo è molto piccolo la sua partecipazione dovrà essere 'guidata' dal genitore, ma in genere anche i più piccini comprendono in fretta il meccanismo e partecipano volentieri. Com'è ovvio, se il bambino non ha voglia di raccontare non ha senso insistere, il genitore inventerà la storia e lui l'ascolterà senza sentirsi obbligato a intervenire.

Un 'pezzetto' per ciascuno... Genitori e bimbi si alternano nella narrazione. Se partecipa più di un bambino, prima di iniziare si stabilisce l'ordine dei narratori e ognuno racconta un pezzetto di storia. Il genitore guida il passaggio da una voce all'altra, in base al tempo (qualche minuto per ciascuno) o all'azione raccontata (quando il piccolo ha descritto una scena di senso compiuto, il turno è concluso). Se il bambino a un certo punto non sa cosa dire, basterà una frase (può aiutarlo il genitore) e poi l'adulto riprende la narrazione.

C'era una volta e poi... Il genitore o il bambino pongono le premesse di una storia, descrivendo la scena iniziale e/o il problema che il protagonista deve affrontare e gli altri sviluppano la situazione, decidendo come 'muovere' l'eroe e come concludere il racconto.

Raccontiamo di... Si sceglie un tema che piaccia a tutti o, a turno, l'argomento preferito di ogni bambino, e ognuno racconta una breve storiella. Le possibilità sono infinite, pirati, fate, folletti, principi, pompieri, poliziotti, stelle, pianeti, animali, ecc. ecc.

Il teatrino delle storie

Quando si inventa una storia si può raccontare, oppure si può... recitare! C'è un gioco che piace molto ai bambini (e spesso diverte anche gli adulti) ed è il teatrino: la storia inventata dal genitore o inventata insieme da genitori e bambini, viene messa in scena, con l'aiuto di pupazzi, bambole o burattini creati per l'occasione.

La rappresentazione può essere fatta semplicemente facendo muovere e parlare dei peluche, con il genitore e il bimbo seduti vicini, sul pavimento del salotto.

Per dei personaggi dall'identità non troppo definita, si può ricorrere anche a delle calze infilate sulle mani: muovendo le dita e agitando le braccia si potranno mimare azioni e rappresentare buffi dialoghi.

Oppure si può costruire un teatrino con tanto di burattini. E qui la fantasia davvero regna sovrana. E anche il divertimento.

L'importante è coinvolgere i bambini, farli partecipare attivamente alla fase di preparazione. Ad esempio, se si decide di realizzare delle sagome di cartoncino per interpretare i protagonisti della nostra storia, potremo farci aiutare dal bambino a disegnarle e colorarle. Una volta ritagliate le sagome, basterà applicare un bastoncino (fissato con dello scotch sulla parte posteriore) per poter muovere il personaggio.

Simpatici burattini si possono confezionare anche con materiali di riciclo, utilizzando i rotoli in cartone della carta igienica, da rivestire con carta colorata e/o scampoli di stoffa[2].

Infine per i professionisti del fai da te, c'è anche l'opzione burattini in stoffa, confezionati con scampoli di tessuto colorato (magari ricavati da vecchi abiti o lenzuola) e imbottitura, occhi di bottoni e fili di lana per capelli.

2 A questo link un grazioso esempio di burattini fai da te, facili da realizzare: http://www.mammafelice.it/2009/10/07/burattini/

Per quanto riguarda il teatrino, si potranno usare due sedie accostate e una coperta a mo' di sipario; chi invece vuole un risultato più 'professionale', potrà procurarsi uno scatolone di grande dimensioni, per realizzare un teatro (ed eventualmente dotarlo di sipario in stoffa)[3].

Una volta preparati i burattini e gli scenari… si mette in scena la storia! Ogni volta una storia diversa o più volte la stessa storia, a seconda delle richieste del bambino.

Questo gioco ha tutti gli ingredienti per rendere felice un bambino: ci sono le storie, c'è un po' di fai da te (disegno, ritaglio, costruisco), ma soprattutto… quanto tempo trascorso insieme alla mamma e al papà!

Le storie che raccontano la nostra storia

A volte le storie inventate da mamma e papà, possono servire per aiutare il bambino ad affrontare una novità o una situazione per lui impegnativa. Con una storia si possono narrare l'ingresso alla scuola materna, l'arrivo di un fratellino, il rientro della mamma al lavoro…

Il racconto può servire al genitore per parlare di un determinato argomento, per spiegare al bimbo quello che succederà, per rassicurarlo mostrandogli che, come nella storia, tutto andrà bene.

In questo caso, la storia narrata è la storia del bambino stesso (che presto inizierà l'asilo o la scuola primaria, cambierà casa a causa di un trasloco, diventerà fratello maggiore, ecc.): il genitore potrà scegliere un'ambientazione di suo gradimento dove collocare la storia (una foresta abitata da folletti, le profondità marine, un bosco dove vivono scoiattoli, volpi e altri animaletti, e così via) e a vivere l'esperienza che si vuole narrare saranno una famiglia di orsi, gatti, folletti, sirene, stelline, o qualunque altra creatura piaccia al bimbo.

La fiaba inventata dal genitore rappresenta una forma di comunicazione in continua evoluzione, poiché ogni giorno si può creare una nuova avventura, seguendo le necessità e le preferenze di chi racconta e di chi ascolta.

3 Un bellissimo esempio di teatrino di cartone lo troviamo (con tutte le istruzioni) sul sito "Pane, amore e creatività", a questa pagina http://paneamoreecreativita.it/blog/2011/04/giochi-creativi-il-teatrino-di-cartone-fai-da-te/

Storie da ricordare

Se in una famiglia c'è la consuetudine di inventare storie, può essere una bella idea trascrivere le vicende narrate in un quaderno, eventualmente corredate di qualche disegno fatto dai bambini.
Sarà bello, una volta cresciuti i figli, poter sfogliare queste pagine, recuperare particolari ormai perduti, rivivere le emozioni di quei giorni, quando il nostro bambino chiedeva "Mi racconti?" e poi ci ascoltava tutto attento, incantato dalla storia e... da noi.

Le storie di famiglia

A casa nostra era la storia del bisnonno Savino che quando il fascismo era caduto aveva diciotto anni e si trovava in una caserma a Bologna. Una mattina si era svegliato e non aveva trovato più nessuno, erano scappati tutti. E così aveva preso il treno per andare al sud dalla nonna pugliese, perché al nord non si poteva tornare. Ma il treno arrivava solo fino a un certo punto, poi le linee ferroviarie erano interrotte e allora aveva camminato per giorni interi, da solo, con lo zaino e pochi soldi in tasca...

Ma anche la storia del cugino Luca che un giorno guidava l'auto troppo veloce, era stato rimproverato dal Vigile e aveva dovuto pagare una multa.

Ogni famiglia ha le sue storie e tutte le storie di famiglia sono preziose.

Sono le storie dei nonni, dei bisnonni, ma anche le storie di mamma e papà, di quando erano piccoli, di quando erano giovani, di quando si sono incontrati e innamorati. E ancora, sono le storie dei bambini, della loro attesa, della loro nascita, di quando erano piccini.

Ai bambini piace moltissimo ascoltare le storie di famiglia. A seconda del periodo, un racconto può diventare il preferito e allora deve essere ripetuto più e più volte, finché il bisogno del bambino di interiorizzarlo, di comprenderlo, di ricordarlo, è saziato.

Raccontare aneddoti legati ai vari membri della famiglia è un modo per costruire e 'cementare' quel senso di appartenenza, che accresce la sicurezza del bambino. Il 'senso della famiglia', l'amore per i nostri cari, si trasmette anche così, rievocando episodi e situazioni legati a momenti e persone per noi importanti. Raccontare un episodio del proprio passato, è un modo per condividere con i figli un po' di noi, della nostra storia.

E, infine, narrare al bambino la storia della sua nascita, sottolineando l'amore con cui è stato accolto e l'immensa gioia che ha portato nelle nostre vite è un modo per raccontargli quanto lo amiamo, da sempre.

• E le storie tristi?

A volte le storie di famiglia possono essere anche un po' tristi, può capitare di dover raccontare un episodio in cui qualcuno si è trovato ad affrontare un problema grande o piccolo. Fa parte della vita, è normale. L'importante è porre l'accento sull'aiuto che viene offerto e si riceve in queste situazioni da parte dei famigliari o degli amici e narrare i fatti con un atteggiamento molto sereno. Potrebbe essere l'occasione per spiegare ai bambini che nei momenti difficili ci si sostiene a vicenda e che, proprio grazie all'aiuto di chi ci vuole bene, questi momenti diventano un po' meno difficili.

Infine, raccontare può servire all'adulto per rielaborare un vissuto problematico (ad esempio un'esperienza di ospedalizzazione se il bimbo è nato prematuro o ha avuto dei problemi di salute) e, magari, notare degli aspetti positivi che prima erano sfuggiti...

Le storie terapeutiche

Nell'infanzia la fantasia dà speranza e aiuta a fronteggiare le sfide dell'età.
Anna Oliverio Ferraris

Finora abbiamo parlato di storie raccontate per stare insieme in modo piacevole, per conoscersi meglio, per imparare qualcosa di se stessi, della propria famiglia, del mondo.

Ci sono però dei casi in cui le storie diventano 'terapeutiche', servono per dare un volto e tirare fuori emozioni che ci fanno stare male e che non riusciamo né a esprimere, né a rielaborare.

Capita agli adulti ma anche ai bambini. Quando un bimbo non sta bene dentro, prova ansia o paura, e non è in grado di individuare e comunicare le origini del suo disagio, una storia può essere di grande aiuto. Una storia inventata dai genitori che metta in scena, ben mascherato con gli abiti da fiaba, quello che angoscia il bambino e in questo modo esorcizzi fantasmi, paure, sentimenti negativi. "La forma camuffata e indiretta – spiega la psicologa Anna Oliverio Ferraris – invece di quella chiara e diretta, è una strategia che consente di inviare un messaggio senza creare resistenza nella mente conscia dell'ascoltatore"[4].

Parlare di ciò che prova il piccolo, infatti, a volte non è sufficiente. Questo perché, come spiega la psicoterapeuta Margot Sunderland, "il linguaggio di tutti i giorni non corrisponde per i bambini al linguaggio naturale con cui esprimere le emozioni. Il loro linguaggio naturale delle emozioni è fatto di immagini e di metafore, come quello delle storie e dei sogni"[5].

Per comprendere le emozioni del bambino o per parlare con lui di emozioni, il linguaggio giusto quindi non è quello teorico, razionale, degli adulti, ma quello fatto di immagini, simboli, metafore; in una parola, il tramite migliore per capirsi è la storia. "Le storie che gli adulti raccontano ai bambini – scrive la Sunderland –, o le storie che i bambini raccontano agli adulti, attraverso i loro giochi o disegni, possono parlare delle emozioni con incredibile ricchezza"[6].

"La struttura superficiale della storia – scrive Anna Oliverio Ferraris – è fatta di parole, frasi e significati che raggiungono la mente cosciente; la struttura profonda fornisce significati meno evidenti ma non per questo meno importanti. Se il bambino ne ha bisogno, i contenuti nascosti continueranno ad agire dentro di lui anche a racconto finito, producendo la cosiddetta catarsi o liberazione"[7].

A volte, a raccontare non è l'adulto ma il bambino. In questo caso è indispensabile ascoltarlo con attenzione, accogliere la sua storia senza interrompere e soprattutto senza intervenire per correggere e modificare le vicende narrate. L'ascolto è importantissimo perché offre al genitore una chiave di lettura del vissuto interiore del bambino e perché permette al bambino di 'tirare fuori' quello che ha dentro senza censure e sensi di colpa.

E se il bambino non prende l'iniziativa? Se un genitore si accorge che c'è qualcosa che non va, può provare a raccontargli una storia e poi invitarlo a fare altrettanto. Se il bambino accetta è probabile che riesca a far emergere qualcosa di sé tra le immagini e le situazioni messe in scena.

4 Oliverio Ferraris A., *Prova con una storia*, Fabbri, 2005, p. 26.
5 Sunderland M., *Raccontare storie aiuta i bambini*, Erickson, 2004, p. 14.
6 *Ibidem*, p. 17.
7 Oliverio Ferraris A., *op. cit.*, p. 25.

VOCI DI MAMMA E PAPÀ

Io leggo anche per tre ore di seguito (non vi è mai capitato di finire la fiaba quando i bimbi già dormono per vedere come va a finire?) ma sono una tremenda inventrice di storie. Ho inventato i coniglietti Jimmy e Jenny, ma a volte son talmente stanca che mi addormento mentre racconto. "Mamma, e poi?" "Ah, sì, ehm, allora la coniglietta… camminava… mmm", insomma alla fine sono storie un po' così, ma la cosa incredibile è che loro vorrebbero sempre che io raccontassi, lo preferiscono ai bellissimi libri che leggo.

Il papà invece davvero dà il meglio di sé la sera, per l'addormentamento che, da qualche mese, è di sua competenza (evvai!). La storia più gettonata è quella di Carolicchia e Peppillo, due bimbi come i nostri che ogni volta che si addormentano o si distraggono fanno mirabolanti viaggi nel tempo e nello spazio. Per esempio la storia n.1 (sì, son tutte numerate, i bimbi gli chiedono "raccontaci la n. 24", "no dài, la 63") racconta di Carolicchia e Peppillo che si svegliano per un gran frastuono, pensano sia un terremoto e invece si rendono conto di essere finiti nella preistoria in mezzo ai dinosauri.

Oppure c'è la volta che finiscono in Egitto e incontrano Osiride (non mi chiedete la fine, mi addormento sempre prima), oppure sentono degli spari e sono tra i cowboys, o finiscono nel deserto africano o sulla nave di un pirata. Poi i cattivi con loro diventano buoni e li aiutano a tornare a casa.

La cosa più bella è che non è raro di giorno sentirli giocare a Carolicchia e Peppillo. Si mettono per terra fingendo di dormire poi Irene dice: "Peppillo, Peppillo svegliati, sento tremare la terra", e Lorenzo urla: "Aiutooo, siamo finiti nei dinosauri" e vanno avanti a inventarsi le avventure prendendo a caso degli oggetti nella cameretta, e facendoli diventare all'occorrenza pesci giganti, zattere, pistole, personaggi vari…

Barbara e Walter, mamma e papà di Irene, 5 anni, e Lorenzo, 3 anni

Capita che le favole ce le inventiamo, e allora facciamo del teatro, tra mimi, canti, balli e versi vari!

Daniela, mamma di Anna, 4 anni, e Luca, 10 mesi

Noi abbiamo due gatti (Milla e Pepe), una volta eravamo in coda in macchina e non sapevo più come distrarre Daniele così mi sono inventata la storia di Millamillina e Pepepepino e il bimbo biondo, con il bimbo e i gatti che si fanno i dispetti, ma poi trovano il modo di andare d'accordo. Terribile, ma Daniele me l'ha chiesta all'infinito.

Poi c'è il pisellino che non vuole fare la pipì, che dice sempre "No! No! No!" quando la mamma glielo chiede. E poi non fa in tempo neanche ad avvertire il bimbo e fa pipì addosso. Questa piace ancora adesso!

Margherita, mamma di Daniele, 2 anni, e in attesa del secondo bimbo

Spesso Alice prende dal suo scaffaletto i libri di quando era piccolissima, quelli con le immagini e sotto il nome dell'oggetto o dell'animale raffigurato: li usiamo come base per inventare storie, che più sono assurde e più la fanno ridere. Le storie inventate in questo periodo (scusate l'argomento) hanno spesso per tema le puzze, la cacca e altre cose un po' schifosette… Sarà che iniziamo a parlare di spannolinamento, ma in questa fase nulla la fa ridere come pensare che la Bella Addormentata abbia fatto la cacca!

Marzia, mamma di Alice, 2 anni

Fabio la sera a cena racconta sempre una storia attinente il cibo che stiamo mangiando. Il tutto è nato per far gradire un po' di più i broccoli ai bambini: durante una cena nacque il paese di Brokkoloski, dove gli abitanti mangiano solo broccoli, broccoletti, e broccolini, le case sono tutte verdi, gli alberi dei Grossi Broccoloni… Il giorno dopo è stato il turno del Gran Capo della tribù del Riso Giallo (una storia di indiani che una sera non sapevano cosa cucinare e allora s'inventarono il riso allo zafferano), e via dicendo con la pasta al tonno, lo sformato di verdure…

Fabio si dà da fare anche al mattino per farli svegliare in allegria, raccontando i suoi sogni assurdi, senza alcuna logica, che li fanno scompisciare dalle risate!

Valentina, mamma di Rachele, 9 anni, Sofia 8 anni, e Francesco, 5 anni

Daniele ha sempre raccontato per loro fiabe, ma soprattutto le ha inventate, perché si annoiava a ripetersi. Tra le più famose ci sono Bruttarella, che non era bella come Cenerentola, ma nemmeno brutta… bruttarella, insomma. Poi *Il principe Bacione*, *L'angelo scoreggione* (che salvò il mondo), e tante altre…

Claudia, mamma di Penelope, 9 anni, e Giuditta, 5 anni

Matilde ama molto le storie inventate. La strega puzzona è una delle sue preferite: l'ho adattata alla nostra vita – la strega abita in un fosso vicino a casa nostra ed è vestita con cose strane che piacciono a Matilde – e funziona! Qualche settimana fa ho inventato due storie per invogliarla a mangiare le verdure: Angelina e Giulietta, la bambina di campagna e la bambina di città e anche queste hanno funzionato! L'intesa che si crea quando si racconta una storia al proprio figlio e la fantasia che si scatena in lui, sono emozionanti!

Valentina, mamma di Matilde, 3 anni e mezzo

Quando è ora della nanna, si passa alle storie inventate sulle avventure di un cane che ha lo stesso nome del nostro e che vive in Svizzera...

Giada, mamma di Sofia, 30 mesi

Ho raccontato molte storie alle mie bambine. Dopo il bagno mentre pettinavo e asciugavo entrambe, le tenevo tranquille raccontando una fiaba diversa ogni sera, facendo in modo che la fiaba terminasse quando avevamo finito, e se la fiaba era corta ne raccontavo un paio.

Ho raccontato molto anche camminando in montagna. I bambini se li tieni impegnati camminano senza sosta e raccontando fiabe siamo andati su per i monti della Valtellina, camminando per ore senza problemi.

Anna, mamma di Alice, 11 anni, e Francesca, 7 anni

Xeni si è appassionata ai film di animazione, ma non sta 'incollata' al video, anzi, per la maggior parte del tempo fa dell'altro e comunque non tollera di essere parcheggiata; dobbiamo, o devo, stare lì con lei e interagire. E soprattutto, prendendo spunto dai film di animazione o dai cartoni che le piacciono mi chiede sempre più spesso di raccontarle la storia di Pippi, Lilly e il vagabondo, Sophie (*Il Castello errante di Howl*), o quello che è in voga nel periodo...

Silvia, mamma di Xeni, 3 anni, e in attesa del suo secondo bimbo

In genere preferisco stimolare la fantasia di mio figlio inventandogli delle storie (animate, a volte, con l'aiuto dei suoi giocattoli). Storie fantastiche nelle quali lui, magari insieme ai suoi personaggi preferiti, diventa protagonista. Spesso lui stesso interviene nello svolgimento di queste storie.

L'altra sera, tuttavia (sdraiati sul lettone, prima di dormire), voleva che gli leggessi una storia da un libro. Io ho insistito per potergliene inventare una e così ho cominciato a raccontare con toni da narratore; lui si è subito convinto e si è fermato ad ascoltarmi. Dopo un po' mia moglie ha detto: "Vedi amore? Papà, il libro, lo ha dentro la testa". Al che lui: "Papà, aspetta, fermati, vediamo…" si è alzato, mi ha spostato la testa e ha frugato sotto il cuscino. Poi ha esclamato: "Ma… non c'è!"

Stava cercando… il libro dentro la testa di papà!

E questo potrebbe diventare l'inizio di un'altra storia, che forse gli racconterò domani, perché anche le fiabe, con i loro protagonisti e narratori, a un certo orario vanno a ninna cedendo il passo alle storie dei sogni…

Antonio, papà di Leonardo, 4 anni

CONSIGLI DI LETTURA

Rodari G., *Grammatica della fantasia. Introduzione all'arte di inventare storie*, Einaudi, 2010

Rondot F., Varano M., *L'arte di inventare fiabe*, Edizioni Sonda, 2006

Santagostino P., *Come raccontare una fiaba... e inventarne cento altre*, Red Edizioni, 2004

Sunderland M., *Raccontare storie aiuta i bambini*, Erickson, 2004

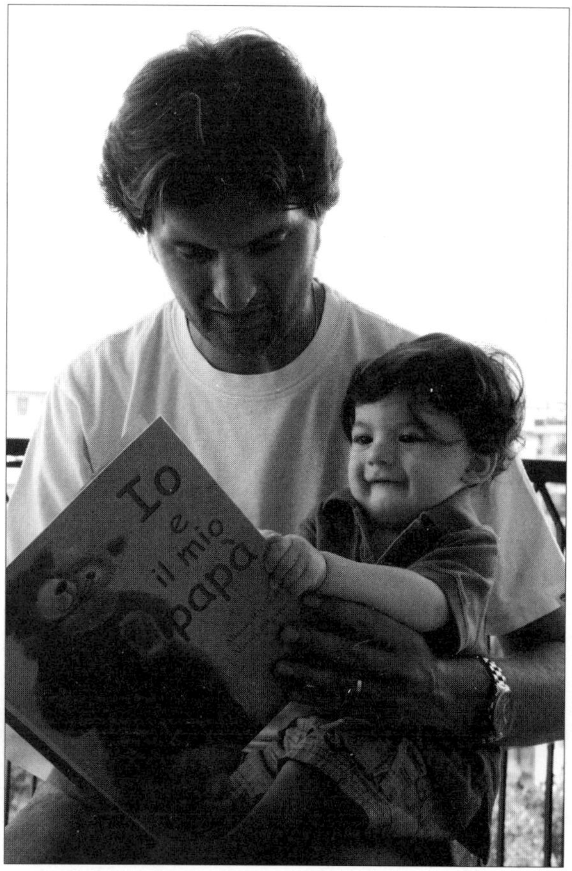
Io
e
il mio
papà

IX

Voci che si intrecciano:
papà, nonni e fratellini

La lettura condivisa è una forma diversa di comunicazione, un momento eccezionale della vita famigliare.
Roberta Cardarello

Il senso di appartenenza, soprattutto nella prima infanzia, è il bisogno più importante dell'essere umano.
Willi Maurer

Voce di mamma, voce di papà. Ma anche di nonno, nonna, fratelli e sorelle, zii, cugini e baby sitter. Quante voci che si intrecciano grazie a una storia. Voci che regalano sicurezza, in se stessi e nel mondo, perché circondano il bambino di calore, di affetto, di… famiglia.

Me lo leggi papà?

Sia il padre che la madre hanno un ruolo determinante nella definizione dello stile di attaccamento a lungo termine, e pari responsabilità.
Phillip Shaver

Nei mesi dell'attesa e nei mesi immediatamente successivi alla nascita, madre e figlio vivono una profonda simbiosi, fisica ed emotiva. La madre contiene, protegge, nutre. Il bimbo vive di lei e con lei. Per stare bene, ha bisogno della mamma. E il papà? Il padre ha un ruolo molto importante.

Perché è lui che accudisce e fa sentire protetta la madre. È il suo abbraccio che sostiene colei che contiene. E se è un 'buon' papà, presente e coinvolto, sono la sua forza e la sua serenità che possono aiutare la donna a scoprirsi e sapersi madre, a credere in se stessa e nelle proprie potenzialità. E non è poco...

Soprattutto perché oggi la madre è spesso sola ad affrontare i dubbi, le incertezze, i timori che sono frutto dell'inesperienza (per molte donne il proprio bimbo è il primo neonato che si trovano ad accudire), ma anche della grande responsabilità che si prova quando da noi dipende il benessere di un'altra creatura.

E il bambino? Il bambino impara a conoscere e amare il suo papà, ancora prima di nascere. E proprio la voce rappresenta, per loro, uno strumento di relazione privilegiato. Se il futuro papà nel corso dell'attesa si rivolge al suo piccino, cercando il contatto con il tocco (carezzando il pancione) e con la parola, entrambi – papà e bimbo – iniziano a conoscersi e a comunicare. Pongono così le basi di quel legame che con la nascita è destinato a rinsaldarsi e crescere di giorno in giorno. E ancora una volta, la voce che accompagna l'abbraccio, il contatto, le coccole, si rivela uno strumento potente. Il bimbo è ancora piccolissimo quando reagisce alla voce del papà che si avvicina, sgambettando e muovendo le braccina. E ben presto arrivano i sorrisi. E quelle risate che toccano il cuore.

La voce offre al papà infinite opportunità: può farsi ninnananna, filastrocca, frasi sussurrate, risata. E, infine, si fa storia.

Lettura condivisa, fiaba, racconti inventati lì per lì. A misura di bambino. Quindi all'inizio storie piccoline, poche parole, tante coccole. E poi man mano che il bimbo cresce, le storie crescono con lui. Nel raccontare e nel leggere entrano in scena le voci, i versi, i suoni che incantano. È la magia della voce! Il testo che accompagna le illustrazioni si fa più ricco e articolato. Il bambino è curioso, interessato, aspetta il seguito. E lo aspetta sempre con il medesimo entusiasmo, anche se già lo conosce perché quel libro o quella storia l'ha ascoltata tante e tante volte.

Raccontando e leggendo, ognuno a modo suo, seguendo le proprie inclinazioni e trovando il 'proprio' modo, che sarà originale perché i papà sono tutti diversi e così i loro bambini, un papà può creare consuetudini e rituali, momenti unici, momenti che per il bambino sono "io e il mio papà" e che come tali restano nel cuore e nella memoria.

Momenti felici, non tanto o non solo per la storia letta o raccontata, ma perché quella storia offre l'opportunità di stare vicini, di ritrovarsi dopo una giornata trascorsa lontani, di coltivare uno spazio 'riservato', da cui pensieri e preoccupazioni restano fuori. Per il genitore, uno spazio per godersi l'essere papà (e l'emozione di un bimbo che ti si avvicina con un libro: "Me lo leggi, papà?"), per il bambino uno spazio per assaporare la gioia di avere un papà che gli vuole bene.

• Un dono per il bambino

La consuetudine della lettura condivisa cresce con i nostri bambini, si trasforma, si arricchisce, viene plasmata in base alle esigenze e alle preferenze di genitori e bimbi.

Il suggerimento è di coltivare questa consuetudine, anche se magari il papà ha poco tempo perché il lavoro lo tiene lontano da casa per buona parte della giornata o per diversi giorni alla settimana, anzi, in questi casi l'appuntamento con il libro può rivelarsi ancor più utile e prezioso. Non diciamo di no al nostro bambino che ci chiede una storia, anche se siamo stanchi per una lunga giornata di lavoro. Leggere non è faticoso, anzi! È l'occasione per sedersi comodi comodi, godersi l'abbraccio del proprio bimbo o la sua vicinanza mentre si accoccola accanto a noi, e sgombrare la mente da ogni pensiero. Facciamo felice il nostro bambino, gli dimostriamo il nostro affetto e allo stesso tempo ci rilassiamo, passiamo dalla modalità lavoro-impegni-affanni quotidiani alla modalità casa-famiglia-relax.

Per molti papà l'appuntamento con la storia è il rituale della sera.

Seduto accanto al letto del proprio bambino (o ragazzino) il papà visita insieme a lui luoghi lontani e misteriosi, affronta incredibili avventure, sfida temibili avversari, e insieme a lui si spaventa, si emoziona, si commuove, si diverte…

La sua voce offre le ali alla fantasia del bambino, lo porta lontano, gli fa scoprire il mondo (quello reale e tanti altri) e poi pian piano lo riaccompagna indietro e lo aiuta a scivolare nel sonno…

Se ci fermiamo un attimo a pensarci, se guardiamo dall'esterno quel semplice 'quadretto', con il babbo vicino al suo bambino, avvolti nella penombra dell'*abat-jour*, quanta magia in questa scena di vita quotidiana. Quanto calore…

Non sorprende che i bambini che hanno sperimentato queste sensazioni abbiano a disposizione un surplus di sicurezza e di fiducia in se stessi. Sentirsi amati aiuta a crescere più sereni e più felici (d'altronde sentirsi amati non è il desiderio anche nostro, che siamo ormai adulti?).

- … e per il papà!

Anche se molte donne oggi lavorano fuori casa, secondo indagini e ricerche è comunque la madre il genitore che trascorre più ore con il bambino. Se poi la mamma si dedica alla famiglia a tempo pieno (o per buona parte della giornata grazie al *part-time* o al telelavoro), le possibilità di condividere tempo, attività e interessi sono superiori rispetto a quelle del padre che torna a casa solo a sera. Ma il fatto di avere meno tempo non può e non deve scoraggiare, anzi può essere vissuto come un incentivo per fare qualcosa con il proprio bambino, per condividere esperienze, per creare buone abitudini.

Steve Biddulph scrive: "Per i padri, fare qualcosa insieme ai figli è vitale, perché permette alla confidenza di svilupparsi spontaneamente: le conversazioni si approfondiscono, gli argomenti emergono senza preavviso"[1].

La consuetudine di raccontare e leggere storie, come abbiamo visto nei capitoli precedenti, può essere di grande aiuto per avvicinare genitori e figli, per creare occasioni di dialogo e di confronto, per conoscersi meglio.

I papà raccontano

Nino, papà di Nicolò (6 mesi): Ricordo con estrema gioia i pomeriggi di lettura trascorsi insieme alla mia mamma. Le mie fiabe preferite erano, e forse lo sono tuttora, *Pinocchio* e *I musicanti di Brema*. Il costante ripetersi dell'appuntamento ha fatto sì che io le imparassi a memoria. Un pomeriggio, infatti, aprii il libro di Pinocchio e cominciai a "leggere" con grande stupore dei presenti. Avevo solo quattro anni.

Mi auguro di poter condividere col mio piccolo Nicolò gli stessi bei momenti, e suscitare in lui le stesse emozioni a distanza di tanti anni.

1 Biddulph S., *Il segreto dei bambini felici,* Tea, 2001, p. 63.

Riccardo, papà di Giorgia (14 mesi): Per la festa del papà mi è stato regalato il libro *Io e il mio papà* che è diventato il libro di apertura delle letture pre-nanna. Vi racconto la mia esperienza perché è ogni volta un'emozione grandissima vedere la mia piccola che si interessa alla lettura insieme e comprende e riconosce comportamenti 'nostri' in ciò che il libro racconta con la metafora del papà-orso e del bimbo-orsetto. Ecco ciò che accade.

In cameretta, Giorgia è in braccio a papà, sono seduti sulla sedia a dondolo. Papà, indicando i libri poggiati lì vicino dice: "Giorgia, amore, leggiamo *Io e il mio papà*?"

Giorgia lo guarda, spalanca la boccuccia in un sorriso, socchiude gli occhi felice, agita le braccia e le piccole mani come un uccellino e dice con voce sognante: "Papà!"

A questo punto il papà prende il libro e lo porge a Giorgia, che comincia a sfogliare le pagine, mentre lui legge la storia. Ad ogni immagine di papà-orso Giorgia allunga il piccolo indice della mano destra e sussurra "Papà", voltandosi poi ad incrociare lo sguardo col padre sorridente.

La storia prosegue, le pagine si susseguono tra dondolii di mani, sorrisi e sussurri fino ad arrivare al termine, con papà-orso e bimbo-orsetto abbracciati nel sonno. Chiuso il libro, il papà dà un bacio sulla fronte alla piccola Giorgia che si slancia verso di lui in un abbraccio affettuoso. Ora possono passare alla lettura successiva, ma questi momenti rimarranno indelebili nei loro cuori.

Fabio, papà di Marco (6 anni) e Gaia (3 anni): Fate, orchi, mari in tempesta e animali parlanti si susseguivano nella mia mente di bambino come onde sulle spiaggia. Storie sempre nuove, sempre fresche dipinte dalla voce dei miei. E oggi, come ieri, vorrei che le menti di Marco e Gaia, come battigia battuta dalle onde della fantasia si popolassero di mondi incantati, ridisegnati ogni volta con nuovi contorni.

Antonio, papà di Mattia (11 anni), Nicola (9), Maddalena (5): La lettura "intensiva" con Mattia è iniziata per caso, mentre mia moglie preparava per la notte i più piccoli. Gli incontri prima di addormentarsi diventarono subito una piacevole abitudine per entrambi. L'appuntamento serale si è esteso, in seguito, anche a Nicola di due anni più piccolo, che ascoltava le nostre letture ad alta voce. A volte era Mattia a leggere mentre io e Nicola ascoltavamo. Succedeva anche che quando ero stanco mi addormentavo leggendo e loro, senza pietà, mi svegliavano immediatamente... Sono stati momenti felici, che hanno lasciato a me degli splendidi ricordi e a loro la passione per la lettura.

Nonni, voce e memoria

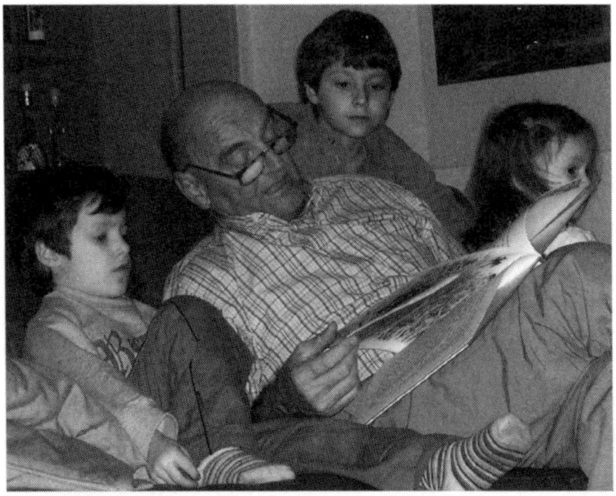

Ci sarebbe tanto da dire sui nonni... I nonni sono le nostre radici, veniamo da loro e a loro dobbiamo un po' di quello che siamo. Sono la nostra storia e la voce che racconta quella storia.

Un nonno è un dono per un bambino. Forse perché il bene che ti vogliono i nonni è caratteristico, forse perché i nonni, in genere, si concedono e concedono ai nipotini molti più 'sì'. Sollevati dalle responsabilità e dall'urgenza educativa (che tocca invece ai genitori), molti nonni si relazionano con i nipotini con una spensieratezza nuova, vivendo questo rapporto come un'occasione preziosa, ancor più preziosa perché arriva in una fase della vita in cui, solitamente, hanno più tempo (e più saggezza?) a disposizione per godersi le emozioni che solo un bambino sa regalare. Certo non si vuole generalizzare, i nonni sono tutti diversi, le famiglie sono tutte diverse, ma se la situazione e i rapporti personali lo permettono, nonni e nipoti hanno tanto da offrire gli uni agli altri. E quando si parla di nonni, come non pensare alle storie?

La maggior parte dei nonni è una fonte sicura di belle storie, perché conosce le fiabe classiche, le favole e tanti racconti. E quando un nonno racconta o legge una fiaba ha l'occasione di ritrovare eroi, principesse e magie che hanno accompagnato due periodi importanti della sua vita: la sua infanzia e l'infanzia dei suoi bambini. Se i nonni da piccoli hanno avuto un adulto che ha raccontato loro delle fiabe e se, una volta diventati genitori, le hanno raccontate ai loro figli, questo terzo appuntamento è un regalo, è un'opportunità per rivivere antiche emozioni che lo scorrere del tempo non è in grado di cancellare.

E per i nonni che non avevano avuto modo di raccontare storie ai loro bambini, ecco la famosa seconda possibilità...

Ma i nonni, come dicevamo, sono anche **i custodi della nostra storia, la storia di famiglia**! Ed ecco che quando rievocano episodi della loro infanzia, o descrivono le condizioni di vita, gli usi, le tradizioni del periodo in cui erano giovani, offrono al bambino un'eredità preziosa poiché gli affidano la storia della sua famiglia e allo stesso tempo gli regalano uno sguardo sul mondo com'era una volta.

E per chi ha la fortuna di poter ascoltare un bisnonno o una bisnonna... I fatti narrati saranno ancora più avvincenti e misteriosi, perché gli 'scenari' descritti sono molto diversi dalla realtà che il bambino conosce (il progresso tecnologico ha accelerato e amplificato il cambiamento, rivoluzionando in pochi decenni molti aspetti della realtà).

Anche i nonni che magari non sono soliti raccontare in genere non sanno dire di no a un nipotino che chiede di leggere una storia[2]. Per molti di loro, quello con la lettura condivisa diventa un appuntamento fisso, una tradizione nonno-nipote che li accompagna negli anni e diventa una delle modalità con cui si esprime il reciproco affetto anche quando il bambino è ormai un ragazzino.

A livello pratico, per quei nonni che accudiscono i nipotini mentre i

2 E se così non fosse? Se il nonno o la nonna non volessero leggere? In genere i nipotini sanno presentare le loro richieste con la 'giusta' dose di insistenza per venire accontentati. Oppure la mamma o il papà potranno rompere il ghiaccio e dare l'esempio, leggendo a voce alta per il bambino, in modo che i nonni possano vedere che si tratta di una consuetudine molto apprezzata dal nipotino. E se proprio libri e racconti non fanno per loro, troveranno di sicuro altri modi per stare insieme ai nipotini, magari giocando, seminando l'orto, facendo una passeggiata...

genitori non ci sono, libri e racconti sono dei preziosi alleati che permettono di intrattenere bimbi di ogni età in modo divertente e intelligente a un tempo.

Nonni e nipoti seduti vicini, con un libro tra le dita o un racconto sulle labbra, vivono momenti felici, momenti che dopo aver contribuito alla crescita serena del bambino vanno ad occupare un posto d'onore nello scrigno dei ricordi, per tornare alla mente magari molti anni dopo, richiamati da una sensazione, un profumo, una situazione... Ricordi che sopravvivono al tempo, che quando siamo adulti ci permettono di sentire vicini anche quei nonni che non ci sono più.

I nonni raccontano

Silvana, mamma di tre figli e nonna di Nicolò (6 mesi): La libreria cartonata di mio nipote mi ha fatto scoprire nuove possibilità di comunicare con lui, come non avevo fatto con i miei tre figli che si sono appassionati alla lettura da grandi, pur avendo in casa una bella e ricca libreria.

Quello pomeridiano è diventato un appuntamento irrinunciabile e festoso, perché apprezzato da Nicolò che reagisce sorridendo e accarezzando le figure. È un momento di grande complicità e di arricchimento anche per me.

Sono una nonna felice di un bimbo meraviglioso che è riuscito a fugare un incipiente stato depressivo. È proprio vero: essere nonna è essere due volte madre... ed è stupendo!

Natalina, mamma di tre figli e nonna di cinque nipoti: Io amo tutti i libri, sia di favole che di fiabe, specialmente quelli che hanno quelle strepitose illustrazioni che ti fanno intuire il senso della storia solo guardando le immagini. Sono convinta che per leggere una favola a un bambino, il libro deve prendere il cuore e la mente del lettore. Io ero molto impegnata quando avevo i bambini piccoli, Clara, Marco e Monica sono nati nell'arco di tre anni e in più avevo un negozio di generi alimentari.

Anche se il tempo che potevo dedicargli non era tanto, siamo sempre stati uniti. Quando leggevo loro qualche libro erano i classici di Walt Disney: Biancaneve, Cenerentola, Il Gatto dagli stivali, Pinocchio, Pollicino, ecc. Ma quel che entusiasmava di più i miei bambini, erano i racconti di

Natale. Si iniziava a ottobre e si andava avanti fino a Natale, più si avvicinava il Natale più i bambini si sentivano coinvolti.

Quando sono diventata nonna, specie per Benedetta che passava quasi tutto il giorno con me, leggevo anche storie trovate su vari giornali e inventavo storie di animali, e se vedevo che le piacevano, allora le scrivevo così gliele potevo raccontare di nuovo. Infatti le ho tenute come ricordo.

Giacinto, papà di due figli e nonno di Samuel (3 anni): Io non ho letto libri ai miei figli, lavoravo tanto, c'era la mamma con loro quando si addormentavano. Oggi però leggo per il mio nipotino che ha tanti libretti colorati, me li porta e dice: "Nonno, leggi?"

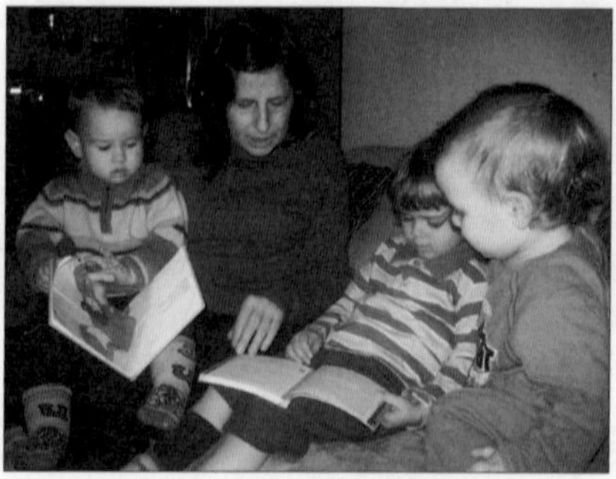

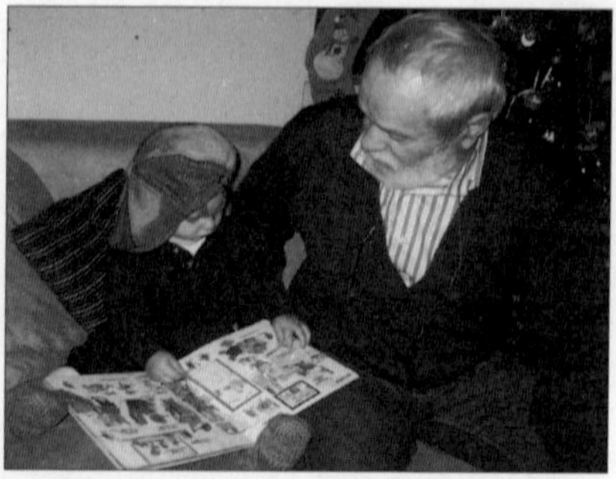

Lettura... fraterna!

Che emozione vedere il proprio bambino che legge (i testi o le figure) per il suo fratellino o la sua sorellina più piccola.

Nelle famiglie dove si coltiva la consuetudine di leggere e raccontare, scene di lettura condivisa tra fratellini – che sanno leggere, oppure non sono ancora capaci di farlo – sono frequenti. E in genere, rendono molto felici i genitori!

I bambini iniziano a 'leggere' e raccontare libri per i fratellini sin da piccolissimi: bimbi di tre anni possono cimentarsi con complesse spiegazioni di testi e figure, basandosi sulla memoria (se i genitori rileggono spesso la storia preferita del piccolo, il bimbo è in grado di impararla a memoria) o sull'immaginazione (inventando di sana pianta eventi e situazioni).

D'altronde, se le storie fanno parte della giornata del bambino e della modalità di accudimento di mamma e papà, per lui è normale prendersi cura del fratellino raccontando e leggendo per lui. Condividere un libro con il nuovo arrivato è una bella manifestazione d'affetto da parte del primogenito! In fondo è un modo per accoglierlo nel proprio mondo, per "iniziarlo" alle passioni di famiglia.

E la reazione dei fratellini minori in genere non manca di ricompensare le attenzioni del maggiore: non è strano vedere bimbi di pochi mesi ascoltare rapiti i loro fratelli!

Quando anche il piccolo è in grado di apprezzare un libro, eccoli insieme che sfogliano le pagine, magari in silenzio o magari con uno dei due fratelli che spiega e racconta le illustrazioni. Man mano che i bambini crescono, i gusti si affinano, ognuno ha la sua storia preferita, la biblioteca di famiglia cresce, si collezionano i libri che raccontano le avventure dei personaggi amati di entrambi. Se la distanza di età non è tanta, spesso si coltivano 'passioni letterarie' comuni e si condivide il periodo di grande amore per i libri di dinosauri, supereroi, principesse, puffi e creature varie. Tra giochi, discussioni e alleanze, i libri fanno parte della relazione tra fratelli.

La 'lettura fraterna' si evolve ulteriormente quando il maggiore impara a leggere. Ora non si inventa più, non ci si basa sulle illustrazioni, non ci si affida alla memoria… si legge!

Superata la fase di apprendimento della tecnica (in cui leggere è ancora una fatica), il fratello più grande può mettere a frutto la sua nuova competenza leggendo per se stesso, per i genitori, per il gatto, per le bambole, ma soprattutto… per i fratellini!

La lettura è anche uno dei modi (più sicuri) in cui un fratello maggiore si può rendere utile e dare una mano alla mamma che gli chiede di 'badare' al minore. E se i più piccoli amano i libri, l'ammirazione e l'attenzione riservata al fratello che legge saranno per lui una grandissima soddisfazione.

Una volta diventati ragazzini, i fratelli si scambiano libri, si consigliano o sconsigliano titoli, chi ama di più la lettura può stimolare chi è meno interessato (l'esempio di un fratello maggiore è una motivazione molto potente!).

Infine, la lettura può rappresentare un terreno di incontro per quei fratelli che hanno diversi anni di distanza e magari non condividono moltissimi interessi: libri e racconti abbattono distanze e differenze. La lettura, ancora una volta, unisce…

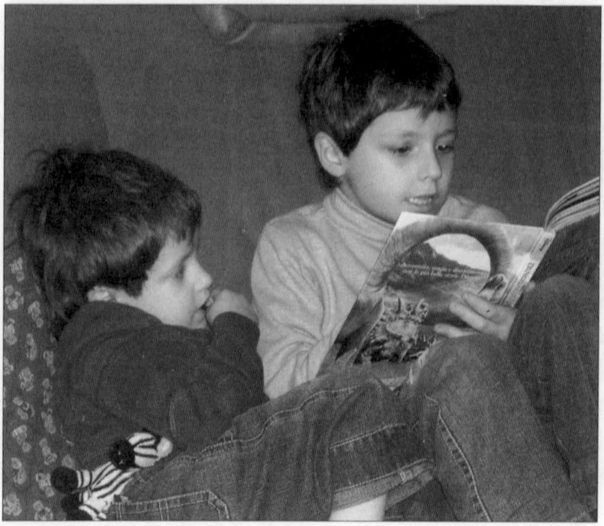

Storie di fratelli

Daria, mamma di Alice (3 anni), e Elena (3 mesi): Alice legge per la sorellina. Sono bellissime, e poi sembra che Elena la ascolti!

Elena, mamma di Giulia (6 anni) e Ludovica (3 mesi): La cosa più bella, per me che leggo librini alla mia primogenita da quando era piccolissima, è stato vedere che adesso vuole raccontare a modo suo i libri alla sorellina. E inizia così: "Allora Ludovica, ascolta bene che ti leggo questo libro…"

Francesca, mamma di Edoardo (2 anni) e Vittoria (7 mesi): Edoardo sfoglia le pagine e le spiega a modo suo cosa vede e cosa succede nella storia. E Vittoria lo ascolta!

Giorgia, mamma di Mattia (11 anni), Nicola (9 anni), Maddalena (5 anni): "Me lo leggi da ridere?" quando Maddi esprime la fatidica richiesta, io ci provo, ma non mi viene molto bene. Nicola, invece, è un vero professionista della lettura divertente, quando legge per sua sorella si sentono un mondo di risate!

Valentina, mamma di Rachele (9 anni), Sofia (8 anni), Francesco (5 anni): Ciccio approfitta sempre delle sue sorelle quando vanno in bagno: in casa nostra si fa tutto a porte aperte, quindi non puoi non accorgerti se qualcuno è in bagno, Ciccio allora tutto contento si fionda a prendere un libro e le raggiunge, sicuro che la sorella di turno non potrà scappare, né inventare scuse per defilarsi. E così restano lì, in bella compagnia, a leggere insieme, incuranti di tutto, anche per delle mezz'ore... Ogni tanto Ciccio esce di corsa, fa un cambio libri al volo e rientra, sempre di corsa.

Giovanna, mamma di Sofia (8 anni), Silvia (6 anni), Anita (2 anni): Qualche giorno fa c'erano a casa nostra i miei nipoti Dario e Elisa che hanno sei e quattro anni. A un certo punto ho sentito un silenzio sospetto, prima ho chiamato e non ho ricevuto risposta, poi sono partita alla ricerca. Li ho trovati rintanati in bagno ad ascoltare Sofia che leggeva ad alta voce per tutti *L'incredibile storia di Lavinia* di Bianca Pitzorno. Quanto ho riso...

Altre voci, altri racconti

Chiudiamo questa riflessione sulle voci che si intrecciano ricordando che in ogni famiglia ci sono anche altre voci. Ci sono le zie, i cugini, le baby sitter... Quando si affida un bimbo a un familiare o a una tata, può essere una buona idea consegnare a questa persona anche una bella scorta di libri e libretti. Se chi accudisce il nostro piccolo dedica del tempo alle lettura condivisa, non solo lo intrattiene in un modo che per il bimbo è familiare e piacevole, ma gli garantisce anche tutti i vantaggi (per lo sviluppo cognitivo e linguistico) di cui abbiamo parlato all'inizio di questo volume[3].

3 Vedi il capitolo I, paragrafo "*Perché leggere ai bambini?*".

Inoltre, l'atmosfera che si crea quando l'adulto legge per il bambino, favorisce la loro relazione e la creazione di un legame affettivo. Il bimbo è abituato ad associare la lettura ai momenti felici trascorsi con mamma e papà, il libro è per lui sinonimo di affetto e attenzione. Ritrovare questa situazione con la tata può essere molto rassicurante. E per la tata il libro può essere un valido alleato, per 'rompere il ghiaccio', iniziare a conoscere le preferenze del bambino, dimostrargli la propria disponibilità e poi il proprio affetto. Con il tempo, molto probabilmente, tata e bambino creeranno le loro modalità di lettura, che saranno diverse da quelli che il bambino condivide con il genitore. Perché gli ingredienti non sono solo le storie, ma anche il legame, l'affetto che unisce quell'adulto e quel bambino. E dunque, dato che ogni legame, ogni relazione è particolare e unica, anche i momenti della lettura spontaneamente si diversificano.

Anche per questo, quando una nuova voce che racconta si aggiunge alle voci di famiglia, è sempre un arricchimento, un dono per il bambino.

- Una baby sitter racconta

Elisabetta: Dopo varie esperienze lavorative, sono diventata una baby sitter. Alla bambina che accudisco non ho mai letto una favola, perché quello della favola è un momento che lei vuole condividere solo con sua madre, ma in compenso ora conosco a memoria quasi tutto Geronimo Stilton!

La sera ci mettiamo, io seduta sul letto e lei, sdraiata, appoggiata sul mio petto, in modo che la sua testa sia sempre tra me e il libro. È bellissimo e divertente, impossibile non scoppiare a ridere insieme quando Geronimo ne combina una delle sue! E quanto ci divertiamo a leggere 'dividendoci' il libro facendo io la parte del narratore e lei interpretando (e cambiando di volta in volta l'intonazione della voce) i vari ruoli...

È bello condividere questi momenti perché sono magici e ogni storia può trasformarsi in un'avventura incredibile e sempre nuova sia per te, che sei un adulto, e sia per loro, che sono piccoli! Ogni volta è come se leggessi la storia per la prima volta perché le reazioni e le emozioni sono sempre differenti e variopinte; questo è il mondo delle favole e dei bambini: sempre differente e sempre variopinto!

Si legge all'asilo e a scuola

Oggi i momenti di lettura ad alta voce fanno parte delle attività abituali sia dell'asilo nido, sia e ancor di più, della scuola materna. I bimbi hanno a disposizione vari libretti da sfogliare e le insegnanti spesso leggono per tutti i piccoli, seduti in cerchio intorno alla maestra.

Alla scuola primaria i momenti dedicati alla lettura di storie e racconti si fanno, purtroppo, meno frequenti. C'è l'urgenza del programma da portare a termine e il tempo a disposizione per la lettura di puro piacere – seppur con grandi differenze tra varie scuole – diminuisce. Alcune insegnanti organizzano dei laboratori (che sono proprio delle belle opportunità) dedicati alla fiaba, ai racconti, ai libri e alla lettura. Ma in generale, in età scolare, il compito di coltivare e far crescere l'amore per la lettura è affidato prevalentemente alla famiglia. È a casa che il bambino ha la possibilità di leggere storie magnifiche e incredibili avventure per il 'solo' piacere di viaggiare con la fantasia. E sono i genitori, i nonni, i fratelli maggiori che possono nutrire e incentivare questa passione!

CONSIGLI DI LETTURA

Volta A., *Mi è nato un papà! Anche i padri aspettano un figlio,* Urra Edizioni, 2010

Pellai A., *Nella pancia del papà. Padre e figlio: una relazione emotiva*, Franco Angeli, 2009

Honneger Fresco G., *Essere nonni. Giochi, ricette e racconti per vivere con gioia accanto a un nipotino*, Red Edizioni, 2003

Vegetti Finzi S., *Nuovi nonni per nuovi nipoti*, Mondadori, 2008

Smeraldi E., *L'arte di essere nonni*, Editrice San Raffaele, 2008

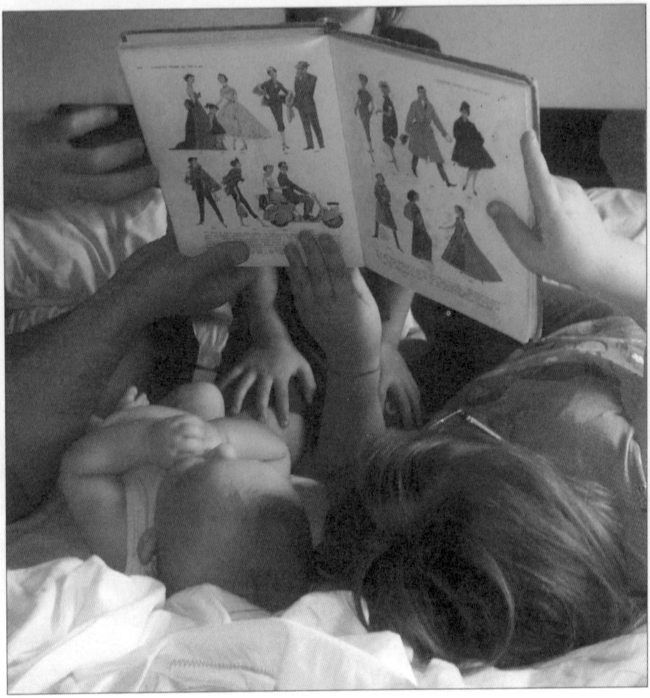

X

Voce che unisce, leggendo si cresce

Il segreto dell'essere genitori non risiede tanto in ciò che un genitore fa, quanto in ciò che un genitore è per il proprio figlio.
Gordon Neufeld, Gabor Matè

Quello che accade nell'infanzia è stampato nell'anima umana.
Maria Montessori

Ebbene, siamo arrivati all'epilogo di questo libro. Siamo partiti da lontano, dai primi echi di voce che raggiungono il bambino che si sta formando nel grembo materno. Sussurri d'amore che anticipano quell'abbraccio fatto di calore, stupore e commozione con cui la madre accoglie il suo piccino appena nato e gli dà il benvenuto in questo mondo. E quando lei lo saluta per la prima volta, eccola… Ecco quella voce che il piccolo ha già imparato ad amare, quella voce che gli ha tenuto compagnia, che lo ha accompagnato nelle lunghe settimane di penombra uterina, quella voce che lui è in grado di riconoscere tra mille e che preferisce a tutte le altre.

Nei primi tempi successivi alla nascita, la voce della mamma culla, coccola, rassicura. E a quella prima voce amata, ecco che si accosta un'altra voce familiare. È la voce del papà che ha un modo tutto suo di consolare, giocare, ninnare. Il timbro è diverso, ma le emozioni che risuonano in questa voce sono le stesse che rendono tanto preziosa la voce della mamma.

La voce dei genitori è prima di tutto la voce dell'amore. E il bambino ha bisogno di quell'amore, ne ha bisogno per sopravvivere e adattarsi a questo mondo nuovo e sconosciuto. Per mesi si sazierà di latte e di amore. A un neonato serve davvero poco altro. Contatto, vicinanza, voce. E sono le voci della mamma e del papà a far sbocciare una voce nuova, unica e meravigliosa ai loro orecchi e ai loro cuori: la voce del bambino. I primi versetti si compongono in sillabe, le sillabe in parole… E intanto la voce dei genitori si trasforma ancora: da sussurro era diventata ninnananna, poi filastrocca ed ora storia.

Il bimbo è piccino ma ama ascoltare. Accoglie con gioia la voce della mamma; è sempre piacevole sentirla certo, ma quando lei si rivolge proprio a lui… Be', allora diventa un incanto. Seduto sulle ginocchia di mamma e papà, respirando vicinanza e affetto, il bambino fa conoscenza con il libro. Ancora non può cogliere le mille potenzialità di quell'oggetto, ma sa che a quelle pagine colorate si associano le emozioni più belle: è questa la prima magia del libro, quella di chiamare la voce della mamma e del papà. Quella di farli stare tutti vicini e di fermare il tempo perché lui possa godersi l'attenzione e l'affetto dei genitori. In fondo il bambino ha già colto l'essenza di ogni storia, il dono più grande che i libri riservano all'essere umano, quello di fermare il tempo!

Passano gli anni e scorrono veloci, ma le storie accompagnano la sua crescita, favorendo lo sviluppo armonioso delle sue competenze, consolidando il suo legame con i genitori, accrescendo il suo affetto per i libri. E tutto questo perché, prima di tutto, le storie gli regalano momenti felici. E più sono le storie narrate, più sono i momenti felici. E la felicità fa bene, lo sappiamo tutti. La consapevolezza di essere amati – perché è questo il segreto della lettura condivisa: il messaggio tra le righe quando un genitore legge con il suo bambino è "Ti voglio bene" – , ebbene, è questa consapevolezza che aiuta a crescere più sereni e sicuri di se stessi.

E arriva il giorno in cui il bambino entra in possesso della chiave, la chiave per svelare il segreto di ogni libro: è un giorno importante quello in cui si impara a leggere. Ora, se lo vuole, può muovere i primi passi lungo i sentieri tracciati dalle storie, senza la guida dell'adulto. Ma attenzione, i racconti con la mamma e con il papà, continuano. Il bambino ne ha ancora bisogno! Perché, lo abbiamo detto, le storie – lette e narrate – non sono 'solo' storie, sono momenti felici, sono vicinanza fisica ed emotiva, attenzione e ascolto. Insomma, anche se il bambino ora è in grado di leggere da solo, c'è ancora bisogno di amore sotto forma di storie!

Man mano che il bambino cresce diminuisce il tempo trascorso con i genitori; gli impegni sono tanti, i loro e ormai anche i suoi. Scuola, amici, sport, giochi in cortile… Con una storia, magari letta alla sera, prima di dormire, genitori e figli hanno l'opportunità – preziosa – di ritrovarsi. E di ritrovarsi in modo speciale, con una consuetudine che fa parte della loro storia di genitori e figli, che ha scandito e accompagnato lo scorrere degli anni, che si è evoluta seguendo la crescita del bambino. È qualcosa di bello, questo ritrovarsi al calare della sera. È un dono per il bambino, ma anche per il genitore. Credo si possa annoverare tra quei gesti che danno un senso alla nostra vita.

Poi un giorno accade. Il bambino, che nel frattempo è diventato un ragazzino, non ci ha aspettato per terminare il libro. Quel capitolo era troppo, troppo emozionante e il papà aveva smesso di leggere proprio sul più bello. E così, il bambino che nel frattempo è diventato un ragazzino, l'indomani, appena tornato da scuola, si è precipitato a leggere, perché rimanere così in sospeso fino a sera, proprio non si poteva! Naturalmente, prima di dormire, leggerà ancora insieme al suo papà, semplicemente la lettura ripartirà da un punto un po' diverso rispetto a quello che ricordava il genitore. E pian piano, il genitore resterà sempre più indietro e osserverà con orgoglio e un po' di nostalgia il suo bambino ragazzino che corre avanti, sempre più avanti, lungo i sentieri della lettura, lungo i sentieri della vita. Così è la storia. Così dev'essere.

Però non è finita qui, non preoccupatevi. Quella con il bambino che è diventato un ragazzino, e oggi è adolescente, non sarà più o non sarà più così spesso una lettura condivisa, ma sarà una condivisione di letture. Le storie continuano a offrire opportunità di incontro e di confronto. Anche in un'età in cui, cercando se stesso, inevitabilmente, l'adolescente deve trovare una dimensione tutta sua, separata da quella dei genitori. Ma la passione per la lettura ci accompagna, ci regala argomenti di cui discutere, offre l'occasione per comprendere meglio questo figlio che sta crescendo e scoprire cosa pensa, cosa gli piace, in cosa crede... Il dialogo continua. L'amore ci sostiene. L'amore che tante e tante volte si è fatto storia, e ci ha regalato ricordi preziosi da custodire per sempre nella mente e nel cuore.

Bene, questo libro si avvia alla conclusione, ma altri mille già vi aspettano. E allora non mi resta che rivolgervi lo stesso augurio fatto all'inizio: buona lettura e buone storie. Storie cantate, sognate, raccontate. Con la voce e con il cuore, per raccontare al nostro bambino la storia più importante, la storia del nostro amore per lui...

XI

Voci di esperti

Gravidanza, leggere oltre le parole

Parlagli. È il consiglio che m'ha dato il mio "strano" ginecologo dopo che l'ecografia aveva rilevato che il mio bimbo alla 37sima settimana si era girato di nuovo... E oggi al tracciato lui era a testa in giù, non si sa come diamine si sia mosso perché ha anche cambiato dorso. Se solo le mamme conoscessero il potere di comunicazione che hanno con le loro pance...

Veronica

Aspettare un bambino: un meraviglioso viaggio verso l'ignoto, un cammino verso l'amore incondizionato per la propria creatura, un percorso lungo una vita e pieno di sorprese.

Durante la gravidanza il bambino e la madre hanno un'occasione privilegiata di scambio, di nutrimento, ma anche di condivisione emotiva.

Molte mamme sentono l'esigenza di comunicare coi propri bambini già in gravidanza e hanno chiare intuizioni di uno scambio di sensazioni con loro, intuizioni non spiegabili razionalmente ma ben percepibili. In effetti, a livello fisiologico le ricerche scientifiche ci confermano che fra mamma e bimbo esistono scambi ormonali importantissimi e che il feto, a partire dalla venticinquesima settimana di gestazione, percepisce varie sensazioni uditive che gli giungono sia dall'interno dell'organismo materno sia dell'esterno. I piccoli feti hanno capacità percettive incredibili e il rapporto madre-figlio in utero fin dall'inizio della gravidanza non è solo espressione di un legame biologico ma anche affettivo[1]. Considerare questi due aspetti legati in maniera indissolubile significa dare alla madre e al bambino un'identità completa fin dai primi mesi di gestazione e coltivare una relazione che si instaura fra loro già durante il periodo dell'attesa.

Ecco che in questo contesto leggere libri, filastrocche, cantare ad alta voce ai bimbi in pancia rappresenta un'occasione privilegiata per trovare tempo e spazio condiviso. In una società come la nostra in cui si va sempre di fretta, dove le donne lavorano spesso fino all'ultimo mese di gravidanza, non è così facile ritagliarsi momenti di tranquillità in cui dare spazio alle ali della fantasia cercando di comunicare con la creatura che si porta in grembo. Un semplice libro diventa quindi un mezzo prezioso per fermarsi qualche momento, rilassarsi un po' e unire mamma e bimbo attraverso la voce materna. Voce che è resa ritmica e più facilmente percepibile in utero dalla cadenza della lettura o del canto. Al bimbo arriveranno anche le sensazioni più profonde che la mamma prova durante la lettura: gioia, divertimento, serenità, emozioni. Certo non potrà comprendere le parole o il senso del discorso ma queste sono cose 'da grandi'!

Tutto questo spiega la familiarità che hanno i bambini con la voce della madre fin dalla nascita e la loro capacità di rispondere e relazionarsi con lei attraverso i primi suoni che riescono ad emettere. Altri studi provano che anche la voce del padre viene riconosciuta fin da subito, anche se ovviamente questa arriverà al bimbo in utero solo dall'esterno. Ecco quindi che madre e padre possono leggere insieme al bambino già in utero, 'allenandosi' per i tempi che verranno quando magari un bel libro accompagnerà il sonno dell'intera famiglia.

Non ho voluto parlare della lettura ad alta voce come tecnica di relazione con i bimbi in utero, in quanto non esistono metodi e miracoli tecnici capaci di sostituire l'amore. Ogni mamma e ogni papà sanno fin da subito che tutto ciò che faranno con amore incondizionato e libero da pregiudizi – ma pieno di 'linguaggio dei cuori' – li aiuterà nel diventare un genitore sensibile e attento. I bambini adorano ascoltare le storie dei grandi, prendiamo esempio da loro e proviamo ad ascoltarli quando cercheranno di comunicare con noi a loro modo.

1 Relier J.P., *Amarlo prima che nasca*, Le lettere,1994.

Infine, ricordiamo che in un atto comunicativo la comunicazione non verbale riveste sempre un'importanza nettamente superiore rispetto alle parole in sé e al loro significato linguistico. I bambini, già in utero, questo lo sanno e colgono ciò che di più profondo c'è nella mamma o nel papà che legge o racconta loro una storia: colgono l'amore e l'abbraccio che verranno.

Alessandra Bortolotti,
psicologa perinatale e autrice di *E se poi prende il vizio?*

* * *

"Signora, Luigi non è troppo piccolo per un libro"

Non tutti i pediatri parlano ai genitori della utilità di suggerire la lettura per lo sviluppo del loro bambino, ma dovrebbero farlo. I genitori, i nonni, tutti parlano al bambino fin dai primi giorni. Già allora il pediatra suggerirà ai genitori che parlare va benissimo, ma si possono raccontare filastrocche, cantare canzoncine. Se i giovani genitori non conoscono filastrocche il pediatra suggerirà di leggerle dai libri. Meglio leggerle dai libri che farle ascoltare dai Cd: la voce dei genitori è sempre la preferita. In questo modo il libro è già entrato in casa. Per fare entrare il libro per il bambino bisogna introdurre l'argomento. È facile perché i genitori sono affamati di informazioni: sull'alimentazione, sulla cacca, sull'abbigliamento, sul sonno, eccetera. Il pediatra nei primissimi mesi introdurrà l'argomento nel corso di una domanda che i genitori gli hanno fatto anche se non riguardo ai libri.

- Lo sapete, vero, che ci sono dei libri proprio per bambini piccoli come Luigi?

- Ma Luigi è molto piccolo; troppo per un libro.

- Certo ora è presto, ma quando starà seduto lo potete prendere in braccio e sarà bello guardare con lui un libro. Non con delle scritte, ma con delle figure.

- Ma Luigi riconosce le figure?

- Le riconosce e gli piacciono molto le facce; infatti appena può vi guarda in faccia. È la prima cosa che ha visto di voi quando lo avete guardato appena nato.

E spiegherà che ci sono dei libri fatti di facce che ridono, piangono, mangiano, dormono e così via. E glieli potrà mostrare. In Italia c'è un libro (*Guarda che faccia*) che è entrato nelle case di decine di migliaia di famiglie e che è piaciuto moltissimo a genitori e bambini. Il pediatra chiederà ai genitori di procurarselo, o lo avrà lui stesso, e quando i genitori torneranno chiederanno:

- *Ma come faccio a leggere? Non ci sono parole.*

In verità nel libro qualche parola c'è; ci sono i versi dei bambini: *EH, IU-UU, UEH-UEH* e così via, che certo ai genitori non bastano e allora:

- *Direte quello che vedete: guarda un bambino che piange UEH-UEH* o *fa UFF, o che ride. E lo mostrerete con il dito.*

E in ogni incontro successivo (proprio tutti, anche in quelli per telefono o per strada) il pediatra chiederà:

- *E con il libro come va*?

Lo farà regolarmente per sottolinearne l'importanza anche se qualche volta la mamma dirà:

- *Non gli piace, si gira da una altra parte. Non riesco ad attrarre la sua attenzione; non vuole leggere.*

In questi casi non è certo il caso di 'forzarlo'. Ma il pediatra dovrà occuparsi di questo rifiuto per cercare di capire perché accade. Spesso sono i genitori che non hanno confidenza con i libri. Forse una lettura in biblioteca può aiutare questi genitori a vedere 'come si fa'.

Superato l'anno di vita la lettura con il bambino più grande corre via leggera. Qualche volta c'è bisogno di qualche istruzione per i genitori che riguarda soprattutto lo stimolo al colloquio che nasce dal libro. Non potrà certo avviarsi un colloquio da immagini che il piccolo non conosce, come il famoso caterpillar o l'auto dei pompieri che il bambino non ha mai visto: meglio la tazza, o il gatto se c'è. E quindi indicandoglielo

- *Cosa è questa?*

E chiedendo di indicarla

- *Dove è la tazza?*

O, quando si tratta di animali o persone

- *Ecco il gatto che cammina. Dove va? Tu dove andresti se fossi il gatto?*

- *E questo cos'è? Un leone?*

- *Tu hai visto un leone su un altro libro? I leoni veri sono lontani; forse un giorno li vedrai.*

Quando sarà abbastanza grande aprite le pagine sulle figure, o lasciatele aprire a lui, e chiedete:

- *Cosa sta succedendo? Racconta.*

E prendete per buona la sua opinione se ha colto il senso oppure, partendo da questa, suggerite cautamente una opinione diversa su ciò che è rappresentato.

Alcune avvertenze per i genitori...

I giovani genitori hanno bisogno di alcune avvertenze. Spegnere la Tv quando si legge. Fare attenzione ai segnali del bambino e leggergli sulla faccia se significa 'ancora' o 'basta'. I tempi di attenzione sono molto brevi. Le prime volte anche solo un minuto. Ci sono libri che non piacciono. Inutile insistere. Ci sono, invece, racconti che il bambino chiede di leggere, rileggere e rileggere. Occorre accontentarlo. In questo modo mette alla prova l'affidabilità del genitore e conferma la sua sicurezza che il libro amato non è stato cambiato durante la notte.

...e per i pediatri

Il pediatra deve fornirsi quindi di un modesto bagaglio di competenze in questo campo. Ma sono competenze che rendono il suo lavoro più piacevole, il rapporto con la famiglia e con il bambino più sicuro. Una madre ha descritto così il suo rapporto con un pediatra parlando di un pediatra che non c'è più.

Sono la mamma di Matteo. Il dottor Pasquale Causa era il pediatra di mio figlio. Lui mi incitava a leggere libri a Matteo, fin da quando era piccolissimo, da quando aveva tre mesi. Mi sembrava una cosa buffa, mi sentivo ridicola a farlo, ma per fiducia nei suoi confronti (e per timore perché lui chiedeva sempre se leggevo i libri al piccolo) ascoltavo il suo consiglio. Mio figlio ha cominciato a parlare presto e, sin da piccolo, ha avuto una proprietà di linguaggio invidiabile. Ogni giorno io resto senza parole ascoltandolo e spesso torno con il pensiero alle mille raccomandazioni che il dottor Causa mi faceva in merito alla importanza dei libri per i bambini sin dalla più tenera età. E spesso ringrazio il Signore di avere fatto sì che mio figlio fosse affidato a una persona così speciale.

Penso che ogni pediatra vorrebbe essere ricordato così.

PS. Esistono Guide che aiutano i pediatri nel compito di suggerire la lettura alle famiglie. Si possono trovare in queste due riviste:

"Quaderni ACP". Numero 3 (maggio-giugno 2011), pp. 117-124. Reperibile gratuitamente online www.quaderniacp.it

"Medico e bambino". Numero 3 (Marzo 2011), pp. 167-174.

Giancarlo Biasini,
Direttore di "Quaderni ACP"

* * *

Lettura condivisa, opportunità di crescita emotiva e affettiva

Quando un genitore apre un libro e inizia a leggere insieme al proprio figlio compie un'azione che veicola e racchiude significati psicologici profondi: costruisce uno spazio comune in cui sperimentare nuove conoscenze e nuove sensazioni, in cui consolidare la relazione, in cui scambiare contenuti affettivi significativi per entrambi.

Il bambino, alla nascita, è un essere completamente dipendente dall'esterno e durante la crescita acquisisce una serie di competenze (motorie, psicologiche e relazionali) che gli permettono di separarsi gradualmente dal genitore e costruire la propria indipendenza. All'interno di questo percorso **il rapporto con la madre e con il padre funge da riferimento costante,** oltre che da insegnamento. Il bambino apprende ogni azione grazie al supporto e alla presenza continua del genitore. Donald Winnicot, psicoanalista infantile degli anni '50, sosteneva che "non esiste il bambino" perché dobbiamo sempre considerarlo in un contesto relazionale insieme con il genitore. Tutto ciò ci fa capire l'importanza del rapporto con i genitori, all'interno del quale, fin dai primi istanti di vita, si forma l'essere umano, e l'importanza delle esperienze infantili per la formazione della personalità dell'adulto.

C'è un esperimento classico in psicologia che fa capire il ruolo del genitore: il "finto precipizio" ideato da uno studioso di nome Emde. Un bimbo cammina carponi su una superficie che, in un punto, mostra una discontinuità visiva, un finto precipizio, appunto. Il bambino avanza fino a quando non si trova in prossimità del 'precipizio', interrompe la sua marcia e mostra segni di timore. A questo punto guarda la madre e, se legge sul suo viso un'espressione tranquilla, rassicurante o incoraggiante, prosegue superando l'ostacolo. Se la madre, su richiesta dello sperimentatore, mostra un atteggiamento apprensivo o contrariato, il bimbo reagirà esitando, assumendo un'espressione angosciata e mettendosi a piangere. Il bambino si serve dell'emozionalità della madre per regolare la propria ed è in grado di rilevare una discrepanza tra il proprio stato affettivo e l'emozione presente sul viso dell'altra persona.

I momenti trascorsi con il genitore diventano, dunque, spazi di costruzione della relazione e fortificano la personalità infantile, ecco perché **la lettura condivisa rappresenta un momento di crescita** per il piccolo. La comunicazione tra genitore e figlio viene favorita: mentre la mamma o il papà leggono possono nascere scambi di idee, domande, curiosità.

Inoltre la lettura condivisa costruisce e solidifica vari processi psicologici infantili, tra cui la capacità di ascoltare, di sapere restare in silenzio per accogliere il racconto dell'altro, e sappiamo bene che la società attuale lascia così poco spazio all'ascolto…

Naturalmente è fondamentale la qualità della lettura condivisa: non è consigliabile che il genitore legga in modo svogliato e sbrigativo, ma è opportuno che lo faccia con entusiasmo e in modo partecipato. Il bambino, infatti, fin dalla nascita, è in grado di recepire lo stato d'animo del genitore e le sfumature emotive del comportamento. La **partecipazione affettiva** è un presupposto indispensabile per creare uno spazio emotivo, un luogo psicologico in cui bambino e genitore provano emozioni insieme.

Nel racconto di una storia il bambino può sperimentare sensazioni già note e sensazioni fino a quel momento sconosciute: la gioia per un lieto fine, l'ansia per l'incertezza della sorte di un personaggio, la rabbia per un'ingiustizia, lo stupore per un evento inatteso… Quante volte i piccoli tempestano i genitori di domande sulla sorte di una principessa o sul motivo di un'azione di un personaggio! Ciò accade perché si identificano con i personaggi ed è come se vivessero in prima persona le loro esperienze. La lettura condivisa permette di vivere queste esperienze e queste identificazioni in un luogo sicuro. Sicuro perché protetto psicologicamente, grazie alla presenza del genitore che è pronto a spiegare contenuti angoscianti o difficili da elaborare. Questa è, infatti, una delle principali funzioni materne: il **contenimento psicologico** del proprio piccolo e la rassicurazione emotiva di fronte al pericolo e alle difficoltà. Facciamo un esempio. La mamma legge una storia in cui c'è un personaggio malvagio: il lupo. Il bambino, se prova timore e se è inserito in un clima di serenità e apertura relazionale, può esternare le sue ansie durante il racconto o alla fine della storia. Alla mamma verrà spontaneo rassicurarlo e spiegare, ad esempio, che i lupi vivono lontani e che, in caso di pericolo, ci sono i genitori pronti a proteggerlo. Con questa spiegazione veicola un concetto molto importante: esistono difficoltà e pericoli, ma i genitori ti proteggono.

In pratica **le favole sono una metafora della vita** e sono usate per far conoscere il mondo al piccolo in maniera delicata e adeguata alla sua età, infatti, praticamente tutte le storie per bambini hanno il lieto fine!

Inoltre, favole e racconti, soprattutto derivanti dalla saggezza popolare, veicolano spesso contenuti significativi e permettono di incontrare e conoscere temi da grandi, diventando un mezzo di apprendimento socio-culturale. Basta pensare a fiabe classiche come quella della sfortunata Biancaneve, oggetto di soprusi e ingiustizie, quasi a testimoniare le difficoltà che si possono incontrare nella vita, e la fiaba di Cenerentola in cui viene presentato il tema della rivalità tra sorelle. Molte altre storie anche più recenti permettono di entrare in contatto, spesso per la prima volta, con i grandi temi sociali.

Ecco quindi che il racconto e la lettura condivisa diventano mezzi per trasmettere contenuti altresì difficili da spiegare. Prendiamo ad esempio la storia del pesciolino Nemo che diventa un modo per spiegare il coraggio di chi ha una menomazione fisica (ricordate la sua pinna malata?).

Un altro esempio è quello del lutto. Ormai tutti gli psicologi infantili concordano sulla necessità di informare il bambino in merito agli eventi importanti che colpiscono la sua vita: attraverso la lettura condivisa di una storia adatta, vengono veicolati contenuti in forma comprensibile per il bambino e si creano spazi di confronto in cui si sentirà libero di porre domande all'adulto. Esistono anche libri creati per spiegare concetti difficili, come la separazione dei genitori, o per affrontare paure specifiche. Pensate che differenza fa il poter leggere questi libri insieme al genitore anziché leggerli da soli!

La lettura condivisa è quindi dal punto di vista psicologico uno spazio di crescita della relazione genitore-bambino, un luogo di crescita affettiva per il piccolo e uno strumento insostituibile per scambiare contenuti emotivi e così arricchire il 'bagaglio psicologico' necessario per la crescita.

Simona Caprilli,
psicologa e psicoterapeuta (AOU Meyer Firenze)

* * *

Il valore pedagogico della lettura condivisa

Sono convinta che la mia passione per la narrazione di storie abbia qualcosa a che fare con i vaghi ricordi che ho della mia infanzia. I miei genitori raccontano che a due anni raccontavo la storia di Remì. Nella mia mente affiora l'immagine di mio nonno che mi narrava la storia della "Sibrina d'ora" (alias ciabatta d'orata dal dialetto bergamasco).

Oggi la mia libreria di casa ha un reparto esclusivo di albi illustrati di cui sono molto gelosa.

Nel mio lavoro di educatrice e di pedagogista la lettura ha sempre avuto un ruolo privilegiato.

Tra i vantaggi della pratica di leggere ai bambini piccoli, due, a mio parere, sono i motivi fondamentali per i quali gli esperti di pedagogia sono a favore della lettura fin dalla tenera età:

- la lettura facilita lo sviluppo delle condizioni e delle competenze necessarie per imparare a leggere,
- la lettura sostiene la costruzione della relazione genitore-figlio.

Nel primo punto qualcuno potrebbe trovare un riferimento alla convinzione che se si legge ai bambini piccoli, essi avranno "dei punti in più" nell'apprendimento della lettura in età precoce. Ci sono anche autorevoli esperti degli anni ottanta che spiegano le tecniche per insegnare la lettura precoce. Personalmente credo che l'insegnamento della lettura, da un punto di vista strettamente didattico, debba essere compito di chi si occupa dei nostri bambini nella scuola primaria, e ha maturato competenze in tal senso. Non condivido l'idea che la lettura condivisa nei primi anni di vita sia trasformata in una tecnica di insegnamento della lettura.

Quando si parla di facilitazione si dovrebbero invece citare gli "effetti collaterali" che questa pratica può avere sul futuro dei bambini. Si può discutere allora dell'importanza fondamentale del far crescere nei bambini la curiosità verso quei segni neri che ci sono sulle pagine, facendo percepire la magia che hanno le parole.

E ora un accenno alla **qualità dei libri**: anche le parole hanno valore in un albo illustrato, anche se i bambini non le leggono ancora, ma le osservano: tante o poche, grandi o piccole. La punteggiatura e il tipo di carattere fanno anch'essi parte del linguaggio non verbale che dà senso alla storia che stiamo leggendo. Riconosciamo i libri di qualità anche dalla scrittura. Il suono delle parole ha un peso rilevante. Spesso mi sento dire che i bambini non capiscono le parole difficili, ma provate davanti all'immagine dei mostri di *Nel paese dei mostri selvaggi* a leggere «... ruggirono terribilmente, rotearono tremendamente gli occhi e mostrarono gli artigli orrendi», i bambini capiscono perfettamente il senso di quello che sta accadendo. I suoni onomatopeici sono il segreto del successo di un altro classico, *L'uccellino fa*, in cui l'autrice Soledad Bravi trasforma uno dei giochi più antichi, quello dei suoni del mondo, in uno straordinario albo illustrato che può essere letto già a pochi mesi. A questo proposito vorrei menzionare quei testi che fanno delle rime il loro punto forte. *Ninna nanna ninna mamma* di Antonella Abbatiello è per molti dei bambini e delle bambine che ho incontrato nel mio lavoro un gioco di anticipi durante la lettura.

Effetto collaterale della lettura condivisa dovrebbe, inoltre, essere il **far percepire il piacere e il fascino della lettura.** Leggete ai vostri bambini e alle vostre bambine libri che vi piacciono e non abbiate paura di sbagliare e di iniziare troppo presto. Le mamme, i papà e le nonne si stupiscono di come i bambini mantengano l'attenzione quando qualcuno legge loro per il piacere di farlo.

E ora vorrei arrivare al secondo punto, quello che riguarda la relazione. Esso costituisce, secondo la mia esperienza, il cuore della pratica della lettura condivisa. Il libro come strumento per costruire e rafforzare la relazione. Esso rappresenta un mezzo e in quanto tale non vale di per sé. Nella mia esperienza di lavoro con le famiglie mi è capitato di suggerire testi che si sono rivelati un flop nella pratica con i bambini. Certo la qualità del testo è importante, ma conta di più l'intenzione. Quello che voglio dire è che se non ci piace quel libro, non leggiamolo a nostro figlio, e cosa ancora più vera se non siamo convinti della potenza di questo strumento non usiamolo solo perché l'esperto ci ha detto che è importante. In questi casi lasciamo che sia qualcun altro a leggere al nostro bambino e noi potremo scegliere un'altra attività da fare insieme.

Ma se pensate che questa esperienza possa fare al caso vostro ecco le motivazioni che vi aiuteranno a sostenerla: "La lettura condivisa è una forma diversa di comunicazione, un momento eccezionale della vita famigliare; con i suoi rituali è un'occasione per ricostruire un rapporto intenso affettuoso, di complicità e di intesa, momento di curvatura sulle esigenze del bambino"[2].

Si può condividere molto attraverso la lettura di un libro: emozioni, vissuti, idee, pensieri. Leggere a un bambino piccolo è un'esperienza di magia, è tra le espressioni più alte della relazione tra due persone, il guardare nella stessa direzione, lo scambiarsi sguardi complici, osservare il bambino mentre ascolta e osserva le figure, scambiare con lui sguardi e sorrisi di sorpresa o di conferma, osservare le sue manine che prima picchiettano la pagina e poi la girano con la brama di sentire come va a finire la storia…

Lorenza Comi,
pedagogista, esperta in relazioni educative famigliari,
referente del Centro Comunale per l'infanzia e la famiglia
"La casetta sul Serio di Seriate"[3]

***

2 Cardarello R., *Storie facili e storie difficili. Valutare i libri per bambini,* Edizioni Junior, 2004.

3 Il Centro, gestito dalla Cooperativa sport e cultura Seriate, si trova in via Decò e Canetta 52.

L'effetto terapeutico del raccontare

Portare un racconto ai nostri bambini ha quasi sempre un effetto terapeutico. Naturalmente il tipo di contenuto che si presenta è della massima importanza, ma dando per scontato che si tratti di racconti 'giusti', misurati, scelti o preparati con buon senso, io vorrei dire qualcosa sull'effetto terapeutico del raccontare. Questa attività è 'medicinale' da tre punti di vista.

I primi a beneficiarne siamo noi, i narratori.

Decidere di fermare il **tempo** e dedicare qualche minuto ai nostri bambini per raccontare loro una storia è una medicina potentissima. Mettiamo in moto la nostra **volontà**, comincia a muoversi la nostra **immaginazione,** si ferma il brusio della mente, la frenesia dei pensieri, delle preoccupazioni. La fretta si allontana come un personaggio malefico sconfitto dalla magia buona, tutto diventa quieto, possibile, caldo.

Sono passati ormai diversi anni da quando raccontavo le fiabe ai miei figli, ma ne ho un ricordo vivo, presente, come se il tempo non fosse passato.

Dapprima leggevo brevi racconti ma non sempre riuscivo a spegnere il borbottio di pensieri di cui parlavo prima. Mi accorsi così che potevo leggere ed essere altrove. Provai a raccontare ma anche in questo caso si poteva mettere il 'pilota automatico' e pensare ad altro mentre si narrava. Infine scoprii che le immagini del racconto hanno un effetto anche su chi narra e che, se ci si lascia un pochino andare, se si prova a stare dove si è, ovvero nel momento presente, prendono vita, come se si guardasse un film. Da quel momento in poi scompare la fatica. Raccontare diventa **una gioia, qualcosa di leggero, vivo, nuovo, nonostante il contenuto oramai noto.**

Se si riesce a fare questa specie di capriola interiore e passare dal racconto passivo a quello che mette in moto l'immaginazione, le cose cambiano. Le parole fluiscono accompagnate da immagini che 'vediamo', tutto è più vivo e noi ci possiamo riposare, cullati dal nostro stesso racconto.

La faccenda sembra complicata perché, per noi adulti, la cosa più difficile è proprio lo stare nel presente. Ci scappano continuamente pensieri e intenzioni sia verso il passato che verso il futuro. Avere un bimbo che aspetta il nostro racconto della sera è una grande occasione per esercitarci in questa attività così benefica. L'effetto medicamentoso del raccontare non finisce però qui; il contenuto dei racconti – quando sono sani, quando sono belli – nutre anche le nostre anime adulte che, inconsapevolmente, traggono enorme consolazione dal mettersi in contatto con immagini che, quando si tratta di fiabe vere, provengono da profondità incredibili, da tempi lontanissimi.

Raccontare una fiaba o una storia ai nostri bambini **fa bene anche alla nostra relazione con loro**, costruisce un solido riferimento, un contatto, ci fa sentire meno insicuri.

La straordinaria medicina del raccontare porta con sé grandiosi benefici anche per i bambini. Naturalmente gli stessi che ha per noi adulti: il contatto, la presenza, la sospensione del tempo, una pausa nel 'fragore' delle giornate. I bambini per un momento vengono sottratti a quella specie di follia che attualmente è il mondo, un paesaggio non certo commisurato alla loro natura, una sorta di scenografia sbagliata, con colori troppo forti, rumori esagerati, spazi troppo stretti… Trovate che esageri? Vorrei che fosse così.

Comunque sia, quando voi cominciate il vostro 'c'era una volta' portate vostro figlio in un mondo giusto e vero, speciale e adatto a loro. E questo è il primo beneficio. Un'oasi, un riposo vero, un bagno caldo.

Arriviamo al dunque, al contenuto del racconto.

Se si tratta di fiabe quello che ho detto per gli adulti vale a maggior ragione per i bambini. Con un vantaggio e una differenza sostanziali. Il linguaggio delle fiabe per loro è più chiaro, hanno ancora le radici affondate nel mondo dal quale esse provengono, le comprendono ancora, ma con il cuore, senza bisogno di interpretazioni. Perciò, cominciamo a parlare della vita ai nostri bambini raccontando una fiaba. Portiamo loro incontro il tema del cammino evolutivo, delle prove da superare, del coraggio necessario per farlo, degli aiuti celesti e terrestri che per fortuna ogni tanto ci avvolgono e ci sostengono. Parliamo loro del male, della necessità di incontrarlo e farci i conti per poi eventualmente toglierlo di mezzo, senza tante cerimonie anche mettendolo in una botte foderata di chiodi da far rotolare giù da una montagna, cacciandolo dentro un forno acceso, tagliandogli la pancia…

Queste immagini così universali si depositano nell'anima dei nostri bambini, creano il sostrato perché quando sarà il momento da lì possano spuntare risposte, idee, propositi. Noi in fondo prepariamo solo il terreno, mettiamo i semi, e poi la vita condurrà i nostri bambini a raccogliere i frutti di una tale semina.

Per caldeggiare in modo ancor più incisivo l'invito a raccontare voglio rivelare quello che io considero il terzo effetto medicinale di questa attività.

Raccontare le fiabe, le storie ai nostri bambini è **una medicina per il**

mondo. Quello che sto facendo non è un triplo salto mortale: quel momento speciale che noi ci permettiamo di vivere con i nostri figli o alunni, è molto vicino, è dentro il mondo intero. E il mondo, come tutti sappiamo, ha bisogno, tanto bisogno di medicine in questo momento.

Quando noi raccontiamo una storia ai nostri bambini, soprattutto se l'abbiamo trovata proprio pensando a loro o se si tratta di una vera fiaba, attingiamo al mondo di immagini che vive anche nella nostra interiorità.

Chissà chi farà vivere le immagini che sono dentro di noi? Chissà da dove vengono! Alcune di loro provengono senz'altro da qualcosa che in noi è più saggio di noi. La parte migliore di noi, quella più elevata, spirituale, elabora immagini che hanno significati e scopi decisivi anche per il futuro dell'umanità. Le colloca nel nostro animo perché noi ne facciamo qualcosa di costruttivo. Queste immagini sono grandiose, parlano di quel che nell'uomo è divino, parlano di quel che un uomo dovrebbe essere e sentire, anche rispetto ai suoi fratelli...

Possiamo così provare a fare un'equazione forse un po' azzardata ma lecita. Ciò che fa questo essere superiore in noi, con noi, possiamo farlo noi con i nostri bambini, possiamo tentare di essere come un tramite, un canale per veicolare le immagini ideali di un'evoluzione auspicabile, attraverso i nostri racconti, nell'anima dei nostri bambini. Saranno loro gli uomini di domani. Questi uomini di domani sono stati affidati a noi per un tratto del loro percorso, siamo i loro educatori. Custodiamo come angeli la loro entità ancora delicata e in via di sviluppo, per diversi anni. Che responsabilità, che compito audace, interessante, meraviglioso!

Siamo per così dire, costretti a crescere con loro, a diventare migliori, perché è questo che la nostra parte superiore vuole da noi, è questo che noi vogliamo da loro, è questo che l'evoluzione del mondo vuole dagli Uomini.

Pensate, se quello che ho scritto fosse tutto vero: non sarebbe una follia perdere un'occasione del genere e non raccontare le fiabe, le storie ai nostri bambini!

Carmen Valentinotti,
insegnante presso la Scuola Rudolf Steiner di Trento e scrittrice[4]

4 Carmen Valentinotti è autrice di *Fiabe Toccasana* (Red Edizioni, 2008), *Le Fiabe per star bene* (Red Edizioni, 2010) e di numerosi racconti e fiabe illustrate per bambini.

In biblioteca con mamma e papà

Le biblioteche svolgono un ruolo importante nel promuovere l'amore per i libri e la lettura nei bambini. È infatti sempre più diffusa la presenza di spazi e raccolte adeguati ai più piccoli nelle biblioteche pubbliche del nostro paese.

Le biblioteche, che si sono fatte più attente nei confronti di un pubblico sempre più ampio e generale, sono consapevoli di quanto sia importante offrire un luogo e uno spazio ricco di stimoli e opportunità ai bambini. Come dimostrano i programmi di promozione della lettura in età prescolare come "Nati per Leggere", solo cominciando prestissimo è possibile invertire la tendenza di un Paese come il nostro in cui si legge poco, con tutte le conseguenze che questo comporta. Le capacità di lettura che sostengono i processi di apprendimento sono infatti determinanti per promuovere una più piena partecipazione alla vita sociale e allo sviluppo economico nella società contemporanea. Per questo motivo l'investimento nella lettura in epoca precoce è in tutti i sensi un investimento nel futuro: nel futuro dei bambini, ma anche in una società più democratica e più ricca di opportunità per tutti.

L'attenzione per i bambini dai loro primi anni di vita che un numero sempre maggiore di biblioteche mostra di avere, consente loro di consolidare il rapporto con le comunità di riferimento: i bambini infatti 'trascinano' in biblioteca genitori, nonni, babysitter, animatori, educatori di nido e scuola dell'infanzia, offrendo l'opportunità a molti di loro di avvicinarsi per la prima volta a un servizio che non avevano mai avuto modo di conoscere e frequentare.

La biblioteca, spazio pubblico per eccellenza, è il luogo in cui la lettura viene socializzata, è un bene comune di cui usufruire e di cui prendersi cura. In questo senso la biblioteca contribuisce alla formazione del senso civico tra le giovani generazioni e tra i cittadini tutti.

Cosa offre la biblioteca ai bambini?

Una grande varietà di libri, dai cartonati agli albi illustrati; diverse versioni delle fiabe tradizionali per mettere a confronto testi più o meno rispettosi delle trascrizioni originali e diversi modi di illustrarle; libri sui più diversi argomenti, come gli animali, gli amatissimi mezzi di trasporto, i dinosauri e moltissimi altri. In generale una biblioteca cerca di rappresentare il meglio della produzione editoriale in tutti gli ambiti nel tentativo di soddisfare le più diverse richieste del suo pubblico di riferimento.

La lettura inoltre viene promossa attivamente, organizzando letture ad alta voce per bambini dai due/tre anni e laboratori per sperimentare e condividere con altri genitori i primi approcci con i libri e la lettura da parte di bambini molto piccoli. In entrambi i casi vengono coinvolti i genitori che vengono resi partecipi delle attività proposte.

Cosa offre la biblioteca ai genitori?

Spesso i genitori possono trovare in biblioteca libri e riviste su temi riguardanti la crescita e l'accudimento dei bambini, oltre ovviamente ai libri per i più diversi interessi e scopi. In qualche caso le biblioteche ospitano momenti di incontro e confronto tra genitori, momenti che possono diventare degli appuntamenti fissi per condividere l'esperienza di essere genitori o essere semplicemente delle occasioni informative e di sensibilizzazione su particolari aspetti educativi.

Come si diventa frequentatori della biblioteca?

Pressoché tutte le biblioteche accolgono tra i propri iscritti i bambini dai primissimi anni di vita: basta recarsi in biblioteca e richiedere la tessera di iscrizione per il proprio piccolo: questo gli consente l'accesso a tutti i libri e agli altri documenti disponibili per il prestito (compresi per esempio dischi, film, cartoni animati, giochi). Per un bambino verso i tre anni possedere la tessera della biblioteca con tutti i 'privilegi' che questo comporta, sarà un motivo di grande orgoglio, lo farà sentire importante quanto i grandi.

In qualche caso la frequenza della biblioteca viene promossa con piccoli concorsi che incentivano la lettura tra i bambini. O ancora, in biblioteca si allestisce un grande albero, disegnato su un foglio, sul quale si appiccicano le foglie (di cartoncino verde) con il titolo del libro e il nome del bambino che lo ha letto. Le foglie verranno appiccicate dal basso verso l'alto, creando in questo modo un effetto di crescita dell'albero e dell'attività di lettura dei bambini.

Giovanna Malgaroli,
bibliotecaria (Segreteria nazionale "Nati per Leggere")

Appendice

FILASTROCCHE DELLA TRADIZIONE
(e rime d'autore)

Piove piove
la gatta non si muove,
si accende la candela
si dice buonasera.
Piove piove
la gatta non si muove,
si accende il lumicino
si dice buon mattino.

***

I bambini sono tanto belli
giocano a palla e allo sparviero
delle loro mamme sono i gioielli
e ogni papà va di loro fiero.

***

Pioggia pioggia vai via,
non bagnar più casa mia.
Ora te ne devi andare
perché io vorrei giocare.

***

Uno, due, tre,
la Peppina fa il caffé.
Fa il caffé con la cioccolata,
la Peppina è innamorata.

Com'è bello il mio lettino
di legno chiaro e aspetto carino;
io lì dentro dormo, sogno, gioco
sfoglio bei libri e a poco a poco
conosco il mondo
quanto è bello e tondo.[1]

***

Chiccolino dove sei?
Sotto terra, non lo sai?
E là sotto non fai nulla?
Dormo dentro la mia culla.
E se tanto crescerai,
chiccolino che farai?
Una spiga metterò
tanti chicchi ti darò.

***

Il pollice dice: "Non c'è più pane!"
L'indice dice: "Come faremo?"
Il medio dice: "Lo compreremo!"
L'anulare dice: "Ce n'è un pezzettino".
Il mignolo dice: "Dallo a me che sono il più piccino".

***

Questo è l'occhio bello,
questo è suo fratello.
Questa è l'orecchietta bella,
questa è sua sorella.
Questa è la chiesina
e questo il campanello,
din don, din don!

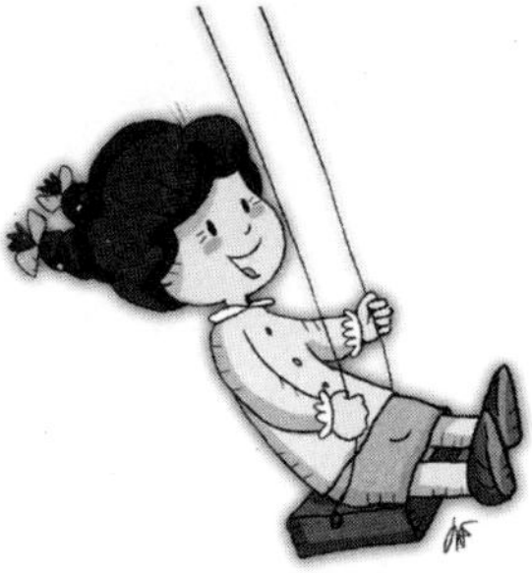

1 Giordano C., *Il grande libro delle filastrocche*, Piemme, 1999.

Pimpirulìn piangeva
voleva mezza mela,
la mamma non l'aveva
e Pimpirulìn piangeva.
A mezzanotte in punto
passa un aeroplano
e sotto c'era scritto:
Pimpirulìn sta' zitto.

***

C'era una volta un Re
seduto sul sofà
che disse alla sua serva
raccontami una storia
e la serva incominciò:
C'era una volta un Re
seduto sul sofà…

***

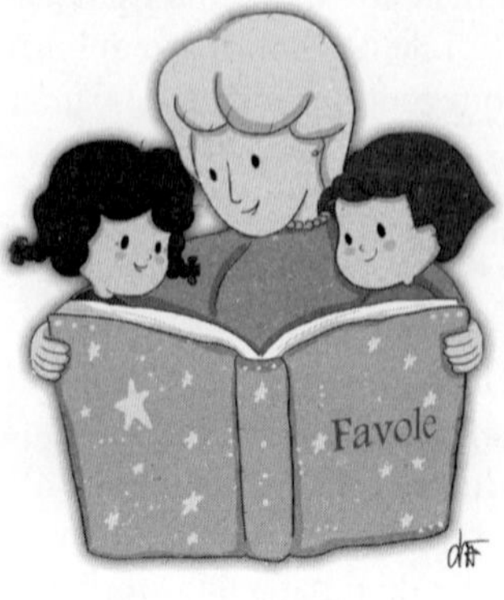

Libro![2]
(…) Ti porterò con me
in un posto segreto,
dove stare da soli io e te.
E poi troveremo braccia di mamma
Per leggerti insieme, prima di nanna.

K.G. O'Connell

***

Al seno della mamma
è beato ogni bambino
poppa, dorme, si rilassa
e al suo cuore è assai vicino.
Stretto e caldo nel suo abbraccio

2 O'Connell K.G., *Libro!*, Interlinea, 2006.

è sicuro ogni bambino
pensa, ascolta, guarda intorno,
è felice tutto il giorno.
Quando scende infin la sera
ogni bimbo sogna e spera
caldi abbracci, dolci baci
e il buon latte della mamma
che sussurra fai la nanna.

G. Cozza

***

Se i libri fossero di torrone[3]
ne leggerei uno a colazione.
(…) Se i libri fossero di marmellata
a merenda darei una ripassata.
(…) Se un libro fosse di burro e di panna
lo leggerei prima della nanna.

R. Piumini

***

Quando la mamma legge un libro per me
mi sento felice assai più di un re.
Una pagina ancora chiedo alla mamma
e poi lo prometto: subito a nanna!
Quando il papà una storia racconta
il tempo si ferma, poi corre, poi vola
e allora io chiedo: “Ancora! Ancora!”

G. Cozza

3 Piumini R., *C'era un bambino profumato di latte*, Mondadori, 1988.

Bambino che ti stai per addormentare[4]
dal latte della tua mamma lasciati cullare
che dolce riempie il tuo pancino
facendoti fare un ruttino
per dirti che sei tanto amato
e portandoti in un mondo fatato!

L. Brenna

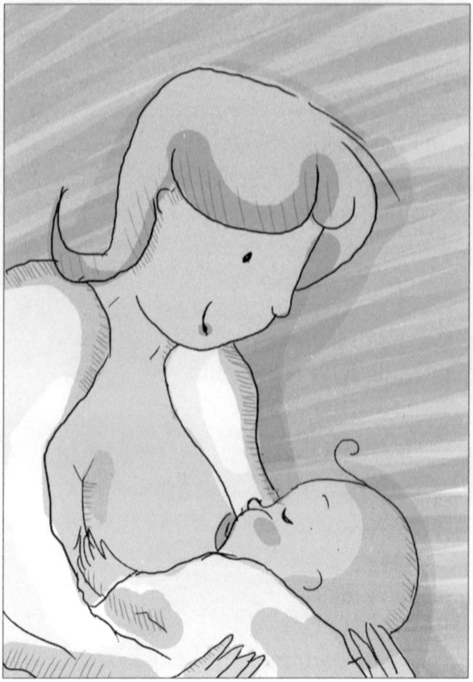

4 Testo inedito di Luca Brenna.

NINNANANNE DELLA TRADIZIONE

Filastrocca lenta lenta
il mio bimbo si addormenta,
si addormenta piano piano
con un sogno stretto in mano.

***

Ninna nanna bel bambino
fai la ninna fai la nanna
tra le braccia della mamma.
Dormi dormi mio tesoro
dormi dormi piccolo d'oro.

***

Fate la nanna coscine di pollo:
la vostra mamma vi ha fatto il gonnello,
ve l'ha fatto con lo smerlo in fondo
fate la nanna coscine di pollo.

Ninna nanna, ninna nanna
il bambino è della mamma
della mamma e di Gesù
il bambin non piange più.

Fate la nanna e possiate dormire
il letto sia tutto fatto di viole
e le coperte di panno sottile
il copriletto di penne di pavone.

Ninna nanna, ninna nanna
il bambino è della mamma
della mamma e di Gesù
il bambin non piange più.

Fate la nanna e la nanna faremo,
un sonno lungo e poi mi vo' a destare,
fate la nanna e la nanna faremo
un sonno lungo e poi ci desteremo.

***

Stella stellina
la notte si avvicina
la fiamma traballa
la mucca è nella stalla
la mucca col vitello
la pecora e l'agnello
la chioccia col pulcino
ognuno ha il suo bambino
ognuno ha la sua mamma
e tutti fan la nanna.

***

Dormi dormi piccolino
chiudi gli occhi bel bambino
qui sul cuore della mamma
dormi, sogna, fai la nanna.

***

Ninna nanna, ninna o
tanti baci io ti do,
io che sono la tua mamma
dico ninna, dico nanna.
Qui vicino c'è papà
che lavorar dovrà,
ma a te sempre penserà
a casa presto tornerà.
E con me canterà:
"Caro trottolino,
sei il nostro tesorino".

Fa la ninna, fa la nanna
tesoruccio della mamma,
della mamma e del papà
che stasera tornerà.
Fa la nanna, cuore di mamma,
della mamma e del papà,
fa la ninna, fa la nanna.

***

Fate la nanna bambini d'amore
la vostra mamma vi ha fatto col cuore
la vostra mamma vi ha fatto col cuore
fate la nanna bambini d'amore.

***

Ninna nanna mamma tienimi con te[5]
nel tuo letto grande solo per un po'
una ninna nanna io ti canterò
e se ti addormenti mi addormenterò.
Ninna nanna mamma insalata non ce n'è
sette le scodelle sulla tavola del re
ninna nanna mamma ce n'è una anche per te
dentro cosa c'è, solo un chicco di caffè.
(…) Quando sarò grande comprerò per te
tante cose belle come fai per me
chiudi gli occhi e sogna quello che non hai
i tuoi sogni poi mi racconterai.

***

Un due tre[6]
buona notte a te,
tre due uno

5 *Ninna nanna del chicco di caffé* (F. Evangelisti), 12° Zecchino d'oro, 1970.
6 Testo inedito di Luca Brenna.

di incubi stai a digiuno,
quattro cinque sei
sogni d'oro amici miei,
il sette e l'otto
ti portino la gioia col botto,
e infine arriva il venti
e ci dona sogni divertenti!

L. Brenna

***

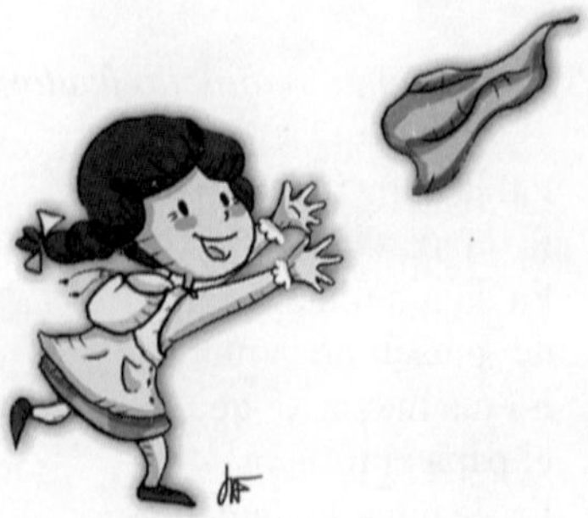

Ninna nanna della piccola Alice[7]
che ci augura una nottata felice
e mentre in cielo brillano le stelle
ci culla con le sue storielle
fatte di gioia e semplicità
sbocciate dalla sua quotidianità!

L. Brenna

***

Dietro è la casa, davanti a noi il mondo[8]
e mille son le vie che attendon, sullo sfondo
di ombre, vespri e notti, il brillar delle stelle.
davanti allor la casa, e dietro a noi il mondo,
tornar potremo a casa con passo infin giocondo.
Ombre e crepuscolo, nuvole e foschia
sbiadiranno via! Sbiadiranno via!
Fuoco e luce, da bere e da mangiare,
così tutti a letto poi potremo andare!

J.R.R. Tolkien

7 Testo inedito di Luca Brenna dedicato alle storie di Alice, libri illustrati per bimbi da 0 a 6 anni (Il leone verde).
8 Tolkien J.R.R., *Il signore degli anelli*, Rusconi, 1994, p..116.

Ninnananna in dialetto piemontese

Fa ninin o fa ninana
E contenta la tò mama
Se la tò nona la savis
Int'là cuna dorata at metaris.

***

Ninnananna in dialetto friulano

Fa' la nana bambin
fa' la nina bel putin.
Fa' la nina, fa' la nana
nei braseti de la mama.
La tua mama xè qua
el papà el tornerà.
Fa' la nina, fa' la nana
nei braseti de la mama.

***

Ninnananna in dialetto valtellinese

Tra tra, va a mià[9].
A tö il pà a tö la farina, la papa a la pupina
la pupina l'è de fo', met a lec quel i lò.

***

Ninnananna in dialetto ligure

Fa' nanin, fa' nanà,
pupunin du papà,
du papà e da mamà
e de tutti quei de ca'.

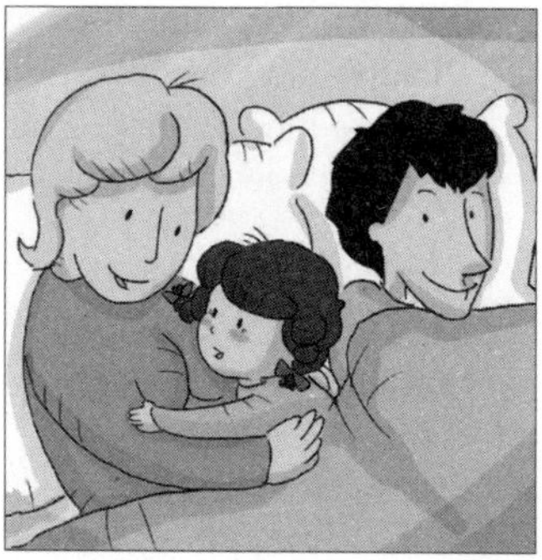

9 Tratta da A. Piateda, *Il bimbo sogna... le filastrocche della cicogna*, 2007.

Bibliografia

Atkinson J., Braddick O., *Sensory and perceptual capacities of the neonate* in Paul Stratton (Ed.), Psychobiology of the Human Newborn, 1982.

Balsamo E., *Libertà e amore*, Il leone verde, 2010.

Balsamo E., *Sono qui con te*, Il leone verde, 2007.

Bettelheim B., *Il mondo incantato Uso, importanza e significati psicoanalitici delle fiabe*, Feltrinelli, 2000.

Birnholz J.C., *The development of human fetal Eye Movement Patterns*, "Science", 1981.

Bowlby J., *Attaccamento e perdita, vol. 2: La separazione dalla madre*, Bollati Boringhieri, 1995.

Causa P., *La lettura ad alta voce. Lo sviluppo delle competenze che costituiscono la capacità di leggere*, "Medico e Bambino", 2002; 21: 611-15.

Causa P., *La promozione della lettura in famiglia nel contesto del sostegno alla genitorialità*, "Quaderni ACP", volume 15, numero 1, 2008.

Cozza G., *E adesso... cresco,* Sfera editore, 2007.

Cozza G., *Bebè a costo zero*, Il leone verde, 2008.

Cozza G., *Quando l'attesa si interrompe*, Il leone verde, 2010.

De Casper A.J., Fifer W.P., *Of human bonding: newborns prefer their mother's voices*. Science, 1980.

De Casper A.J., Prescott P.A., *Human newborn's perception of male voices: preference, discrimination and reinforcing value*, "Developmental Psychobiology", 1984.

De Casper A.J., Spence M.J., *Prenatal maternal speech influences newborns perception of speech sound*, "Infant Behavior and Development", 1986; 9.

De Vries J.I.P., Visser G.H.A., *Prechtl H.F.R., The emergence of fetal behavior. Quantitative aspects*, Early Human Development, 1985.

Denti R., *Come far leggere i bambini*, Editori Riuniti 1982.

Denti R., Lasciamoli leggere. Il piacere e l'interesse per la lettura

nei bambini e nei ragazzi, Einaudi, 1999.

Hepper P.G., *Foetal 'soap' addiction*, "Lancet", 1988.

Hepper P.G., *Human fetal 'olfactory' learning*, "International Journal of Prenatal and Perinatal Psychology & Medicine", 1995.

Kolata G., *Studying learning in the womb*, Science, 1984.

Madison L.S., Adubato S.A., Madison J.K. et al., *Fetal response decrement: true habituation?*, "Developmental and Behavioural Pediatrics", 1986.

Oliveiro Ferraris A., *Prova con una storia*, Fabbri, 2005.

Pennac D., *Come un romanzo*, Feltrinelli, 2003.

Pujol R., Lavigne-Rebillard M., Uziel A., *Physiological correlates of development of human coclea*, Seminars in Perinatology, 1990.

Rodari G., *La grammatica della fantasia*, Einaudi, 2001.

Righetti P.L., *Non c'è due senza tre. Le emozioni dell'attesa dalla genitorialità alla prenatalità*, Bollati Boringhieri, 2000.

Righetti P.L., *Elementi di psicologia prenatale*, Ma. Gi., 2003.

Roffwarg H.A., Muzio J.N., Dement W.C., *Ontogenetic development of the human Sleep-Dream Cycle*, "Science", 1966; 152: 604-619.

Salk L., *The effects of the normal heartbeat sound on the behaviour of the newborn infant: implications for mental health*, Technical paper presented at the Annual Meeting of The World Federation of Mental Health. Edinburgh, December 1960.

Salk L., *Mother's heartbeat as an imprinting stimulus*, Transactions of the New York Academy of Science, 1962.

Shahidullah S., Hepper P.G., *Frequency discrimination by the fetus*, Early Human Development, 1994.

Spelt D.K., *The conditioning the human fetus in utero*, "Journal of Experimental Psychology", 1948.

Sunderland M., *Raccontare storie aiuta i bambini*, Erickson, 2004.

Valentino Merletti R., Tognolini B., *Leggimi forte. Accompagnare i bambini nel grande universo della lettura*, Salani, 2006.

Valentino Merletti R., *Libri e lettura da 0 a 6 anni*, Mondadori, 2001.

Valentino Merletti R., *Leggere ad alta voce*, Mondadori, 2000.

Verny T., Weintraub P., *Le coccole dei nove mesi. Un programma per calmare, stimolare e comunicare con il nascituro*, Editore Bonomi, 1996.

Verny T., Kelly J., *Vita segreta prima della nascita*, Mondadori, 1981.

Zahler K., *Ai bambini piace leggere*, Tea, 1999.

Siti di interesse

Lettura ad alta voce per i bimbi

www.natiperleggere.it - Il sito del progetto nazionale "Nati per Leggere", con tante utili indicazioni per leggere ad alta voce ai bambini sin dai primi mesi di vita, consigli bibliografici, articoli per chi desidera approfondire i benefici di questa consuetudine e i riferimenti di biblioteche, associazioni, pediatri che partecipano all'iniziativa.

www.regione.piemonte.it/natiperleggere/ - Il sito di "Nati per Leggere" - Piemonte, approfondimenti, consigli utili e indicazioni bibliografiche.

www.leggerepercrescere.it - Il sito del progetto di promozione della lettura "Leggere per crescere", con vari articoli dedicati all'argomento lettura con i bimbi sin dalla prima infanzia.

http://www.provincia.bz.it/cultura-tedesca/famiglia/868.asp - Nella sezione Iniziative del Servizio famiglia del sito della Provincia Autonoma di Bolzano, viene presentato il progetto "Bookstart - I bebè amano i libri", con proposte di lettura e opuscoli informativi per genitori (scaricabili dal sito).

Benessere del bambino prima e dopo la nascita

www.psicologiaperinatale.it - Articoli e approfondimenti per una maternità da vivere con serenità e consapevolezza, prima, durante e dopo la nascita.

www.acp.it - Sito dell'Associazione Culturale Pediatri, associazione finalizzata allo sviluppo della cultura pediatrica e alla promozione della salute del bambino.

www.uppa.it - Sito della rivista Un Pediatra Per Amico, nato all'interno dell'Associazione Culturale Pediatri, raccoglie contributi di numerosi esperti, associazioni, genitori.

www.vocidibimbi.it - Tanti articoli a proposito di nascita, primo contatto, accudimento del bambino.

www.bambinonaturale.it - Informazioni e suggerimenti per accudire con amore, empatia e rispetto i nostri bambini.

http://meloleggi.blogspot.com - Il blog dedicato a questo libro.

Filastrocche

www.filastrocche.it
www.filastrocche.net
www.filastrocche.org

Fiabe e favole

www.unmondodifiabe.esmartkid.com/indicefiabe.htm - Una bella raccolta di favole classiche e moderne, fiabe famose e poco note, racconti e leggende di tutto il mondo.

www.terradialtrove.it - Nella Locanda della Terra di Altrove, sezione fiabe e favole, sono custodite più di 250 fiabe e favole, con informazioni e curiosità sui più noti autori di testi fantastici.

Riviste e siti di letteratura per l'infanzia

www.andersen.it - Andersen - Il Mondo dell'Infanzia è un mensile di informazione dedicato alla letteratura per l'infanzia con articoli e approfondimenti a proposito di promozione della lettura e mondo della scuola. In vent'anni di attività ha proposto più di ventimila segnalazioni e recensioni di titoli e collane per bambini.

www.hamelin.net - Sito dell'associazione culturale e della rivista Hamelin che si occupa di promozione della lettura e di letteratura per ragazzi.

www.letteratura-per-ragazzi.it - Portale di informazione e documentazione sulla letteratura per ragazzi in Italia. Ideato e progettato dall'associazione culturale "Attraverso lo Specchio" che si occupa di realizzare e promuovere attività culturali e servizi che contribuiscono alla diffusione del libro e della letteratura per ragazzi con attenzione ai rapporti con le altre forme di comunicazione-espressione e con le tecnologie digitali.

Consigli letterari, recensioni e confronto tra lettori

www.anobi.com - Per gli amanti dei libri che frequentano il web è davvero una tappa interessante. Si chiama aNobii ed è il *social network*, nato a Hong Kong nel 2005, "per chi ha il tarlo della lettura". Il nome si riferisce a un insetto, l'*Anobium punctatum*, più noto come tarlo della carta, e l'idea di Greg Sung, fondatore di aNobii, ha conquistato migliaia di fan in tutto il mondo. Disponibile in 15 lingue, aNobii comprende ormai più di diciotto milioni di titoli e si presta a vari utilizzi. Prima possibilità, quella di catalogare i libri che si possiedono, creandosi una libreria. Oltre ad elencare i propri libri, è possibile tenere traccia di eventuali prestiti, recensire i titoli letti ed esprimere un giudizio grazie al sistema di voto. Per chi invece cerca spunti per nuove letture può essere utile visitare le librerie altrui, mentre chi desidera conoscere il parere di altri lettori su un determinato libro non ha che da leggere le recensioni presenti nella pagina dedicata a quel titolo. Ma non solo. Da buon *social network*, aNobii favorisce anche il confronto tra gli utenti, suggerendo al nuovo arrivato, i lettori che dimostrano un''affinità libraria' con lui. Favorito anche il prestito o lo scambio permanente di libri, grazie al sistema anobiano che mette automaticamente in collegamento domanda e offerta. E ancora, per gli appassionati di un determinato genere letterario o per i fan di un certo autore, ci sono i gruppi di discussione tematici. Molti gruppi sono nati per iniziativa di genitori che desiderano confrontarsi e scambiarsi opinioni a proposito della manualistica dedicata alla genitorialità e dei libri per bambini.

Book Crossing: condividere i libri amati

www.bookcrossing.com - Un libro abbandonato nel parco, sul bus o in caffetteria. È un'idea suggestiva quella alla base del *bookcrossing*, ovvero la volontà di condividere con altri una lettura che ci ha particolarmente colpito. Tutto è iniziato in America, tra il 1999 e il 2001, quando alcuni ragazzi hanno inaugurato la consuetudine di lasciare libri sulle panchine, nella speranza che qualcuno li raccogliesse. Grazie a un'etichetta e a un numero di codice da applicare al libro che – per usare il linguaggio dei *bookcrosser* – si desidera 'liberare', è possibile sapere se il proprio testo è in buone mani e quanti saranno i lettori che lo leggeranno. I libri 'liberati' in questi anni superano i cinque milioni. Ma come funziona in pratica la 'liberazione' di un libro? Il sistema più noto ed immediato è quello classico, si lascia il volume in un luogo dove ci sono buone probabilità che venga trovato: al parco-giochi, in un locale pubblico, in una sala d'attesa.

Un'altra soluzione è quella di portare il libro in una *crossing-zone*, ovvero in uno scaffale, all'interno di un luogo pubblico (biblioteche, facoltà universitarie, librerie, locali, negozi, sedi di associazioni), destinato proprio a questo tipo di iniziativa. Nel sito http://www.rinaldiweb.it/eurobc/it/itcrosszone.htm c'è una sezione che contiene un elenco diviso per città dei luoghi dove si possono lasciare (e trovare) libri.

Infine, il *bookcrossing* si può realizzare tramite internet, proponendo il libro che si vuole condividere agli utenti del forum ufficiale del *bookcrossing* e spedendolo al primo utente che ne farà richiesta e che, a sua volta, lo spedirà al secondo della lista, e così via.

http://www.bookcrossing-italy.com/ - Il sito italiano con tutte le informazioni per muoversi nel mondo dei *bookcrosser.*

Gruppi di lettura: condividere emozioni

http://gruppodilettura.wordpress.com/ - Se con il *bookcrossing* si ha la possibilità di condividere i libri letti, con i Gruppi di Lettura c'è l'opportunità di condividere le emozioni che la lettura suscita in noi. Anche in questo caso, l'iniziativa prende le mosse dai Paesi anglosassoni dove i gruppi di lettura sono diffusissimi ormai da più di 20 anni. Negli anni novanta, l'idea approda in Europa, spopolando in particolar modo in Spagna e diffondendosi anche in varie regioni italiane. Ma in cosa consiste un Gruppo di lettura? Si tratta di un gruppo di lettori che si incontrano periodicamente ed esprimono emozioni e punti di vista riguardo a un libro che tutti hanno letto. A oggi sono numerosi i gruppi che in varie città italiane si danno appuntamento in biblioteca, presso la sede di associazioni, tra gli scaffali di una libreria o nel salotto dei membri del gruppo.

Infine, per comunicare con lettori di tutta Italia, ci sono i gruppi di lettura virtuali. Il meccanismo è lo stesso: viene scelto un testo e poi si scambiano giudizi ed opinioni, ma anziché dal vivo, si discute on-line, tramite blog, forum, *mailing-list.*

Indice

Note personali

In questa collana sono già apparsi:

Michel Odent, *L'Agricoltore e il Ginecologo - L'industrializzazione della nascita,* p. 134, € 16,00

Claudia Benatti-Franco Ambrosi-Carla Rosa, *Vaccinazioni tra scienza e propaganda - Elementi critici di riflessione,* p. 186, € 16,00

Ibone Olza - Enrique Lebrero Martínez, *Il parto cesareo - Solo se indispensabile, sempre con rispetto,* p. 193, € 18,00

Grazia Honegger Fresco, *Facciamo la nanna - Quel che conviene sapere sui metodi per far dormire il vostro bambino,* p. 139, € 14,00

Antonella Randazzo, *Bambini psico-programmati - Essere consapevoli dell'influenza della pubblicità, della TV, dei videogiochi,* p. 183, € 16,00

Elena Balsamo, *Sono qui con te - L'arte del maternage,* p. 245, € 16,00

Esther Weber, *Portare i piccoli - Un modo antico, moderno e... comodo per stare insieme,* p. 270, € 18,00

Carlos Gonzalez, *Un dono per tutta la vita - Guida all'allattamento materno,* p. 360, € 22,00

Sara Honegger, *Un mondo di pappe - I saperi delle mamme nell'alimentazione del bambino da 0 a 6 anni,* p. 143, € 14,00

Giorgia Cozza, *Bebè a costo zero - Guida al consumo critico per neomamme e futuri genitori,* p. 277, € 18,00

Jan Hunt, *Genitori con il cuore - I bambini si comportano così come vengono trattati*, p. 128, € 16,00

Franco De Luca, *Bambini e (troppe) medicine - Difendersi dall'eccessiva medicalizzazione dei nostri figli,* p. 123, € 14,00

Eugenio Serravalle, *Bambini super-vaccinati - Saperne di più per una scelta responsabile* p. 279, € 18,00

Isabelle Fox, *Sempre con lui - I vantaggi di essere un genitore a tempo pieno* p. 218, € 18,00

Gordon Neufeld-Gabor Maté, *I vostri figli hanno bisogno di voi - Perché i genitori oggi contano più che mai,* p. 370 € 25,00

Paola Negri, *Sapore di mamma - Allattare dopo i primi mesi,* p. 178, € 16,00

Giorgia Cozza, *Quando l'attesa si interrompe - Riflessioni e testimonianze sulla perdita prenatale,* p. 208, € 16,00

Alfie Kohn, *Amarli senza se* e senza *ma - Dalla logica dei premi e delle punizioni a quella dell'amore e della ragione,* p. 208, € 20,00

Elena Balsamo, *Libertà e amore - L'approccio Montessori per un'educazione secondo natura,* p. 356, € 20,00

Alessandra Bortolotti, *E se poi prende il vizio? Pregiudizi culturali e bisogni irrinunciabili dei nostri bambini*, p. 232 € 16,00

Eva Benso, *La dislessia - Una guida per genitori e insegnanti: teoria, trattamenti e giochi.* p. 160 € 18,00

James J. McKenna, *Di notte con tuo figlio - Il sonno condiviso in famiglia,* p. 144 € 14,00

Elena Dal Prà, *Via il pannolino! Come dare l'addio al pannolino in una prospettiva educativa, etica ed ecologica*, p. 148 € 15,00

Claudia Porta, *La mia mamma sta con me - Conciliare famiglia e lavoro grazie a Internet*, p. 170 € 16,00

Paola Negri, *Tutte le mamme hanno il latte - Quello che tutti dovrebbero sapere sull'allattamento e l'alimentazione artificiale*, p. 254 € 18,00

Dagli autori della collana *Il bambino naturale* nasce su Internet un luogo di discussione, dove i temi legati al mondo dei più piccoli sono affrontati in una prospettiva diversa, lontana dagli interessi industriali e commerciali, tipici del mondo moderno:

www.bambinonaturale.it

Si tratta di un sito concepito per offrire ai genitori gli strumenti necessari per trasformarsi in consumatori critici, che valutano con attenzione mentre scelgono per i propri figli, perché conoscono le relazioni che collegano il sistema dei consumi con l'ambiente, la società, l'economia, l'etica.

Sul sito:
- news e articoli di approfondimento
- *forum di discussione*
- *newsletter settimanale*

Per gli utenti registrati, inoltre, il sito offre un servizio gratuito di consulenza online offerto da esperti qualificati.

Bambino
Naturale.it

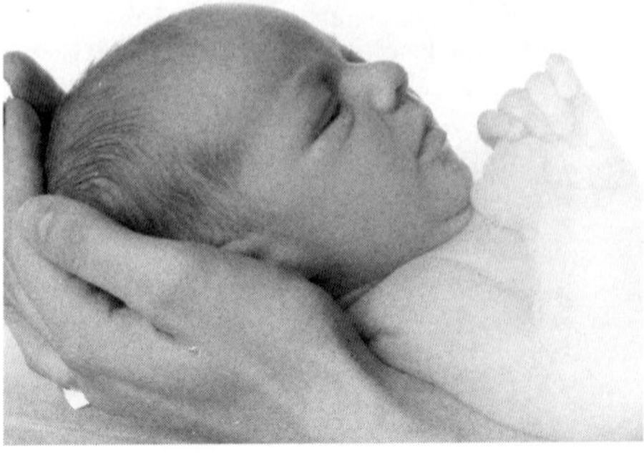

Finito di stampare
nel mese di Gennaio 2012 presso
Fotolito Graphicolor, Città di Castello (PG)